Manual multidisciplinar de disfunción eréctil

Manual multidisciplinar de disfunción eréctil

Koldo Seco Vélez

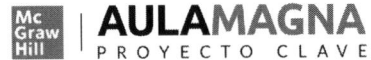

Manual multidisciplinar de disfunción eréctil

Primera edición: 2024

ISBN: 9788410066090
ISBN eBook: 9788419786975
Depósito legal: SE 735-2024

Dedicado a Bego e Iñigo.
Y también a Pedro y Raúl.

Índice

Agradecimientos

Quiero mostrar mi más sincero agradecimiento a los siguientes compañeros/as y amigos/as por su colaboración en este libro:

A Roberto Llarena Ibarguren, urólogo/andrólogo, por su colaboración en la parte uroandrológica del libro.

A Josep Pomerol, urólogo/andrólogo, por su gentileza y generosidad en la realización del prólogo sobre mi libro.

A Ana Loizaga Iriarte, uróloga/andróloga, por su artículo sobre el Tratamiento de la DE tras la cirugía prostática por cáncer de próstata.

A Silvia González Carranza, médico de AP y odontóloga, por su colaboración en el capítulo dedicado a la relación entre DE y AP.

A Marco Gemelli, artista contemporáneo italiano, por ser el autor de los dibujos que ilustran este libro.

Prólogo

Hace unos años tuve el privilegio de realizar el prólogo del libro *Eyaculación precoz* (Guía integral 2021) del psicólogo/sexólogo Koldo Seco Vélez, uno de los expertos más destacados en el campo de la sexología en España. Ya en aquel entonces quedé impresionado por la capacidad del autor de enfocar un tema tan complejo y que afecta a tantos hombres desde todas las posibles perspectivas. En aquel momento referí que debería ser uno de los libros de cabecera para los especialistas en disfunciones sexuales, independientemente del área específica de su conocimiento. Únicamente la visión integral del problema sería capaz de ayudar de verdad a los hombres afectos de esta patología, así como a sus parejas.

Me sorprendió muy gratamente cuando el profesor Koldo Seco me invitó de nuevo a revisar su última obra: *Manual multidisciplinar de disfunción eréctil*. De nuevo ha sido capaz de reunir todos los conocimientos actuales desde todos los posibles enfoques (históricos, antropológicos, psicológicos, sexológicos, andrológicos, urológicos) sobre la erección y sus trastornos.

El profesor Koldo Seco Vélez desarrolla su actividad como sexólogo y psicólogo en Bilbao, estando muy implicado en la docencia a través de talleres de trabajo, charlas, conferencias y libros dirigidos a los colectivos en formación en esta área del conocimiento, así como a los hombres afectos de disfunciones sexuales. Además, su gran capacidad de comunicación le ha permitido desarrollar un aspecto tan importante y necesario como la educación sexual de la población general. Mención específica merece la educación de la adolescencia. Es en esta etapa de la vida donde es fundamental recibir una información adecuada para evitar incertidumbres y malas prácticas que pueden causar diferentes tipos de problemas como las disfunciones sexuales y trastornos psicológicos que pueden perdurar durante mucho tiempo y afectar a las relaciones de pareja y a la calidad de vida.

Cuando yo me inicié hace más de 40 años en el campo de la andrología, los conocimientos sobre la erección y sus disfunciones eran muy limitados, así como sus posibilidades terapéuticas. Entre estas destacaban la psicoterapia, la sustitución hormonal (Testosterona) y el implante de prótesis peneanas.

No fue hasta los años ochenta del siglo XX, cuando se empezaron a tener conocimientos más científicos sobre el complejísimo mecanismo de la erección y el papel que jugaban la gran cantidad de factores como los psicológicos, los hormonales, los neurológicos (nervios y neurotransmisores) los vasculares y los anatómicos peneanos entre otras, actuando a distintos niveles (cerebro, médula espinal y pene) para que el pene pueda desarrollar tanto la función miccional como la sexual.

La disfunción eréctil es una patología que afecta a muchos hombres, fundamentalmente en las últimas décadas de la vida, en la que coinciden factores psicológicos y determinadas enfermedades y trastornos (hipertensión arterial, cardiopatías, diabetes, dislipemias, hipogonadismo de inicio tardío, prostatismo, etc.), así como alguno de sus tratamientos.

Cada vez existen mayores conocimientos científicos que permiten considerar a la disfunción eréctil como un síntoma centinela de enfermedades tan importantes como la isquemia coronaria. Por este motivo y por la afectación de la vida sexual con sus consecuencias en la pareja, los profesionales de la salud, empezando por los médicos de atención primaria y siguiendo con los psicólogos, psiquiatras, andrólogos, urólogos y endocrinólogos, deben detectar el problema para poderlo estudiar y tratar de forma adecuada.

La disfunción eréctil afecta a la autoestima y puede repercutir en la relación de pareja, así como en el entorno familiar, laboral y social.

Además, puede ser el desencadenante de patologías tan importantes como la depresión.

La historia clínica y la exploración física ya pueden aportar una gran información sobre los factores psicológicos, así como la presencia de enfermedades o tratamientos que puedan alterar a los mecanismos de la erección. En cualquier caso, el hombre afecto de esta patología debe ser valorado desde la perspectiva psicológica, dado que, independientemente de su origen, la disfunción eréctil acaba afectando al proceso mental.

Cuando existe la sospecha de patologías vasculares (las más frecuentes) o neurológicas, pueden indicarse estudios como el Doppler peneano con inyección intracavernosa de fármacos vasodilatadores. En determinadas ocasiones en las que existen dudas sobre la naturaleza del problema, puede estar indicado un estudio para valorar la frecuencia y calidad de las erecciones nocturnas.

Pueden considerarse tratamientos etiológicos la psicoterapia y el tratamiento sustitutivo con testosterona. Entre los tratamientos sintomáticos cabe mencionar en primer lugar los inhibidores de la 5 fosfodiesterasa (tadalafilo, sildenafilo, vardenafilo, avanafilo) a demanda o en dosis diaria por vía oral. La segunda línea de tratamiento viene dada por el vasodilatador prostaglandina E1 (PGE1), que puede administrarse a través de inyección intracavernosa, por vía uretral o por vía tópica.

Los mecanismos de erección por vacío son metodologías mecánicas que consisten en aspirar sangre venosa hacia los cuerpos cavernosos, manteniendo la rigidez mediante una anilla que comprime la base del pene.

El último tratamiento ensayado son las ondas de choque aplicadas al pene con el fin de mejorar la vascularización del órgano.

La última línea de tratamiento viene dada por el implante de una prótesis de pene.

Todos estos aspectos y muchos más son expuestos de manera magistral a lo largo de los 13 capítulos del *Manual multidisciplinar de disfunción eréctil.*

Mención especial merecen los capítulos dedicados a la respuesta sexual humana y la disfunción eréctil a lo largo de la historia, por ser temas poco desarrollados en la mayoría de libros que tratan las disfunciones sexuales.

A lo largo de mi vida profesional he leído muchos libros sobre la disfunción eréctil, pero ninguno es tan completo, ameno e ilustrativo como el presente. Sin lugar a dudas, indico de nuevo que este libro debe ser considerado como de cabecera para cualquier profesional interesado en el apasionante campo de las disfunciones sexuales.

José Mª Pomerol y Monseny
Director del Instituto de Andrología y Medicina Sexual
(IANDROMS) de Barcelona.
Presidente de la Fundación de Andrología,
Medicina Sexual y Reproductiva.

Introducción

Desde la noche de los tiempos la disfunción eréctil (DE) ha cabalgado sobre los hombros de muchos hombres quebrando su masculinidad y menoscabando su autoestima. No ha respetado la riqueza ni las diferencias sociales. Ricos y pobres, aristócratas y campesinos, dueños y esclavos, patrones y obreros, todos ellos han sufrido (mayoritariamente en silencio) los dramáticos aguijones que la pérdida de erección representó en su vida sexual, con onerosa repercusión en el placer, la reproducción y las relaciones que tuvieron. Muy probablemente, su vida quedó marcada en la mayoría de los casos por tal severa contingencia.

Por ello, podemos decir que tener dificultades en el manejo de la erección es una cuestión que siempre ha existido, pero tener conciencia de que un problema de erección es un problema de salud sexual es algo muy reciente, apenas de finales del siglo pasado. Hago especial hincapié sobre este hecho porque lo primero que debe entender y aceptar todo varón con dificultades de erección es que la DE es un problema que pertenece al campo de la salud sexual. Asumir tal realidad debería quitar hierro y ayudar a muchos varones a entender y aceptar que «su problema» no tiene que ir escondido ni ocultado cual estigma vergonzoso de una alicaída masculinidad, sino asumido e interiorizado como una parte más del derecho a una salud global digna y satisfactoria.

En las últimas décadas, la mujer ha cambiado su actitud sexual, evidenciándola más atrevida y exigente en su derecho a un placer erótico más justo y equitativo que antaño. Ello ha provocado una mayor inseguridad en el desempeño sexual de muchos varones cuando se activa su rol sexual. Al varón le han movido el trono sobre el que se aposentaba y ya no se siente el rey. Cuestionado y confundido en su nuevo rol, siente sobre sus espaldas la presión del rendimiento sexual. Si a ello unimos el sempiterno paradigma que vincula éxito y poder, nos encontramos con un perfil de hombre sumamente estresado que ha llevado al campo sexual sus preocupaciones, su necesidad de estar «a la altura» y un miedo paralizante al fracaso erótico, ese que encuentra su máxima expresión en la pérdida de erección de su pene o la incapacidad para conseguirla, fundamentalmente en el coito, y que ha motivado la asistencia a nuestras consultas de un mayor número de varones de erotismo inseguro y frágil en busca de remedios para su quebrada masculinidad.

La DE contemplada desde la vigencia actual (2023) es un problema sexual de complejidad transversal y abordaje multidisciplinar, que puede llegar a requerir la intervención de múltiples disciplinas científicas como son: sexología, andrología, psicología, urología, medicina sexual, endocrinología, cardiopatía, psiquiatría . . . Ello hace necesario la conveniencia de creación de equipos multidisciplinares, una vetusta aspiración que podría cubrir el enfoque integral que la DE demanda.

Durante décadas se ha venido utilizando el término «impotencia» para designar los problemas de erección. Hoy en día ha quedado en desuso profesional por su imprecisión, ya que el término «impotencia» incluye problemas de erección pero también de fertilidad (según la propia Real Academia de la Lengua Española) y una persona puede tener un problema de erección, pero no de fertilidad y al revés. También debería quedar obsoleto para el lenguaje coloquial, puesto que no ayuda en nada a normalizar socialmente un problema de erección, dado que el término «impotente» sigue sonando fatal en el lenguaje cotidiano. Desde tal reflexión y en aras de aclarar conceptos, el término «disfunción eréctil» está más ajustado a la realidad del problema.

Si buscamos una definición clínica de DE, tras años de debates y búsqueda de consenso entre los profesionales, se ha llegado a un consenso según el cual sería la «incapacidad persistente o recurrente para obtener o mantener una erección apropiada hasta el final de la actividad sexual, provocando malestar acusado o dificultades de relación interpersonal».

En unas recientes jornadas urológicas celebradas en Bilbao, una de las cuestiones que se «pusieron» sobre la mesa de ponentes entre los que me encontraba era si los problemas de erección en el envejecimiento son propios del avance lógico de la edad en línea con todos los que se producen en el organismo como consecuencia natural de la vejez o si podrían considerarse una disfunción o patología sexual. El tema va más allá del contenido de esta introducción, pero refleja una de las múltiples cuestiones relativas a la DE todavía pendientes de valorar pertinentemente.

Para algunos expertos, la DE está excesivamente patologizada como consecuencia, entre otros factores, de los intereses crematísticos de la industria farmacéutica. Para otros, el término disfunción les «chirría» un poco y prefieren utilizar el de «dificultad erótica» o llamarlo «problema de inadaptación sexual de la pareja». Es evidente que la economía mueve el mundo y la industria farmacéutica no es ajena a ella ni mucho menos. También lo es que muchos problemas de erección son consecuencia de la inadaptación erótica de la pareja y que, en muchas ocasiones, actuando solamente sobre algunos aspectos de la dinámica de interacción erótica de la misma, se consigue solucionar el problema de erección, demostrando en tales casos que más que una disfunción sexual al uso, se trata de un desajuste de la erótica compartida. Estas cuestiones, aunque pueden ser abiertamente debatibles y susceptibles, por tanto, de valoraciones personales, no son una cuestión baladí, pero no deben distraernos a los profesionales de nuestro objetivo principal, que más allá de disquisiciones conceptuales, estriba fundamentalmente en que seamos capaces como expertos en salud sexual de solucionar los problemas de erección de los pacientes o/y clientes que se acercan a nuestras consultas o centros, sean de ámbito privado o público, porque a ellos, les da igual los debates o elaboraciones conceptuales, lo que desean son soluciones para su problema de erección y estas sabemos que existen, ya que la oferta de recursos de que disponemos es amplia y, en general, eficiente. Sin olvidar obviamente que el problema de erección en muchos casos es el síntoma que esconde otras problemáticas más profundas y complejas.

Entre todas las disfunciones sexuales, la DE es la que más preocupa a quien la padece por encima de la eyaculación precoz y de la falta de deseo en la mujer (aunque estas dos se den con mayor frecuencia entre la población).

Se calcula que existen aproximadamente en el mundo 150 millones de hombres con DE y que para el 2025 se espera que sean 320 millones de hombres en la Tierra los que padezcan de DE.

En España se considera que hay entre 1 500 000 y 2 000 000 de varones con problemas de erección, con cifras que van desde el 8,6 % de prevalencia en varones entre 25 y 39 años, hasta casi la mitad de los varones comprendidos entre 60 y 70 años. No hay que olvidar que la DE es una disfunción sexual que se incrementa con la edad.

La DE no solo es un problema en sí, sino que puede ser la punta del iceberg que esconda una patología mayor como puede ser una enfermedad cardiovascular u hormonal. Desde tal perspectiva, la DE puede ser un «avisador» de la existencia de otras problemáticas más relevantes por malignas.

Existe, por tanto, una gran relación entre DE y factores de riesgo como enfermedades cardiovasculares, diabetes, síndrome metabólico, depresión, enfermedad o/y cirugía prostática.

Los hábitos de vida poco saludables (tabaquismo, alcohol, falta de ejercicio, dietas inadecuadas . . .) afectan claramente a la DE, mejorando esta cuando se modifican tales insanos hábitos.

En los años 70 y 80 y a rebufo de las investigaciones de Masters y Johnson, hubo quizá una excesiva psicologización de la DE, creyéndose que las causas psicógenas eran más abundantes que las orgánicas. Hoy en día parece ser que estamos en lo contrario, los avances en el diagnóstico de las causas médicas han auspiciado que algunos clínicos, especialmente médicos, consideren que existen más casos de causalidad orgánica que psicológica. Lo que sí está genéricamente admitido es que un problema de DE orgánico acaba haciéndose también psicológico cuando se cronifica, dado que en el paciente aparece una ansiedad de rendimiento coital. También hay que dejar constancia de la cada vez mayor existencia de causas mixtas. Todo ello debe hacernos tomar conciencia de que el debate de prevalencia causal orgánico versus psicológico debería ir desvaneciéndose y tener un recorrido que no vaya más allá de la mera estadística. De hecho, la razón fundamental de conocer o precisar el origen de los problemas de erección es realizar un buen screening o cribado que posibilite la manera más eficiente de «arrancar» el abordaje con el especialista más pertinente, para posteriormente derivarle si fuera necesario. No debemos olvidar tampoco que cada vez es más frecuente la utilización de terapia combinada o mixta, lo que apuntala aún más la conveniencia de trabajar en equipo. Todo ello, por encima obviamente de intereses crematísticos o gremiales.

A fecha de finales de 2023, disponemos de muchos y variados recursos, técnicas y estrategias para atajar la DE con tratamientos de notoria eficacia, tanto de corte sexológico (técnica de ganar y perder erección, de focalización sensorial . . .) como médico (fármacos IPDE5, inyecciones vasoactivas . . .) y psicológico (técnicas de relajación, desensibilización sistemática . . .). Ello nos permite afirmar que los problemas sexuales de erección tienen en general un buen abordaje.

Pero no se debe olvidar y es justo decirlo, que uno de los mejores recursos para solucionar la DE es el apoyo que la mujer pareja sexual del paciente pueda aportarle a este. Así es, y lo tenemos muy evidenciado los expertos: la mujer puede ser el mejor aliado en la solución de un problema de DE. Pero para ello es importante que esté motivada y dispuesta a colaborar. Y que el hombre sea capaz de pedírselo previamente con humildad, sencillez y naturalidad. Hablo de relaciones asentadas, respetuosas y sin grandes conflictividades manifiestas, porque sabemos de sobra que no todo es tan idílico como quisiéramos. El mundo de la pareja cada vez soporta mayor número de factores presionantes no sexuales susceptibles de perturbar la relación (trabajo, hijos, economía, familia política, falta de tiempo, escasez de ocio . . .). Ello hace que tengamos casos en los que hay que recurrir a la terapia propiamente de pareja para resolver conflictos, resentimientos o agravios relacionales que inducen crisis e impiden la implicación necesaria de la mujer en la solución del problema. La interrelación erótica de la pareja está inexorablemente unida a la relación afectiva y convivencial, siendo en muchos casos la DE un síntoma de tales desavenencias conyugales. Tampoco debemos olvidar que la pareja es un elemento vivo que va cambiando con el paso del tiempo, con la evolución dispar de sus componentes y que incluso en las parejas estables se producen crisis con el paso del tiempo a la hora de manejar la monotonía convivencial o la falta de deseo sexual por la rutina erótica u otros factores. Porque sabemos que el deseo sexual, potente motor creador de la pareja, termina paradójicamente siendo engullido o fagocitado con el tiempo por la evolución de la propia pareja.

Por tales posibles elementos acechantes de la buena convivencia afectivo-sexual es fundamental que a la hora de afrontar la solución terapéutica del problema, las parejas tengan una buena predisposición en la búsqueda común de la solución, remen juntos y en la misma dirección, compartan un código sexual aceptado por ambos y mantengan una buena comunicación sexual. Tales principios son el mejor antídoto para contrarrestar resentimientos y una gran base para apuntalar sobre la interrelación erótica de pareja los tratamientos pertinentes, sean sexológicos, psicológicos o médicos. Si a eso unimos indicadores predictores positivos como que al varón afectado le siga motivando sexualmente su pareja, que no haya resentimientos ni desavenencias conyugales profundamente enquistados entre ambos y que la pareja siga teniendo vínculos afectivos saneados, tendremos un alto porcentaje de posibilidades de solucionar el problema de DE.

Y en cuanto al tratamiento, tenemos varios enfoques en función del tipo de DE. Si la DE es de carácter y origen psicógeno va muy bien la terapia sexual, un conjunto de técnicas, recursos y estrategias con décadas de demostrada eficacia, a través de las cuales el varón vuelve a manejar con solvencia su erección. Cuando la causalidad es orgánica, los fármacos IPDE5 (fundamentalmente) han demostrado una eficacia contrastada. Y cuando es una DE mixta, procede aplicar una terapia combinada (terapia sexual más fármacos).

Otro factor que considero importante es la conveniencia, a veces necesidad, de personalizar el tratamiento. La inmensa mayoría de las personas afectadas por dificultades en la erección presentan el denominador común de una gran aflicción, pero cada varón es diferente y existen tantas sexualidades como personas. Y detrás de cada problema eréctil existe una vida (normalmente compartida), una biografía sexual específica (probablemente quebrada), una educación sexual (inadecuada e incompleta la mayoría de las veces) y, sobre todo, unos sentimientos frustrados (normalmente vinculados al fracaso), factores todos ellos que concatenados demandan soluciones. Todo ello nos obliga a personalizar los tratamientos por encima de los protocolos y a humanizar los casos por encima de los recursos.

Se sabe de sobra en el campo médico que la respuesta a los fármacos puede variar en cada paciente, pero la evidencia clínica también nos ha demostrado que en el campo sexológico la respuesta a la terapia sexual también puede oscilar notoriamente. De hecho, en no pocos casos de aplicación de la misma vemos que hay varones que avanzan notoriamente con apenas dos o tres sesiones, mientras otros son recalcitrantes en la solución de su dificultad eréctil.

Con este *Manual multidisciplinar de disfunción eréctil* he pretendido aportar un libro que, sin renunciar a ofrecer una visión holística de la DE, permita un manejo profesional actualizado, práctico y pormenorizado de los protocolos de actuación disponibles para el diagnóstico y tratamiento de la DE. Todo ello desde una visión multidisciplinar y sobre la base de la evidencia clínica y la experiencia profesional.

Tal enfoque transversal va dirigido especialmente a todos los clínicos que desde un punto de vista profesional tienen relación con la DE (sexólogos, urólogos, andrólogos, psicólogos clínicos, médicos, educadores sexuales . . .) para que dispongan de un manual multidisciplinar que complemente su labor profesional. Porque considero que esa puede ser quizá la mayor aportación de este tratado, recoger todo el conocimiento posible disponible sobre DE que ofrezca una visión global del tema, facilitando un abordaje integral en el diagnóstico y tratamiento de la DE.

Espero y deseo que el esfuerzo realizado en la creación de este libro sirva de ayuda, formación, apoyo o complemento en cualquiera de sus aportaciones a todos aquellos profesionales dedicados a la salud sexual que tengan relación alguna con la DE. Con ello será suficiente para mí desde una doble vertiente: sentirme satisfecho desde el punto de vista emocional y compensado desde el profesional. En tal sentido, consideraré que el esfuerzo habrá merecido la pena.

Koldo Seco Vélez
Bilbao, septiembre de 2023

1.

Definición y epidemiología

1.0 Introducción

No es fácil precisar la prevalencia de la DE por diversos factores:

a. Existen muchos casos de varones afectados de DE que no consultan el problema.
b. Hasta hace poco no ha habido acuerdos definitorios uniformes sobre el concepto.
c. Faltaban instrumentos de medida ajustados a rigor.

1.1 Definición

Tenemos dos definiciones diferentes que aclaran el concepto:

En 2004, la 2ª Conferencia de consenso sobre la impotencia del National Institute of Health (NIH), definió la disfunción eréctil (DE) como:

(National Institute of Health Consensus Development Panel on Impotence (2003)

«Es la incapacidad permanente o persistente para iniciar o mantener una erección suficiente como para permitir o mantener una relación sexual satisfactoria».

Esta definición presenta una cierta subjetividad, ya que hay varones que, sin tener una erección completa, son capaces de realizar el acto sexual y quedarse satisfechos, mientras que existen otros varones que con una erección adecuada no refieren tener unas relaciones sexuales agradables. En una cuestión tan subjetiva de precisar cómo es la valoración personal del nivel de satisfacción erótica, es difícil definir y saber con exactitud cuál es el nivel de rigidez que puede otorgar dicha felicidad. Por ello, es una definición un tanto inconclusa.

DSM-IV-TR

La disfunción eréctil seria la «incapacidad persistente o recurrente para obtener o mantener una erección apropiada hasta el final de la actividad sexual, provocando malestar acusado o dificultades en las relaciones interpersonales».

1.2 Prevalencia

Aunque la DE es un trastorno benigno, afecta a la salud física y psicosocial de las personas, teniendo una repercusión importante en la calidad de vida (CdV) de quienes la padecen, así como en sus parejas y familias (Lue, & Tanago, 1987).

Los primeros estudios poblacionales publicados sobre la DE datan de los 90 y mantienen aún su vigencia en la importancia que se otorga a la influencia de la edad en la DE, así como a la estrecha relación que mantienen DE y enfermedades cardiovasculares (Prieto, 2017).

Desde la validación del Test Índice Internacional de la Función Eréctil (IIEF) (Rosen *et al.*, 1997) se han realizado estudios de afectación por todo el mundo.

Así tenemos:

El primer estudio comunitario a gran escala de la DE fue el realizado por el MMAS (Massachusetts Male Aging Study), entre 1987 y 1989 en EE.UU. a cargo de Feldman *et al.*, en 1994, sobre entrevistas a 1290 varones entre 40 y 70 años, según el cual el 52 % de tales varones tenían algún grado de DE. Su incidencia aumentaba con la edad:

En un 39 % a los 40 años de edad.

En un 48 % a los 50 años de edad.

En un 57 % a los 60 años de edad.

En un 67 % a los 70 años de edad.

En un 75 % a los 80 años de edad.

Siguiendo con los datos aportados por el MMAS, los porcentajes que encontraron respecto a los diversos tipos de DE fueron:

DE ligera o leve: 17,2 %.

De moderada: 25,2 %.

DE severa o grave: 9,6 %.

En este trabajo, los factores de predicción de DE fueron diabetes mellitus, hipertensión arterial, cardiopatías y depresión. Sorprendentemente, ni el tabaquismo ni el alcohol (cantidad consumida) fueron factores predictivos (Prieto, 2017).

En EE.UU., el Health Professionals Follow-up Study (Lauman, & Paik, & Rosen, 1999) realizado en 31 472 personas sanas de entre 53 y 90 años, la prevalencia de la DE segmentada por edades fue del 33 %. Según el estudio, el sedentarismo, el sobrepeso y el tabaquismo representaban factores predictivos relevantes en la aparición de la DE.

Otro estudio reseñable por la gran extensión de población estudiada, así como por su diversidad geográfica y cultural fue el Global Survey of Sexual Attitudes and Behaviors (GSSAB) realizado por Lauman, & Nicolosi, & Glasser (2005), que incluía una encuesta detallada sobre la conducta sexual de 27 500 varones y mujeres de entre 40 y 80 años de 29 países. Las tasas de incidencia observadas fueron similares a las observadas en otros estudios epidemiológicos a gran escala, aunque en este caso muchos de los encuestados desconocían que padecían un problema sexual, lo que pudor suponer un sesgo en el trabajo. Los factores predictivos coincidieron con otros estudios: hipertensión, diabetes mellitus y vasculopatía periférica).

En el estudio llamado MALES II (The multinacional men´s attitudes to life and sexuality study phase II), realizado por Rosen *et al.* en 2004 y en el que los entrevistados no fueron informados del objeto del estudio, las tasas de prevalencia fueron mayores en USA que en España y otros países latinoamericanos, confirmándose también la influencia de las enfermedades cardiovasculares en la génesis de la DE.

Estos datos permiten pensar que existen aproximadamente en el mundo 150 millones de hombres con DE y que para el 2025 se espera que sean 320 millones de hombres en el mundo los que padezcan esta disfunción (Aytac *et al.*, 1999).

También hay que señalar que, por lo general, solo un 10 % de las personas afectadas por DE deciden consultarlo.

En Reino Unido: un 19 % (Goldmeier, Judd y Schroeder, 2000).

En Países Bajos: un 11 % (Blanquer, Thomas y Bosch, 2001).

En Australia: un 33 % (Chew, Earle, Stuckey, Jamrozik y Keogh, 2000).

En USA: afecta de 10 a 20 millones de hombres (Padma-Nathan, Payton y Goldstein, 1987).

En Brasil la prevalencia de casos nuevos de DE según un estudio fue de 65,6 (seguimiento medio de 2 años).

En España varían las cifras de prevalencia de la DE según los diversos estudios. Se ha calculado la existencia de entre 1 500 000 y 2 000 000 de personas con DE (EDEM; Martín Morales, Sánchez Cruz, Sáez De Tejada, Rodríguez Vela *et al.*, 2001). Hay otro trabajo que considera que existen entre un 12 y un 19 % de varones con DE basándose en el Índice Internacional de la Función Eréctil (IIEF). También viene a decir que en España el 12,1 % de los varones entre 25 y 70 años presenta algún tipo de DE (16 % mínima, 2 % moderada y 1 % severa) y que la afectación aumentaba con la edad. Estos fueron los resultados obtenidos:

Una prevalencia del 8,6 % en varones de 25 a 39 años.

Una prevalencia del 13 % en varones de 40 a 49 años.

Una prevalencia del 24,5 % entre 50 y 59 años.

Una prevalencia del 49 % entre 60 y 70 años.

Uno de los últimos estudios realizados en España y publicado por la Asociación para la Investigación en Disfunciones Sexuales en Atención Primaria (AIDS-P) fue el realizado en 72 Centros de Salud de toda España, sobre una muestra de 3600 varones de entre 18 y 95 años que acudían a las consultas de Atención Primaria por motivos ajenos al sexo. Este estudio mostró una tasa de prevalencia global de la DE del 42 %.

Las grandes variabilidades existentes entre estos estudios pueden explicarse por las diferencias existentes en la metodología y en las edades, así como por la distinta situación socioeconómica de las poblaciones estudiadas.

Prevalencia por tipos:

Origen (Primario o Secundario)

La DE de origen primario (varones que nunca han tenido erección) suele ser excepcional, se ven muy pocos casos. La más frecuente es la de origen secundario, es decir, cuando se produce como consecuencia o secundaria a múltiples factores orgánicos o psicológicos (depresión, diabetes, prostatectomía, fármacos, crisis de pareja . . .).

Prevalencia de la DE por causas:

Orgánica: 25 %.

Psicológica: 25 %.

Mixta: 45 %.

Desconocida: 5 %.

Prevalencia de los tipos de DE de origen orgánico:

40 % de origen vascular.

30 % por causa de la diabetes.

10 % por causa neurológica (esclerosis múltiple, Alzheimer, cirugías de pelvis . . .).

6 % por radiación o cirugía del recto, próstata y vejiga.

1 % por otras causas.

Influencia de la edad en la DE

Aunque la edad como tal no se considera en sí misma causa de un problema sexual, (sino el envejecimiento asociado a la misma) no deja de ser un factor de riesgo relevante para la DE, ya que esta aumenta un 10 % en todas las edades cuando existe alguna otra patología (Bacon *et al.*, 2003), hasta 10 veces su frecuencia por encima de los 40 años (39 %) y un 67 % a partir de los 70 años.

De hecho, la DE es una enfermedad edad-dependiente, con cifras que varían en España desde el 8,6 % en varones entre 25 y 39 años hasta casi el 50 % en varones comprendidos entre 60 y 70 años.

Aun siendo normal o lógico un mayor incremento de la DE con el paso de los años, un problema de DE no deja de ser patológico independientemente de la edad del paciente y, por lo tanto, siempre va a requerir un diagnóstico correcto que permita el tratamiento idóneo de cada paciente (Prieto, 2017).

Cambios sexuales propios del envejecimiento

El envejecimiento conlleva una menor rigidez del pene, una disminución de su sensibilidad y un descenso en la frecuencia de las erecciones (nocturnas sobre todo). Dado que muchos varones tienen periodos prolongados de abstinencia sexual, cuando van a intentar el coito no es infrecuente que algunos de ellos no puedan porque se ha producido fibrosis del tejido cavernoso del pene. Además, hay que añadir cambios sociales, relacionales, psicológicos y de pareja consecuentes al avance de la edad, que también contribuyen a una visión y vivencia diferente de la sexualidad.

1.3 Conclusión estudios epidemiológicos

La DE es más prevalente en varones mayores (afecta a más del 50 % a partir de los 60 años, incrementándose progresivamente su incidencia con el paso de los años).

Existe una gran relación entre DE y factores de riesgo como enfermedades cardiovasculares, diabetes, síndrome metabólico, depresión, enfermedad o/y cirugía prostática . . .).

Los hábitos de vida poco saludables (tabaquismo, alcohol, falta de ejercicio, dietas poco saludables . . .) afectan claramente a la DE, mejorando esta cuando se modifican tales insanos hábitos.

Entre todas las disfunciones sexuales, la DE es la que más preocupa a quien la padece (Cabello, 2010) por encima de la eyaculación precoz y de la falta de deseo en la mujer (aunque estas se den con mayor frecuencia entre la población).

2.

Neurofisiología de la erección peneana

2.0 Introducción

El mecanismo de la erección está considerado como un triunfo de la biomecánica, una obra de ingeniería difícil de superar. Este complejísimo mecanismo está diseñado para solventar todos los inconvenientes de una curiosa evolución que dotó al ser humano de un pene único en tamaño y naturaleza dentro del mundo de los primates (Lucas Matheu, 2007).

Visto localmente, se puede considerar a la erección como un proceso multifactorial que pudiera ser comparado con un sistema hidráulico controlado electromecánicamente (Newman, & Northup, 1981).

Conviene constatar que la mayor parte de los conocimientos que se tienen de la fisiología de la erección se han producido en los últimos 40 años.

La naturaleza vascular de la erección quedó demostrada hace ya más de 300 años, cuando el anatomista y fisiólogo holandés Regnier de Graaf (1668) realizó una inyección de contraste en las arterias del pene de un cadáver, para evidenciar que en el llenado o saturación de los cuerpos cavernosos del pene iba sangre y no aire como defendía Galeno.

2.1 Definición

La erección peneana es un fenómeno neurovascular mediado por neurotransmisores y determinado por una respuesta vascular, básicamente vasodilatadora. Este mecanismo está condicionado por la acción de hormonas, alteraciones bioquímicas y mecánicas del pene, como factores de estímulo o inhibición (Burnett, 2006). El funcionamiento de tal mecanismo es muy sensible y permeable a la influencia de los factores psicológicos, cuestión de la que somos especialmente conscientes los sexólogos de formación psicológica, por ser nuestro campo fundamental de actuación terapéutica.

La respuesta sexual masculina y la erección como parte de ella es posible gracias a la concatenación de factores, por tanto, anatómicos, hormonales, neurológicos y psicológicos. Sin olvidar la necesidad de la existencia de estímulos sexuales internos y externos que hagan «arrancar» el proceso excitatorio.

2.2 Estímulos sexuales inductores de erección

Para el desencadenamiento de la erección es necesaria la existencia de algún tipo de estímulo (internos o externos) que active los sentidos.

a. Estímulos sexuales externos

Si bien pueden intervenir cualquiera de los cinco sentidos, es el estímulo visual el más determinante generalmente en el varón. De hecho, suele ser algún tipo de estímulo visual el que «provoque» el arranque de la excitación del macho humano. En este sentido, suele ser la observación de los genitales femeninos (especialmente) o los pechos o/y nalgas lo que viene a ser el epicentro que acapara en un alto porcentaje el inicio sexual de la mayoría de los varones.

b. Estímulos sexuales internos

De todas formas, además de los estímulos externos, son importantes también los estímulos de tipo interno, como son las fantasías sexuales, los sueños o el tipo de personalidad del hombre.

Fantasías sexuales

La fantasía sexual forma parte del deseo sexual y, por tanto, del placer erótico en general. En el campo de la vivencia erótica las fantasías sexuales constituyen un cosmos propio, personal e íntimo. Un conjunto de vivencias personales, observaciones adquiridas por libros, vídeos, imágenes, TV, Internet y demás elementos que configuran constelaciones eróticas genuinas de excitación sexual, utilizadas notoriamente para inducir o incrementar la excitación sexual.

El hecho de ser privadas y libres posibilita una gran libertad interior, donde el único límite es la propia imaginación de la persona, la educación recibida y la valoración moral que cada individuo atribuya a la propia fantasía, sin olvidar que lo prohibido suele constituir paradójicamente la joya sobre la que no es extraño se instale la mayor de las motivaciones eróticas.

En el campo de la sexología las fantasías sexuales son un gran recurso clínico. Y en el caso concreto de las disfunciones eréctiles de corte psicógeno, se utilizan especialmente dado su relevante papel como mantenedoras de la erección, potenciadoras del deseo y por su capacidad para contrarrestar pensamientos negativos que dificultan el normal funcionamiento erótico.

c. La personalidad como elemento diferenciador

Como bien refiere Cabello (2010), la personalidad de cada individuo, hombre o mujer, sobre la base de su mayor o menor capacidad para fantasear y a su propia característica de personalidad puede facilitar o inhibir un mayor desarrollo en el arte imaginativo erótico. En este sentido, la biografía sexual de cada hombre o mujer, la socialización erótica que haya desarrollado y la metabolización que de las experiencias relacionales haya tenido, implementarán en cada individuo, hombre o mujer, su «imaginario» erótico. Así tenemos que la capacidad de excitarse sexualmente es más alta en personas con puntuaciones bajas en neuroticismo y altas en extraversión y búsqueda de sensaciones (Costa *et al.*, 1992).

d. El sueño y su capacidad de general erecciones

A lo largo de la fase REM del sueño (también llamada fase de sueño paradójico y durante la cual se tienen los sueños más ricos), suelen darse 4 o 5 episodios de sueños eróticos que duran de 20 a 30 minutos, produciendo las correspondientes erecciones inconscientes e involuntarias. El motivo de que se produzcan tales erecciones durante el sueño sigue siendo un misterio. Una hipótesis es que la naturaleza ha desarrollado tal capacidad para poder mantener activo el sistema reproductivo, que estaría así continuamente preparado para la posible reproducción (Haba-Rubio, & Heinzer, 2018), aquella que garantice el mantenimiento de la especie. Tal hipótesis justificaría en parte el papel de las erecciones nocturnas, necesarias para mantener la elasticidad del endotelio de las arterias del pene y, por tanto, su buen funcionamiento.

2.3 Fases de la erección desde parámetros hemodinámicos

El proceso de la erección tiene 6 fases hemodinámicas definidas (Uribe, 2015):
a. Flacidez.
b. Erección latente (preerección).
c. Tumescencia.
d. Erección máxima.
e. Rigidez.
f. Detumescencia.

2.3.1 Términos hemodinámicos (Uribe, 2015)

a. Flujo pudendo (FP): flujo en cc/seg en la arteria pudenda, precursor de las cavernosas.
b. Índice de resistencia (IR): corresponde a la PS-PD/PS. Valores cercanos a 1 hablan de baja resistencia, cercanos a 0 de alta resistencia.
c. Intracavernoso: que ocurre en el interior del cuerpo cavernoso.
d. Oxigenación (O2): concentración de oxígeno en sangre arterial.

e. Presión penil (PP): presión en cc/seg a nivel de las arterias cavernosas.

f. Presión diastólica: corresponde a la presión al final de la diástole en cada ciclo cardíaco en arterias cavernosas.

g. Presión sistólica braquial: corresponde a la presión sistólica periférica que no siempre coincide con la PP intracavernosa.

2.3.2 Fases hemodinámicas de la erección

Durante el proceso normal de la erección se reconocen 6 fases hemodinámicas diferentes; se debe tener en cuenta que la fase 4 se repite en espejo luego de alcanzar rigidez, retornando a «erección máxima», y que adicionar esta subfase facilita la comprensión del proceso de detumescencia que necesita este paso intermedio antes de llegar a la detumescencia total (Lue, 1998; Carrier *et al.*, 1993; Debora *et al.*, 2010; Kim *et al.*, 1994; Mancini *et al.*, 1996).

Fase 1. Flacidez o estado basal

Es el estado de reposo para el pene. El flujo por la arteria pudenda es bajo y suficiente para la nutrición del tejido. La presión al final de la diástole es casi 0, puesto que no existe resistencia alguna, por lo que el IR es muy cercano a 1 (pero no igual). La sangre en el pene es de tipo venoso y la concentración de oxígeno es baja, lo que facilita la aparición de sustancias profibróticas como el factor TGB1 y la endotelina, que promueven la fibrosis cavernosa. La onda de la ecografía doppler muestra un pequeño pico sistólico, sin presión al final de la diástole (Belew *et al.*, 2015; Sikke *et al.*, 2013; Benson et Vickers, 1989; Mancini *et al.*, 2000; Lue *et al.*, 1985; Wilkins *et al.*, 2003; Speel *et al.*, 2003; Oates *et al.*, 1995).

Fase 2. Erección latente o preerección

Para que se desarrolle esta fase efímera se necesita algún tipo de estímulo (visual, táctil, auditivo, ligado al sueño) que active el proceso de la erección, comenzando el estímulo neural por vía del nervio pudendo. El flujo peneano vía arteria pudenda aumenta intensamente, con una gran dilatación de la arteria y con aumento progresivo de la PP o intracavernosa, existiendo un cambio de la mezcla de sangre que se hace más arterial y un aumento concomitante de la concentración de oxígeno. La onda de la ecografía doppler muestra un pequeño aumento del pico sistólico, con un enorme aumento de la presión al final de la diástole e incremento del IR que se hace menor de 1 (Uribe, 2015).

Fase 3. Tumescencia

En esta fase el estímulo (visual, táctil, auditivo, ligado al sueño) fue exitoso para activar el proceso de la erección. El flujo peneano vía arteria pudenda disminuye un poco, con menor gasto de sangre para mantener la erección, existe disminución de la dilatación de la arteria y la PP o intracavernosa comienza a bajar; existe un cambio de la mezcla de sangre que se hace más arterial y un aumento concomitante de la concentración de oxígeno. El IR cae más con notable disminución de la presión al final de la diástole. La onda de la ecografía doppler muestra que el pico sistólico aumenta un poco más que en la fase anterior y los latidos se separan (Uribe, 2015).

Fase 4 a. Erección máxima

El FP se estabiliza, lo mismo que la presión intracavernosa, el flujo diastólico cae tanto que se hace incluso negativo, con un IR igual a 1. La concentración de oxígeno en el abundante flujo sanguíneo es óptima y el proceso de venoclusión comienza a darse naturalmente. La onda de la ecografía doppler refleja lo anterior con un pico sistólico definido y una presión al final de la diástole en cero o negativa.

Fase 4 b. Erección máxima

El FP aumenta nuevamente, aunque la presión intracavernosa comienza a caer liberando el proceso de venoclusión, el flujo diastólico nuevamente se hace igual a cero o negativo, con un IR igual a 1. La concentración de oxígeno aumenta nuevamente. La onda de la ecografía doppler muestra un pico sistólico definido y una presión al final de la diástole en 0 o negativa.

Fase 5. Rigidez

La arteria muestra el mínimo de dilatación. Con la venoclusión activada, el flujo sistólico cae, manteniendo la erección en su máximo de rigidez, la presión diastólica es cero, pero la concentración de oxígeno no es óptima por bajo flujo, que de perpetuarse sería de riesgo isquémico. El IR se mantiene en 1. La onda de la ecografía doppler refleja un pequeño pico sistólico y una presión al final de la diástole en cero (Uribe, 2015).

Fase 6. Detumescencia

En el paciente normal ha ocurrido el disparo simpático que acompaña a la eyaculación o ha cesado el estímulo sexual, por lo que la erección empieza a caer; la venoclusión ya no es efectiva. La presión sistólica intracavernosa cae y la presión al final de la diástole es casi 0; el IR se acerca a 1 (pero no es igual). La sangre nuevamente adquiere parámetros venosos. La onda de la ecografía doppler es igual a la del principio en estado basal (Bagheri et. Gharib., 2015; Sohn *et al.*, 2013; Akre *et al.*, 2014; Gilbert et Paduch, 2014; Benson *et al.*, 1993; Bagii *et al.*, 1990; Sakka *et al.*, 2004;Gill, 1985; Mills et Sethia, 1996; Schaeffer, 2006; Roy *et al.*, 2000; Rastrelli, 2014; Shamloul, 2006; Fitzgerald,1991; Slob, 2002).

2.4 Anatomo-fisiología de la erección

2.4.1 El pene

La función específica de los genitales masculinos es la formación de espermatozoides, la producción de las hormonas necesarias para el desarrollo de los caracteres sexuales secundarios (y del deseo sexual) y, finalmente, la colocación de los espermatozoides en el canal vaginal para reproducir la especie. Para esto último, la inserción de los espermatozoides en la vagina, es necesaria la erección, requiriendo que el pene tenga unas estructuras anatómicas muy complejas (Cabello, 2010).

El pene es un órgano muscular con sentido multifuncional: elimina la orina, facilita la reproducción y da placer (que no deja de ser una motivación para la reproducción). Situado en la parte inferior del abdomen y por encima del escroto y los testículos, está atravesado en su interior por la uretra, un conducto por el que pasan el semen o la orina en su camino de salida al exterior.

Está formado por dos cilindros de tejido esponjoso llamados cuerpos cavernosos que se originan y se fijan en los isquiones y terminan juntos bajo el glande. Inicialmente van separados en su origen y a partir de su unión poseen un tabique incompleto que permite el libre paso de la sangre entre los dos. Ambos cuerpos cavernosos van fijados al pubis en su porción proximal por el ligamento suspensor del pubis (Glina e Ankier, 2006).

La unidad que forma el cuerpo cavernoso es el sinusoide cavernoso, que está circundado por musculatura lisa y revestido por el endotelio, que se asemeja a un vaso sanguíneo. El sinusoide responde a estímulos de contracción y relajamiento de igual manera que los vasos, siendo esta capacidad fundamental para el logro eréctil. Los cuerpos cavernosos están cubiertos por un facia denominada «túnica albugínea», compuesta de tejido conjuntivo y que tiene la capacidad de expandirse hasta un determinado límite. Alrededor de la albugínea va un tejido conjuntivo débil y la piel. Entre los cuerpos cavernosos, en situación ventral, va la uretra envuelta por el cuerpo esponjoso, un tejido parecido a los cuerpos cavernosos, que sufren una dilatación en su porción distal para formar el glande (Glina et Ankier, 2006).

2.4.2 El proceso muscular

La contracción de los músculos isquicavernoso y bulbocavernoso encajona la sangre empujándola hacia los cuerpos cavernosos e impidiendo su salida por la vena dorsal profunda del pene.

2.4.3 El proceso vascular

El sistema vascular peneano con la arteria central y las venas periféricas es la base del mecanismo que determina la erección. Así tenemos que la irrigación arterial de los cuerpos cavernosos del pene se realiza a través de la arteria cavernosa, rama de la arteria pudenda que, a su vez, es rama de la arteria iliaca interna. La arteria cavernosa penetra en el cuerpo cavernoso en su porción proximal y avanza en su porción central, comunicándose con los sinusoides a través de las arterias helicoidales. El drenaje venoso, a su vez, es realizado por un plexo venoso localizado en la periferia, debajo de la túnica albugínea. Este plexo drena a través de venas emisarias para la vena dorsal profunda, venas cavernosas y venas crurales. Todo este sistema de drenaje está comunicado y acaba drenando para el plexo retropúbico y finalmente para la vena ilíaca interna (Glina et Ankier, 2006).

La respuesta al estímulo sexual esta mediada por el sistema nervioso parasimpático a través de sus fibras periféricas originadas en S2, S3 y S4 que determinan la liberación fundamentalmente de prostaglandina E1 y el óxido nítrico (NO) por el endotelio de los sinusoides de los cuerpos cavernosos, produciendo la liberación local de AMP cíclico y GMP cíclico que actúan disminuyendo la concentración intracelular de calcio y provocando el relajamiento de los sinusoides cavernosos que se hinchan de sangre. El ensanchamiento de los cuerpos cavernosos distiende la túnica albugínea, provocando la distensión peneana. La tumescencia peneana ocurre cuando el pene alcanza su tamaño máximo, pero sin aumento de la presión intracavernosa (fase isobárica de la erección). La continuidad del flujo de sangre a los cuerpos cavernosos lleva a una distensión aun mayor de los sinusoides, que pasan a comprimir los plexos venosos localizados debajo de la albugínea, obstruyendo el drenaje venoso. La mayor entrada de sangre arterial asociada a la disminución del drenaje venoso, causa un aumento en la presión intracavernosa (fase isométrica) determinando la erección (Aboseif et Lue, 1988; Lue, Takamura *et al.*, 1984). En el momento de la penetración (o la masturbación), la comprensión del glande lleva a la contracción refleja de los músculos estriados isquiocavernosos, disminuyendo la capacidad de los cuerpos cavernosos y elevándose la presión intracavernosa aún más (fase de la erección rígida), lo que facilita la penetración. (Giuliano, 2001). Durante esta fase cesa temporalmente la entrada y salida de sangre (Lue, Tanagho et MacClure, 1988). En la erección también se produce un incremento del cuerpo esponjoso de la uretra y del glande, pero manteniéndose suave y flexible con el objetivo de facilitar el paso del semen a través de la uretra. Tal incremento también tiene como fin proporcionar al glande el papel de un amortiguador que haga posible una penetración menos traumática, así como proteger los extremos rígidos y agudizados de ambos cuerpos cavernosos.

2.4.4 Cuerpo esponjoso y glande

La hemodinámica del cuerpo esponjoso y del glande del pene es algo diferente de la de los cuerpos cavernosos. Durante la erección, aumenta el flujo arterial de una manera similar, sin embargo, la presión en el cuerpo esponjoso y el glande es solo entre un tercio y la mitad que en los cuerpos cavernosos, porque la túnica albugínea (fina sobre el cuerpo esponjoso y prácticamente ausente en el glande) garantiza una oclusión venosa mínima. Durante la fase de erección completa, la compresión parcial de la vena dorsal profunda y la circunfleja entre la fascia de Buck y los cuerpos cavernosos congestionados contribuyen a la tumescencia glandar, aunque el esponjoso y el glande, esencialmente funcionan como una gran escape arteriovenoso durante esta fase. En la fase de erección rígida, los músculos isquiocavernosos y bulbocavernosos comprimen de manera enérgica las venas del pene, lo que se traduce en más congestión y aumento de presión en el glande y en el cuerpo esponjoso (Martínez-Salamanca et. col., 2010).

2.4.5 El músculo liso cavernoso y la importancia de los neurotransmisores, especialmente el óxido nítrico (NO)

El músculo liso cavernoso, como hemos visto, desempeña un papel fundamental en la erección y flacidez del pene. Existe una compleja relación entre ellos y la constricción de las arterias y arteriolas de los cuerpos cavernosos, mediada por los neurotransmisores y sustancias vasoactivas que en ellos intervienen. Tales neurotransmisores pueden englobarse fundamentalmente en 4 grupos (Lucas Matheu, 2007):

a. Adrenérgico: influyen en la contracción del musculo liso y trabecular provocando la flaccidez.

b. Colinérgico: actúa como modulador entre los demás grupos.

c. No adrenérgico no colinérgico (NANC): principal agente relajador del músculo liso.

d. Endotelio: las endotelinas contraen el músculo liso.

Existe una relación entre los centros nerviosos superiores y las glándulas endocrinas responsables de la producción hormonal, mediadas por el hipotálamo. Esta organización anatomofisiológica articula el mecanismo por el que las sensaciones se convierten en emociones. Además de los centros cerebrales y su neuromodulación hormonal, la erección está influenciada por un estado bioquímico favorecedor o inhibidor de la misma. Así tenemos estos neurotransmisores:

a. Acetilcolina:
   Al actuar sobre receptores muscarínicos estimula la erección del pene aumentando la vasocongestión en la zona genital, por la inhibición del sistema simpático. También activa el óxido nítrico neuronal y el óxido nítrico sintetasa endotelial, estimulando la liberación de óxido nítrico en las células endoteliales de los cuerpos cavernosos del pene.

b. Dopamina:
   Favorece la vasocongestión genital sobre receptores D1 y la inhibe sobre receptores D2.

c. Noradrenalina:

Inhibe la vasocongestion tanto en receptores alfa-1 como en alfa-2. Al comenzar la erección desciende a nivel intracavernoso, siendo algo menos a nivel plasmático, proceso que no se da en pacientes con DE (Becker *et al.*, 2002).

d. Serotonina:

La disminución de serotonina en el cerebro y el incremento de la neurotransmisión dopaminérgica pueden desinhibir o promover la conducta sexual. La serotonina contrae el tejido cavernoso al actuar sobre el mismo (Uckert *et al.*, 2003).

e. Óxido nítrico:

Estimula la producción de GMPc y este a su vez influye en que se produzca la relajación del músculo liso cavernoso y de las arterias del tejido eréctil de los cuerpos cavernosos.

Las terminaciones nerviosas parasimpáticas y simpáticas existentes en los cuerpos cavernosos son imprescindibles en el desencadenamiento de la respuesta eréctil, existiendo unos canales intercelulares que posibilitan la transmisión de iones de potasio y calcio, junto con mensajeros intracelulares (AMPc, GMPc) entre células adyacentes, lo que permite la relajación o contracción celular. De hecho, el deterioro de estos canales produce alteraciones de la erección (Cabello, 2010).

El sistema neuroefector alfa-adrenérgico representa un papel crítico en la función eréctil. La noradrenalina liberada por los nervios adrenérgicos se liga a los receptores alfa-2 presinápticos y alfa-1 presinápticos y postsinápticos, aumentando la concentración intracitosólica de Ca++ y produciendo la contracción del músculo liso cavernoso. Los nervios colinérgicos inhiben la liberación de noradrenalina y estimulan los nervios no colinérgicos no adrenérgicos, favoreciendo la relajación del músculo liso (Lucas Matheu, 2007).

A lo largo de muchos años se ha estado buscando el principal factor que produjese la relajación del músculo liso cavernoso. En 1986, Furchgott y Khan sugirieron que este factor pudiera ser el óxido nítrico (NO), lo que fue confirmado al año siguiente por Palmer. Posteriormente se ha confirmado la importancia clave que el NO tiene en la erección, al ser un neurotransmisor NANC liberado en el sistema nervioso y también en el endotelio vascular. El descubrimiento de la importancia del óxido nítrico ha supuesto un cambio revolucionario en el estudio de la misma, un antes y un después en el conocimiento de la fisiología de la erección (Tejada y Kim, 1992). El NO es un radical libre, gaseoso, con múltiples acciones biológicas como la regulación del tono vascular y la regulación de la neurotransmisión y participación en la inmunidad no específica y, sobre todo, contribuye a incrementar el guanosín monofosfato cíclico (GMPc), ya que el NO es un potente activador de la guanilato ciclasa soluble. La liberación de NO a partir de las neuronas postsinápticos, parasimpáticas y células endoteliales (estas en menor medida) producen cambios en el flujo sanguíneo del pene (Becker *et al.*, 2002), que también es producido por la inhibición de las neuronas alfa-adrenérgicas que inervan la musculatura lisa arterial y trabecular. Como he referido anteriormente, el NO se une a la enzima guanilato ciclasa soluble, promoviendo la conversión de guanosín trifosfato (GTP) en guanosín monofosfato cíclico (GMPc). Además, el péptido intestinal vasoactivo (VIP) secretado por los nervios parasimpáticos (Becker *et al.*, 2002) y la prostaglandina E (PGE), producción paracrina (vecina) del tejido eréctil, activan la adenilatociclasa (AC) que también contribuye para incrementar los niveles intracelulares de adenosín monofosfato cíclico (AMPc) (Filippi *et al.*, 2000). Al aumentar los niveles intracelulares de los nucleótidos cíclicos CMPc y AMPc, se abren los canales de K+ y aumenta la bomba Na+ K+, cerrándose los canales de Ca++, lo que hace disminuir su concentración intracitosólica (Christ *et al.*, 1999) y frenar la expresión de mRNA en los receptores alfa-1 y alfa-2 adrenérgicos de las células musculares lisas arteriales y trabeculares, provocando su relajación (Traish *et al.*, 2000).

2.5 Endocrinología de la erección. El importante papel de las hormonas

Se sabe que las hormonas son totalmente necesarias para la respuesta sexual masculina. Si bien el papel de la testosterona en la fisiología de la erección no está totalmente claro (Glina, 2010), en varones con hipogonadismo hay una disminución de las erecciones nocturnas y una menor respuesta a los IPDE-5, que son revertidas con la reposición de andrógenos. Asimismo, cuando en cualquier patología hay una disminución de sus niveles, con la reposición de testosterona sintética la conducta sexual se incrementa.

También se ha comprobado que los andrógenos facilitan la expresión de las óxido nítrico sintasas endotelial y neuronal, además de la fosfodiesterasa 5, encimas necesarias para la erección. A su vez, la testosterona contribuye al crecimiento de las fibras musculares de los cuerpos cavernosos y participa en la diferenciación del estroma hacia células miogénicas frente a adipogénicas (Traish y Kim, 2005).

La testosterona aumenta a nivel intracavernoso con el comienzo de la erección del pene y desciende con la detumescencia. A nivel plasmático sigue el mismo ciclo, pero menos pronunciado. La relación entre testosterona periférica e intracavernosa en el periodo de tumescencia es del 30 % en individuos sanos, mientras que en pacientes con problemas de erección es del 15 %, lo que sugiere que existe una menor densidad de receptores en pacientes afectos de disfunción eréctil (Cabello, 2010).

Estudios en animales y también en humanos han mostrado la existencia de receptores de andrógenos en el cuerpo cavernoso. La respuesta eréctil en el pene de la rata de laboratorio ha demostrado ser andrógeno dependiente, siendo el andrógeno activo la dihidrotestosterona (Lugg *et al.*, 1995).

Otra hormona con un papel importante en la sexualidad masculina es la prolactina. Niveles elevados producen una menor respuesta. Cuando se disminuyen recurriendo a carbegolina (0,5 mg) se ha comprobado que se produce mayor deseo sexual y una percepción menor del periodo refractario de la respuesta sexual del varón (Kruger *et al.*, 2003).

La oxitocina también tiene su papel en la erección: al iniciarse esta los niveles plasmáticos e intracavernosos se incrementan. Con la continuidad de los estímulos eróticos el pene incrementa sus niveles intracavernosos de oxitocina, pero el plasmático no se altera (Melis y Argiolas, 2003).

La vasopresina también puede estar implicada en la erección: sus niveles en plasma bajan al principio de la excitación, pero no durante el mantenimiento de la misma (Becker *et al.*, 2003).

2.6 Tipos de erección

Las estructuras mencionadas son responsables de los tres tipos posibles de erección: psicógena, reflexógena y nocturna.

a. La erección psicógena es el resultado de los estímulos de tipo sensorial (visual, gustativo, olfativo o auditivo), que caminan por las vías neuronales que desde el cerebro modulan los centros de erección de la médula espinal (T11-L2 y S2-S4) para activar el proceso de erección.

b. La erección reflexogénica se produce por estímulos táctiles en los órganos genitales. Los impulsos llegan hasta los centros de erección espinal, algunos continúan por la vía ascendente, dando lugar a la percepción sensorial, mientras que otros activan los núcleos autónomos para enviar mensajes a través de los nervios cavernosos del pene e inducir la erección. Este tipo de erección se mantuvo en los pacientes con lesión de la columna vertebral superior (Martínez-Salamanca, Martínez Ballesteros, Portillo, Gabancho, Moncada y Carballido, 2010).

c. La erección nocturna ocurre principalmente durante la fase REM del sueño. La exploración mediante PET en humanos en el sueño REM muestra una mayor actividad en el área pontina, amígdala y circunvolución cingulada anterior, y disminución de la actividad en la corteza prefrontal y parietal. El mecanismo que desencadena el sueño REM se encuentra en la formación reticular pontina. Durante el sueño REM, se activan las neuronas colinérgicas en el segmento pontino lateral, mientras que las neuronas adrenérgicas en el *locus coeruleus* y en las neuronas serotonérgicas, el rafe del cerebro medio está silente. Esta activación diferencial puede ser responsable de las erecciones nocturnas durante el sueño REM (Martínez-Salamanca, Martínez Ballesteros, Portillo, Gabancho, Moncada y Carballido, 2010).

2.7 Detumescencia

La detumescencia es el resultado de un cese de la liberación de neurotransmisores (noradrenalina fundamentalmente), la interrupción o bloqueo de los segundos mensajeros por la fosfodiesterasa (se hidroliza GMP-c a GMP), así como por una descarga simpática durante la eyaculación.

El estado flácido del pene en reposo es el resultado del mantenimiento de la contracción del músculo liso del sinusoide cavernoso, determinado por el sistema nervioso simpático y medido por la actuación de las endotelinas y noradrenalina (Glina, 2011).

La contracción del músculo liso trabecular vuelve a abrir los vasos venosos, la sangre atrapada es expulsada y vuelve la flacidez. Digamos que, de la misma manera que el relajamiento lleva a la tumescencia (erección), la contracción lleva a la detumescencia (pérdida de la erección o dificultad de obtenerla). La actuación del sistema nervioso simpático y de neurotransmisores como la noradrenalina, entre otros factores, pueden explicar la relación entre la ansiedad, las alteraciones psicológicas y la DE (Andersson y Hedlund, 2004).

El fenómeno de la detumescencia se puede estratificar en 3 fases (Bosch, Bernard et Aboseif, 1991):

a. La primera implica un aumento transitorio de la presión intracavernosa, lo que indica el comienzo de la contracción del músculo liso en contra de un sistema venoso cerrado.

b. La segunda fase muestra una disminución lenta de la presión, lo que sugiere una lenta reapertura de los vasos venosos con la reanudación del nivel basal del flujo arterial.

c. La tercera fase muestra una disminución rápida de la presión con restablecimiento pleno de la capacidad de flujo venoso. Por tanto, la erección implica la relajación sinusoidal, dilatación arterial y compresión venosa (Lue, Takamura, Schmidt *et al.*, 1983; Ignarro, Bush, Buga *et al.*, 1990). Se ha demostrado la importancia de la relajación del músculo liso en estudios en animales y humanos (Saenz de Tejada, Goldstein, Azadzoik *et al.*, 1989; Ignarro, Bush, Buga *et al.*, 1990).

2.8 Fisiología de la erección. Resumen

En resumen, podemos decir de la fisiología de la erección que es un fenómeno sumamente complejo que requiere la coordinación de diferentes mecanismos neurológicos, vasculares y tisulares.

Es un proceso en el cual tiene lugar un aumento del flujo arterial Y una disminución concomitante del drenaje venoso. Ello produce una hiperpolarización de la célula muscular, con salida del calcio al espacio extracelular y disminución de los niveles de calcio intracelular, lo que ocasiona la relajación del musculo liso cavernoso. Para que se produzca la pérdida de erección (detumescencia peneana), es necesaria la contracción del musculo liso trabecular que hace que los vasos venosos se abran de nuevo permitiendo que la sangre sea expulsada. La contracción y la relajación están mediadas por el calcio citosólico. Cuando se produce la estimulación sexual vía los sentidos, los impulsos producidos por la vía nerviosa provocan la liberación de varios neurotransmisores excitadores que favorecen la liberación del calcio intracelular y la consecuente relajación de la musculatura lisa vascular y la musculatura lisa eréctil, lo que induce un incremento en el flujo sanguíneo del pene. De tales neurotransmisores, el más relevante es el óxido nítrico (NO). Otros son la acetilcolina, la dopamina, serotonina, las prostaglandinas E1 y E2 y el péptido intestinal vasoactivo.

El NO liberado como consecuencia del estímulo sexual por las terminaciones nerviosas parasimpáticas y por el endotelio de los espacios laculares, se une a la enzima guanilato ciclasa soluble activándola, promoviendo la conversión de guanosín trifosfato (GTP) en guanosín monofosfato cíclico (GMPc). Al acumularse dentro de la célula, el GMPc sufre una serie de efectos metabólicos cuyo resultado final es la disminución de Ca++libre y, con ello, la relajación del músculo liso trabecular y en consecuencia la erección. El mecanismo de las prostaglandinas liberadas por el endotelio es idéntico al ejercido por el NO, pero por vía de la enzima adenilato ciclasa, en lugar de la guanilato ciclasa (Rodríguez Sánchez, 2018).

3.

La Respuesta Sexual Humana (RSH) a lo largo de la historia

3.0 Introducción

El término Respuesta Sexual Humana nace «oficiosamente» con Masters y Johnson (M&J), quienes durante 12 años de investigación realizaron el primer estudio sistematizado de la fisiología sexual del ser humano, cuyo resultado final plasmaron en su libro *La respuesta sexual humana* (1966), fruto de tal pródiga investigación. Con ellos arrancó la sexología moderna como ciencia, dejando en herencia entre otras aportaciones, el concepto de Respuesta Sexual Humana (RSH), que no era tal, sino solo el estudio fisiológico de la excitación sexual, es decir, del orgasmo. La esencia de tal investigación fue la consideración de que la RSH se dividía en 4 fases (el llamado esquema cuatrifásico de la RSH): excitación, meseta, orgasmo y resolución. Posteriormente, otros autores cuestionaron tal modelo pretendiendo completarlo o mejorarlo.

Pero antes de ellos, hubo otra serie de investigadores que abrieron camino sin apenas medios y recursos, adelantado parte de los principios que posteriormente confirmaron Masters y Johnson. También ellos merecen un lugar en el memorial sexológico. Este capítulo, siguiendo un orden cronológico, pretende plasmar el recorrido histórico de tales investigadores y, sobre todo, reflejar sus aportaciones al conocimiento científico de la Respuesta Sexual Humana. Esta es su historia pasada vista desde el presente:

3.1 La respuesta sexual humana a lo largo de la historia

3.1.1 Primeros estudios. Trabajos pioneros hechos con pocos medios técnicos pero predictivos

En 1985, F. Roubaud realizó en su libro *Tratado de la impotencia y la esterilidad en el hombre y en la mujer* una descripción de la RSH que fue corroborada en parte posteriormente por M&J (Brecher, 1969).

En 1872, J. R. Beck en la *Revista Médica y Quirúrgica de San Luis* describió un orgasmo femenino tras observar cómo el cuello del útero se entreabría y se producían unas serie de contracciones rítmicas orgásmicas (Brecher, 1969).

En 1906, Havelock Ellis realizó una lúcida aproximación al concepto que posteriormente definieron M&J, al describir que la respuesta sexual tenía 2 fases: la de tumescencia (vasodilatación y vasocongestión de los genitales y otras zonas erógenas) como consecuencia de la excitación sexual y la de detumescencia (reversión de los efectos anteriores).

En 1926, Theodoor Hendrick Van de Velde, ginecólogo holandés, publicó *Matrimonio feliz* (1926), un atrevido libro para la puritana sociedad de la época en el que daba consejos a mujeres mayoritariamente casadas. De largo y exitoso recorrido en su época, el libro anticipaba cuestiones referidas a la respuesta sexual que posteriormente han sido corroboradas con más medios técnicos de los que él no dispuso.

En 1933, Wilhelm Reich, a través de su obra *La función del orgasmo*, realiza una de las descripciones más completas del ciclo de la respuesta sexual humana, haciendo hincapié en los cambios de tal proceso, al hablar de un modelo de explicación teórica para la respuesta orgásmica humana en el que se describían las siguientes cuatro fases: tensión mecánica, carga bioeléctrica, descarga bioeléctrica y relajación mecánica, incluyendo descripciones psicofisiológicas avanzadas para su época y muy meritorias dada la escasez de medios técnicos del momento (Gómez Zapiain, 1997). Reich, autor entronizado en su momento y cuestionado posteriormente, quiso dotar al orgasmo de un valor omnipresente y centralizado dentro de la RSH. Su obra ofrece grandes aportaciones y también excesos (López, 1979), como la creación de un aparato acumulador de orgón (palabra inventada por él mismo que combinaba organismo y orgasmo) que suscitó controversias y desacreditación en muchos ambientes científicos del momento. De todas formas, se adelantó a su tiempo con su trabajo sobre el concepto de potencia orgásmica, posteriormente retomado por autores contrastados como Schnarch.

En 1933, el ginecólogo R. L. Dickinson, en su trabajo *Atlas de anatomía sexual*, recogió unas observaciones sistemáticas de la respuesta sexual humana utilizando un tubo de vidrio que le permitió observar los cambios producidos durante la respuesta sexual. Está considerado uno de los investigadores pioneros por la metodología empleada y la aportación de nuevas técnicas clínicas (Bremer, 1969).

En 1948 y 1953, Alfred Kinsey, con base en sus innumerable entrevistas a ciudadanos estadounidenses, planteó la existencia de un primer momento de excitación, un segundo de orgasmo y unos efectos posteriores de retorno a la normalidad, con lo que también anticipó el modelo posterior de M&J.

3.1.2. Se realiza el primer estudio sistematizado, científico y riguroso de la respuesta sexual humana. Aparece el modelo cuatrifásico de la RSH

Es a partir de M&J cuando comienza realmente el estudio científico de la RSH, ya que hasta entonces los autores anteriores no habían podido disponer ni de materiales ni de instrumentos suficientemente técnicos para realizar su trabajo. Sin embargo, M&J desarrollaron una tecnología específica para la ocasión. Partiendo de que el objetivo suyo era el estudio de las reacciones fisiológicas y comportamentales de las personas ante la estimulación sexual, diseñaron para ello instrumentos propios a los que iban perfeccionando progresivamente (Belliveau y Ritcher, 1981).

M&J se encontraron con un dilema brutal: la inmensa complejidad a estudiar que el universo del sexo ofrecía. Por ello, recurrieron a utilizar el método de reducción o «reduccionismo» para lo cual dividieron aquello que tenían entre manos, en partes cada vez más pequeñas, hasta que finalmente dieron con una parte suficientemente pequeña para ser investigada en términos estrictamente científicos y con metodologías experimentales: la efímera sensación que nuestro cerebro puede experimentar precisamente por su condición sexuada, sexual y erótica. Hablamos del orgasmo (Landarroitajauregui, 2009).

Son, por tanto, los míticos Masters y Johnson (M&J) quienes en 1966 marcaron la cumbre histórica de la fisiología sexual humana con la publicación de *La respuesta sexual humana*, fruto de 12 años de trabajo (empezaron en 1954) dedicados al estudio científico de la fisiología sexual. Investigaron experimentalmente más de diez mil orgasmos de 694 personas de 18 a 89 años, tanto masculinos (312 voluntarios varones) como femeninos (382 voluntarias mujeres) que resultaban de la realización de gestos eróticos genitales (fundamentalmente cópulas y masturbaciones con y sin instrumentos estimuladores) monitorizados con tecnología desarrollada *ad hoc*.

Como conclusión de tal trabajo de investigación salió el mundialmente conocido esquema de las 4 fases que componen, según ellos, la respuesta sexual humana (RSH): Excitación, Meseta, Orgasmo y Resolución, usado pródigamente desde entonces en sexología.

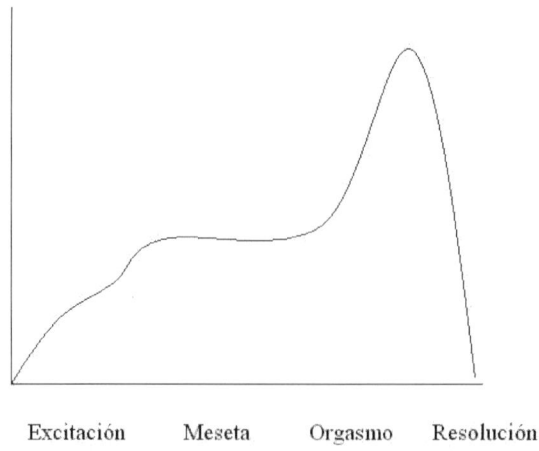

Excitación   Meseta   Orgasmo   Resolución

Gráfico 1. Primer esquema original de Masters & Johnson, 1966.

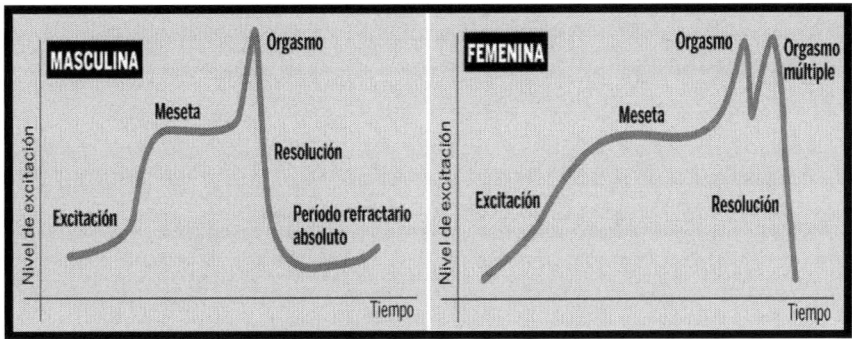

Gráfico 3. Esquema de Masters y Johnson (1966).

3.1.3 El papel de la erección peneana en el ciclo de la RSH de Masters y Johnson

Fase de excitación sexual

El síntoma manifiesto más claro de la fase de excitación sexual es la erección peneana. Como he referido anteriormente, esta se produce tras la estimulación sexual vía los sentidos, cuyos impulsos son transmitidos por la vía nerviosa provocando la liberación de varios neurotransmisores excitadores. De ellos, el más relevante es el óxido nítrico (NO), que induce una elevación de los niveles de guanosín monofosfato cíclico (GMPc), y produce a su vez una hiperpolarización de la célula muscular, con salida del calcio al espacio extracelular y disminución de los niveles de calcio intracelular, lo que ocasiona la relajación de la musculatura lisa vascular y la musculatura lisa eréctil, induciendo un incremento en el flujo sanguíneo del pene.

Posteriormente (también importante y necesario) se produce una compresión del plexo venoso superficial entre las trabéculas y la túnica albugínea, provocando la oclusión casi total del flujo venoso (el llamado mecanismo corporo-veno-oclusivo).

Otros cambios durante esa fase son:

Aumento del tamaño de los testículos que ascienden pegándose al abdomen, aceleración del ritmo cardiaco, elevación de la presión sanguínea e incremento de la tensión neuromuscular general. Hay contracciones irregulares del recto.

Fase de meseta

Como se sabe, la fase de meseta es una prolongación de la de excitación y por ello los síntomas se incrementan. El mecanismo corporo-veno-oclusivo incrementa la comprensión de las venas circunflejas, incrementándose la presión intracavernosa que crece hasta el 90 % de la presión sistólica. Si se mantienen los estímulos eróticos pertinentes, se contraerán los músculos bulboesponjosos y el isquiocavernoso, lo que hace que la presión intracavernosa llegue a alcanzar niveles superiores a la presión sistólica, lo que inducirá una erección rígida con incremento del glande.

Otros cambios sexuales durante esta fase son:

Los testículos incrementan su tamaño notoriamente, alcanzando su máxima elevación, quedando apretados contra el perineo. La vejiga se cierra para evitar la mezcla de orina con semen. Las glándulas de Cooper segregan un líquido que puede contener espermatozoides, llamado líquido preseminal. Puede aparecer también un enrojecimiento en el área del pecho y el rostro (rubor sexual).

Orgasmo

Si se mantiene el nivel de intensidad excitatorio la tensión neuromuscular puede alcanzar el umbral del orgasmo, activándose una serie de reflejos tanto en los órganos sexuales como en el resto del cuerpo que inducirán la respuesta orgásmica, acompañada de las contracciones rítmicas de la glándula prostática, las vesículas seminales y los conductos deferentes, que impulsará el semen hasta la base de la uretra.

Otros cambios producidos en esta fase son:

El incremento del ritmo cardiaco y del respiratorio, así como de la presión sanguínea. Coincidiendo con las contracciones rítmicas orgásmicas los músculos de todo el cuerpo se tensan.

Resolución

Como se sabe, la fase de resolución es la vuelta al estado inicial de no excitación, por lo que fundamentalmente se pierde la erección rápidamente, consecuencia de que las contracciones orgásmicas han bombeado la sangre a otra partes del cuerpo y el flujo de salida venoso vuelve a restablecerse como consecuencia de la contracción de la musculatura lisa trabecular, produciéndose una vuelta a la fase flácida en la que el músculo liso trabecular está semicontraído, con resultado de un flujo de entrada mínimo y uno rápido de salida.

La duración del periodo refractario dependerá de la edad, siendo muy corto en la adolescencia y juventud (apenas unos minutos), medio en la madurez (de media hora a varias horas) y muy largo en edades avanzadas (uno o más días).

Otros cambios sexuales en esta fase son:

Los testículos se encogen con rapidez y vuelven a su estado de reposo, colgando alejados del cuerpo para mantener una temperatura más baja que el resto del organismo, lo que contribuye a favorecer el desarrollo de los espermatozoides.

3.1.4 Déficits históricos del concepto inicial de RSH de Masters y Johnson

1. La complejidad de lo sexual quedó constreñida al binomio genital/orgásmico.
2. La erótica quedó circunscrita a su expresión más normativizada (la genitoerótica).
3. Los aspectos psicológicos y sociológicos no fueron tenidos en cuenta.
4. El deseo sexual no fue incluido como fase sexual propia e independiente.
5. Las variables evaluación y satisfacción tampoco se incluyeron.
6. Otras variables propias como la biografía erótica, la socialización sexual o los procesos de sexuación tampoco fueron contempladas.
7. Los proceso cognitivos no fueron considerados.

Tales déficits dieron lugar a que durante las siguientes décadas varios autores propusieran otras aportaciones al modelo cuatrifásico de M&J con la intención de completar o mejorar el esquema inicial, pretendiendo ofrecer uno más acabado e integral de la llamada RSH. Vamos viéndolos y analizándolos:

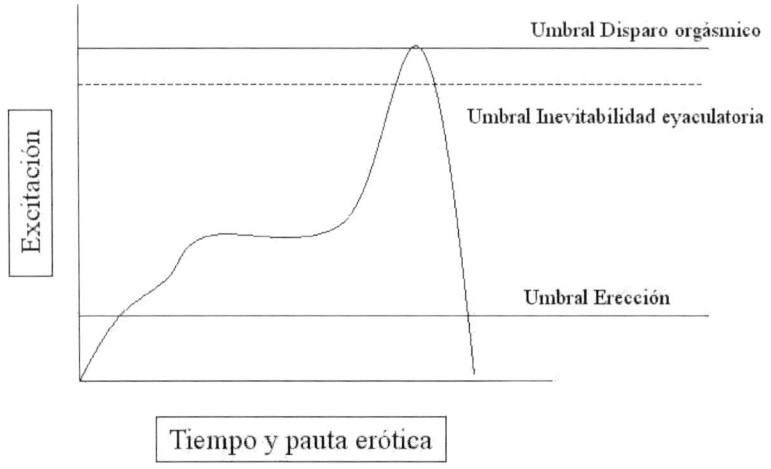

Gráfico 4. Reinterpretación del esquema original de M&J (por Landarroitajaúregui, 2006).

3.1.5 La inclusión del deseo como fase sexual independiente y propia

Helen S. Kaplan (1974, 1979) y su afamada aportación: la inclusión en la RSH del deseo sexual como fase sexual propia y diferenciada. A partir de ella, la RSH queda definitivamente admitida en el entorno científico como un ciclo trifásico (deseo, excitación y orgasmo).

Kaplan, emblemática sexóloga y psicóloga de origen austriaco aunque nacionalizada estadounidense, también considera que la fase de meseta forma parte de la de excitación y, por lo tanto, no tiene identidad propia diferenciada. Si bien inicialmente (1974) defiende un modelo bifásico (excitación y orgasmo), al cabo de 5 años después (1979) y tras comprobar que en su casuística profesional hay un 30 % de fracasos, se cuestiona los motivos y tras una análisis exhaustivo de los mismos, se percata de que no pertenecen a problemas de ninguna de las dos fases propugnadas por ella, ni a la excitación ni al orgasmo, estando mal diagnosticados (Gómez Zapiain, 2007). Deduce que pertenecen a otro constructo, uno que todavía no estaba definido: el deseo sexual. A partir de ello y aunque algún autor (Lief, 1977) ya había escrito una artículo en el que diferenciaba el deseo sexual de la excitación y el orgasmo, realiza su gran aportación: incluir en el esquema de la RSH el deseo sexual como una fase más, con identidad propia, previa a las otras e independiente de las mismas, al considerarlo que es un impulso producido por el sistema neural específico en el cerebro que llevarían al individuo a buscar expresiones sexuales, mientras que las fases de excitación y orgasmo afectarían específicamente a los órganos genitales. Digamos, por tanto, que las tres fases estarían regidas por diferentes sistemas neurofisiológicos aunque interconectados.

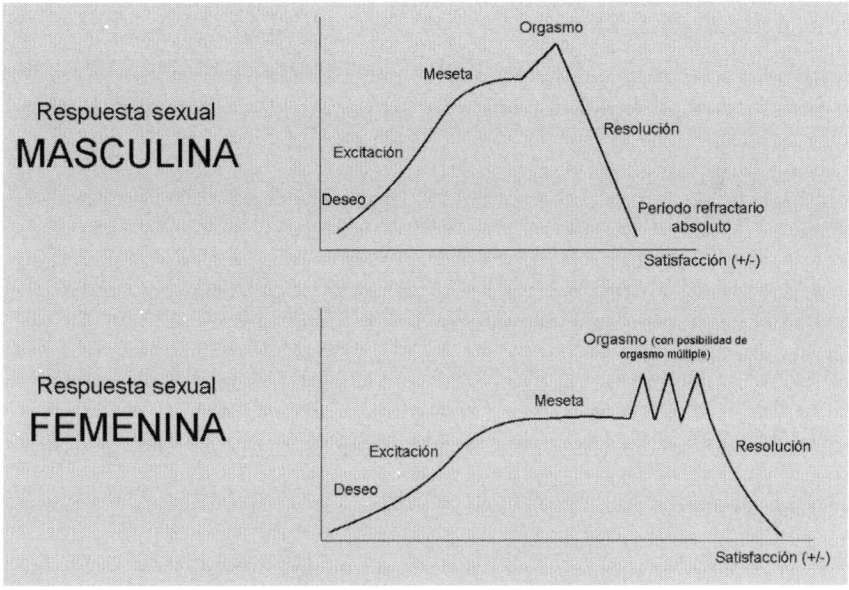

Gráfico 5. Inclusión del deseo sexual como fase de la RSH.

A partir de ello, también se empezaron a incluir los problemas relacionados con el deseo erótico entre las disfunciones sexuales tratables. Trabajos experimentales posteriores han verificado esta aportación teórica de Kaplan (Bozman, & Beck, 1991) y por lo tanto confirmado la entidad específica del deseo en la respuesta sexual humana.

Otras aportaciones suyas fueron:

1. Que la atención que M&J otorgaron a los factores psicológicos y motivacionales fueron insuficientes.
2. Que las disfunciones sexuales son consecuencia de los concomitantes fisiológicos de la angustia.

3.1.6 La desaparición de la fase de resolución

Si bien en muchos planteamientos divulgativos se sigue incluyendo la fase de resolución (Kaplan no la incluyó en su modelo trifásico, aunque siguió considerándola como la fase última), para otros autores (Landarroitajuaregui, 2009) no es contemplada como fase, dado que «no deja de ser o representar el final o la pérdida de la excitación sexual, la vuelta a un terreno postorgásmico, el llamado periodo refractario, en el cual la estimulación ya no produce respuesta excitatoria».

3.1.7 La inclusión de la satisfacción como fase sexual

En 1978, LoPiccolo J. y LoPiccolo L. (1978) refirieron la satisfacción sexual como una fase más de la RSH, abriendo camino a la aportación de un espacio de psicologización totalmente necesario en la comprensión ampliada del ciclo sexual humano como una experiencia que necesariamente fuera más allá de la fisiologización existente hasta entonces en la visión de la misma. Los correlatos científicos descubiertos posteriormente al analizar la dinámica neuropsicofisiológica postorgásmica, arguyeron tal aportación al demostrar el papel de determinados neurotransmisores, especialmente la oxitocina, cuestión que sirvió para que la fase de «satisfacción» adquiera carta de identidad no solo en el nivel subjetivo de la experiencia, sino en términos biofisiológicos (Landarroitajauregui, 2009).

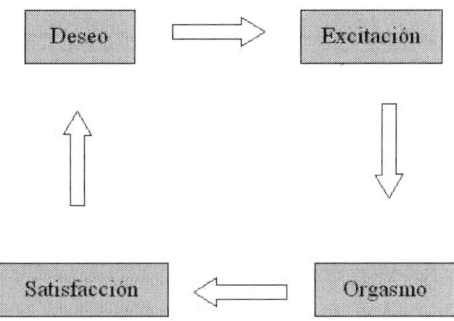

Gráfico 6. Landarroitajaúregui (2006).

3.1.8 El deseo puede acompañar todas las fases del ciclo sexual

En 1991, Schnarch completó la idea de Kaplan, pero propugnando que el deseo debía ser incluido a lo largo de toda la respuesta sexual, no solo al principio. Ello explicaría la vivencia clínica de personas que pueden alcanzar un alto nivel de deseo sexual, pero no alcanzan el orgasmo, y también al revés; todo ello en función del umbral situacional de cada persona. Digamos que Schnarch propone un sugerente modelo tridimensional (que no trifásico), cuyo tercer eje espacial era precisamente el deseo que se sumaba a los otros dos ejes (el tiempo y la excitación) que ya aparecían —aunque ocultos— en el modelo de M&J (Gráfico 2).

Tanto el modelo cuatrifásico de M&J como el trifásico de Kaplan presuponen que no existe activación fisiológica antes del encuentro, mientras que el modelo tridimensional de Schnarch contempla tal posibilidad, estando más ajustado a la realidad fenomenológica de lo que es un encuentro sexual, dado que antes del mismo puede existir perfectamente un moderado nivel de deseo y un cierto nivel de activación sexual (Gómez Zapiain, 1997).

El modelo de Schnarch, por tanto, considera que el deseo no solo puede ser previo a la excitación sexual, sino también acompañar a la excitación y al orgasmo durante todo el proceso de respuesta sexual.

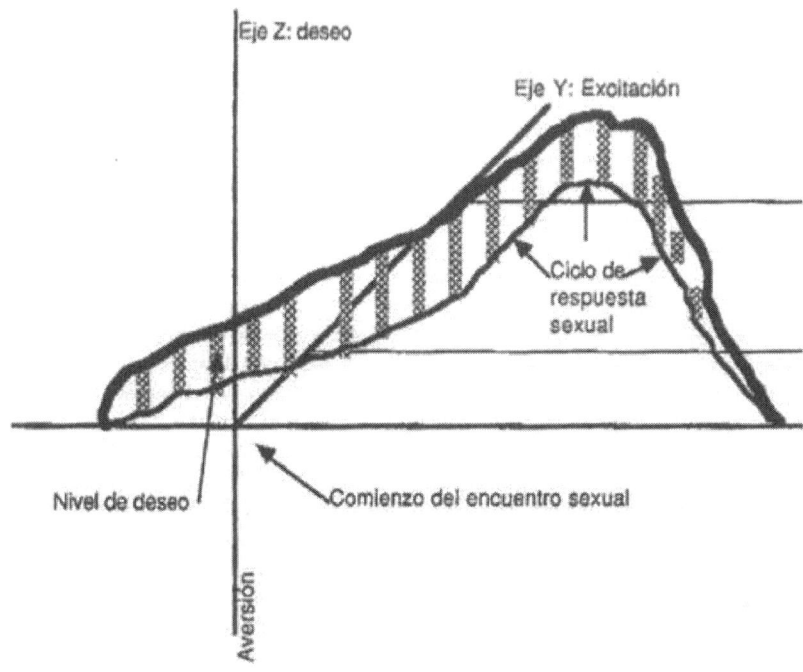

Gráfico 2. Modelo tridimensional propuesto por Schnarch (1991).

Gráfico 2. Modelo tridimensional de RSG propuesto por Schnarch (1991).

Fuente: Avances en sexología (2007). Javier Gómez Zapiain.

3.1.9 Antonio Fuertes y su protocolo de actuación en la falta de deseo sexual (1997)

En la actualidad no existe un consenso para determinar que es el deseo erótico, pero si existen algunas teorías que explican cómo puede ser su desarrollo. Uno de los más aceptados es el modelo explicativo aportado por Fuertes (1997), quien considera que existen 3 elementos o aspectos cuya interrelación lo hace posible y le da forma:

a. Una base neurofisiológica cuyo nivel de activación posibilita la aparición de la excitabilidad sexual general y periférica, y que puede favorecer que en el campo perceptivo los estímulos sexuales cobren una mayor relevancia o también que favorezcan la existencia de una mayor sensibilidad a los estímulos sexuales. Aunque para Fuertes existe alguna evidencia de la implicación del sistema límbico y del papel que pueden jugar al respecto las hormonas sexuales (especialmente andrógenos), el papel exacto de esta base neurofisiológica es todavía desconocido (Bancroft, 1989).

b. Una disposición emocional y cognitiva básica que permita a la persona sentirse abierta a la posibilidad de tener sentimientos sexuales, ser receptiva a los estímulos sexuales. En definitiva, querer y permitirse ser sexual. Para Fuertes, con mucha probabilidad, esta disposición se desarrollará a partir de los procesos de aprendizaje y socialización sexual.

c. La existencia de inductores eficaces de sensaciones y sentimientos sexuales, que tendrían una naturaleza tanto interna (pensamientos, imágenes, fantasías) como externa al propio sujeto (estimulaciones visuales, auditivas, olfativas, táctiles . . .). Si la disposición emocional del sujeto es positiva, unos inductores acompañarían a otros, amplificándose su efecto entre ellos.

Para Fuertes, se produciría un problema de falta de deseo sexual cuando de forma predominante en una persona, la interacción entre estos 3 componentes: el grado de excitabilidad sexual fisiológica, la disposición cognitiva y afectiva, y los posibles inductores de sentimientos y sensaciones sexuales no funcionase por:

a. No conducir a ningún tipo de sentimiento subjetivo de deseo sexual, lo que hace que el sujeto no sienta necesidad sexual y apetencia alguna de buscar placer o/y estímulos sexuales, antes o después de iniciada una conducta sexual.

b. No conducir a una experiencia de deseo sexual de una intensidad que sea suficiente para que el sujeto sienta la necesidad de buscar placer y estimulación sexual.

Sobre la base de esta dinámica interrelacional de los 3 campos mencionados, Fuertes diseña un protocolo de actuación que se aplica al sujeto y su relación de pareja, para conocer y comprobar su capacidad fisiológica de excitabilidad sexual, su disposición emocional y cognitiva hacia la sexualidad, y los inductores de sentimientos y sensaciones sexuales del paciente a nivel personal y relacional. A partir de ello y en consecuencia con tal diagnostico, se trabajará en la mejora de la gestión de los estímulos sexuales del sujeto en su relación de pareja, en los aspectos cognitivos y emocionales, y en el trabajo con los inductores sexuales a nivel personal y relacional. Finalmente, se trabajará con la intimidad relacional, aplicando técnicas de resolución de conflictos, el manejo de la ira, el bloqueo o interrupción de las secuencias de interacción negativas, la optimización de los recursos positivos y finalmente la promoción de habilidades para negociar.

3.1.10 Inclusión de los factores psicológicos, cognitivos y emocionales (modelo Quantum) en la RSH

Para Gómez Zapiain (1970), los modelos meramente fisiológicos de la RSH solo explicarían el funcionamiento sexual con fines reproductivos y de selección natural, básicamente propios de las especies subhumanas, inferiores en la escala filogenética al hombre.

De hecho, los núcleos principales que regulan la respuesta fisiológica están en el paleoencéfalo, mientras que el comportamiento de las especies que presentan un mayor desarrollo cortical está mediado por las funciones corticales superiores del hombre, como son la conciencia, el aprendizaje, la memoria y las emociones (Krasnegor y Bridges, 1990; Fisher, 1992, 1984).

Para explicarse el funcionamiento sexual humano hay que considerar los factores psicológicos, cognitivos y emocionales, dado que la experiencia sexual humana es más profunda y va más allá de la mera respuesta fisiológica reproductiva. A ello habría que añadir el concepto de potencial sexual, es decir, la capacidad personal que el individuo puede llegar a desarrollar en su actividad erótica. Este formato de experiencia sexual humana sería más acorde a la vivencia humana de la sexualidad e iría más allá de la mera respuesta fisiológica. En esta línea, va el modelo llamado Quantum de Schnarch (1991), que considera que el nivel total de la estimulación que se puede alcanzar en la experiencia sexual no depende solo de la estimulación física producida a través de los receptores sensoriales, sino también de la estimulación psicológica producida por los procesos cognitivos y emocionales.

En los humanos, el comportamiento sexual no es solo un rendimiento físico o fisiológico, sino una experiencia psicológicamente significativa, donde intervienen emociones (positivas o negativas), el deseo y las cogniciones (Gómez Zapiain, 1997).

Para Schnarch, la intervención de los procesos emocionales abre el camino a la posibilidad de que aparezca la ansiedad, lo que explicaría la posibilidad de experiencias negativas sexuales y la aparición de dificultades sexuales concretas.

3.1.11 Se aporta el concepto de potencial sexual

La evolución con la respuesta fisiológica preprogramada garantiza la perpetuación de la especie, pero la obtención de la satisfacción sexual humana requiere más procesos, como los cognitivos, emocionales, psicológicos y relacionales. En esta línea, la propuesta de Schnarch deposita en cada persona la posibilidad de desarrollar su propio potencial sexual, el que le garantice una satisfacción sexual que vaya más allá de la mera respuesta fisiológica. Tal potencial sexual no es inherente al comportamiento meramente fisiológico o genital, sino que debe ser desarrollado por cada uno y cada una.

3.1.12 Se incluye la evaluación como otra fase sexual

En 1991, Carrobles y Sanz incluyen una nueva fase, la evaluación, es decir, la valoración de la respuesta sexual, hecho subjetivo que se refiere a los mecanismos de percepción —de conciencia, de reflexividad, etc.— y, por lo general, a los procesos cognitivos intermediarios que tienen que ver con la satisfacción o no de la experiencia sexual y, por lo tanto, susceptibles de ser o no repetidos con la misma persona, lugar o circunstancia.

En 2001, Whipple propugna unas fases no lineales en el caso de la respuesta sexual de las mujeres, en las que considera que las mujeres pueden experimentar excitación sexual, orgasmo y satisfacción sin deseo sexual y también deseo, excitación y satisfacción sin orgasmo.

3.1.13 Propuesta de la Sexología Sustantiva: un modelo de RSH sobre la base de la interrelación de la biografía sexual con la experiencia erótica

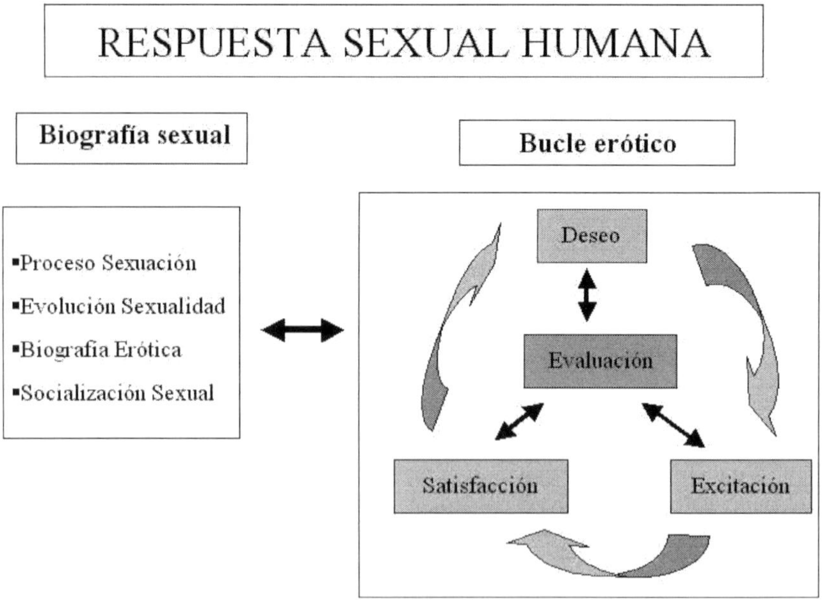

Gráfico 7. Propuesta Sexológica de la «Respuesta Sexual Humana» desde la Sexología Sustantiva (Landarroitajauregui, 2002).

En 2002, Landarroitajauregi realiza una propuesta sexológica de la RSH incorporando el llamado por él «bucle erótico» o «experiencia erótica» (deseo, evaluación, satisfacción, excitación) en el contexto de lo que en Sexología Sustantiva ha sido llamado la biografía sexual (proceso de sexuación, evolución de la sexualidad, biografía erótica y socialización sexual), formato que sigue la estela propugnada por el sexólogo Efigenio Amezúa (Gráfico 7), máximo exponente del concepto de Sexología Sustantiva.

Biografía erótica enmarcada en la biografía sexual del sujeto

Para Landarroitajauregui, el ingreso de la experiencia erótica (el bucle erótico) en el marco de la biografía sexual del sujeto, depara en su conjunto la RSH.

Desde la Sexología Sustantiva, los cuatro elementos centrales de la biografía sexual de la persona son:

a. El proceso de sexuación —de diferenciación sexual— en tanto que resultado, ya que somos el resultante de nuestro peculiar y particular proceso de sexuación, y en tanto que proceso que es permanentemente inacabado y siempre en gerundio.

b. La evolución de la sexualidad, de nuevo inacabada y en permanente construcción, del significado personal e intransferible que la masculinidad/feminidad va teniendo en el sujeto a lo largo del tiempo.

c. La biografía erótica en tanto que el acervo o patrimonio de gestos —experienciados y/o fantaseados— que el sujeto ha ido incorporando en su devenir biográfico.

d. El proceso de socialización sexual en tanto que el diálogo que el sujeto concreto va teniendo con el medio cultural, histórico, político, científico que le ha tocado vivir, luego con los discursos, los conocimientos y las reglamentaciones sexuales con las que convive.

3.1.14 A modo de conclusión

El impacto mundial que tuvo el estudio de la RSH por parte de M&J fue tan potente que ha trascendido el nivel sexológico para formar parte de la cultura popular. Ha quedado claro que lo que investigaron M&J fue la fisiología de la excitación sexual, punto de partida básico e importantísimo, pero no la Respuesta Sexual Humana en su inmensa globalidad, megaconcepto mucho más complejo cuyo estudio e investigación ha seducido durante décadas a múltiples autores y científicos que, desde la mítica propuesta original mastersjohniana, han ido completándola, deviniendo en un constructo que incluye no solo la mera fisiología de la excitación sexual, léase orgasmo, sino la inclusión de factores cognitivos, psicológicos, relacionales y biográficos, cuyas interrelaciones siguen sin escudriñarse científicamente en los niveles que requieren, haciendo de la RSH uno de los grandes retos, sempiternamente abierto e irrenunciable de la sexología.

4.

La de a lo largo de la historia

4.0 Introducción

Es difícil desligar los aspectos socioculturales de los clínicos en la evolución de la valoración de la disfunción eréctil a lo largo de la historia. Lo orgánico y lo psicológico, lo social y lo económico, lo relacional de pareja y lo biográfico pueden estar tan complejamente imbricados en la génesis de un problema de erección, que cada vez se evidencia más la necesidad de una perspectiva integradora. Si cualquier problema sexual es susceptible de ser consecuencia de una multifactorialidad de causas, la DE no es una excepción y, desde tal consideración, puede estar provocada por un amplísimo y variado número de factores.

La visión de la DE a lo largo de la historia ha ido variando en función de la investigación científica, de las costumbres sociales y culturales, y de la forma de entender la relación de pareja. La ciencia, por suerte, con sus conocimientos científicos amparados en estudios e investigaciones ha contribuido a sustituir el pensamiento mágico que como tela de araña ignorante cubría las mentes de todos los aborígenes que han poblado el planeta tierra durante miles de años, por aportaciones técnicas y clínicas que progresivamente han ido esclareciendo el funcionamiento de la erección, especialmente desde finales del siglo XX hasta ahora.

Las costumbres sociales han ido marcando las normas y actitudes sexuales en función de los valores de cada época, inducidas por los correspondientes grupos de poder, tanto políticos como religiosos. Y la relación de pareja ha sido otro factor sobre el que se ha ido configurando la DE en particular y los problemas sexuales en general.

Desde el punto de vista de la ciencia sexológica, los investigadores del sexo tuvieron que enfrentarse a los prejuicios, pudores y descrédito que durante siglos supuso investigar la sexualidad humana.

No hay que olvidar que los valientes que decidieron adentrarse en investigar el sexo en los años 40´ y 50´, fueron casi excomulgados por el rancio puritanismo de aquellos años. Uno de ellos fue Alfred Kinsey, el entomólogo que decidió escudriñar la sexualidad humana realizando miles de entrevistas a lo largo y ancho de los EE.UU., el cual tuvo que soportar la injuria mediática del momento por su atrevimiento a la hora de publicar datos no complacientes con la hipócrita moral arraigada en algunos de los sectores sociales más poderosos. Otro de ellos fue William Masters, ginecólogo de profesión en la Universidad de Washington (Saint Louis, estado de Missouri), que no encontró entre sus colegas en 1954 ningún valiente que le acompañase en la búsqueda del conocimiento científico sobre el funcionamiento sexual humano. Todos soplaron y miraron para otro lado. Hablar de sexo en aquel hospital y en aquella época era un tema casi prohibido. Como escribió Maier (2009), siempre ha existido un tema tabú en la medicina y en aquel momento lo era el sexo. William Masters, tras su infructuosa búsqueda de colegas que le acompañaran en la investigación sexual que pretendía, tuvo que conformarse con una única colaboradora en su propuesta investigadora, una secretaria del hospital, de papel profesional prácticamente desapercibido hasta entonces (no tenía ni despacho, trabajaba en medio del pasillo) y cuya labor administrativa se centraba básicamente en los temas de seguros médicos. Virginia Johnson, en principio, con formación exclusivamente administrativa, fue la única persona que tuvo la valentía de unirse a Masters en su investigación sexual. No tardarían mucho en casarse, siendo cómplices en la investigación y en el amor. Tal unión profesional permitió con sus prestigiosas aportaciones científicas sentar las bases de la sexología moderna.

4.1 Factores sociales y culturales

4.1.0 Introducción

Es sabido y admitido que la erección ha tenido una importancia vital en todas las culturas y épocas. Solo con echar un buen vistazo a la historia a través de sus manifestaciones pictóricas, escultóricas y arquitectónicas, contemplamos la magia que el mecanismo de la erección ha generado en las mentes humanas a lo largo de su existencia.

También es conocido que a lo largo de la historia del ser humano han existido numerosos casos, cómo no, de disfunción eréctil (DE). Es lógico pensar que no conseguir erección suficiente para poder realizar el acto sexual tuvo que ser una gran frustración para todo varón en cualquier época. Padecer un mal tan íntimo, personal y afligente contra la autoestima personal, debió suponer una gran frustración para muchos de ellos, sobre todo por la valoración negativa que el entorno social otorgaba a tal incapacidad. Desde esta perspectiva, es coherente pensar que han existido miles de hombres afligidos por problemas de erección, incrementándose su sufrimiento por la incapacidad de procrear que conllevaba no poder realizar siquiera la penetración coital en muchos de los casos.

4.1.1 Romanos

Para los romanos, la impotencia era un castigo de los dioses y el impotente estaba envuelto en un aura pecaminosa que contaminaba a quienes convivían con él. El pensamiento mágico campaba a sus anchas y a falta de conocimiento científico, reinaba una superstición que recurría a amuletos, ungüentos y demás enseres «mágicos». De todas formas, a la luz de los últimos trabajos sobre la sexualidad en la Roma antigua (González Gutiérrez, 2023), parece ser que la visión de bacanales orgiásticas y erotismo desbordado que sobre la sexualidad romana nos ha sido transmitido durante años, puede que obedezca además de a una falta de precisión académica, a una proyección contemporánea alimentada durante décadas por la imaginación popular.

Para Patricia González Gutiérrez (*Sexo y poder en Roma, 2023*), el poder primaba sobre el placer, siendo ostensible la clara politización de la sexualidad. Y quedando claro y coincidente, en eso no hay cambio con la mayoría histórica, que fue una sexualidad claramente patriarcal donde la mujer prácticamente no tuvo empoderamiento ni importancia alguna. A la mujer se la educaba para ser nadie. Eso sí, además del obvio motivo de la fertilidad, la religiosidad y la moral también pesaban y condicionaban la vivencia sexual. Fueron relaciones sexuales de poder donde el poderoso imponía su deseo sobre la mujer, los esclavos y cualesquiera que estuviera disponible bajo su dominio e influencia. Tanto en la heterosexualidad como en la homosexualidad, el poderoso imponía su rol activo sexual, estando totalmente desacreditado (más aún si eras poderoso) ejercer el papel pasivo en el sexo. Es aconsejable desde la cautela no contemplar ni categorizar la sexualidad de la época romana desde las categorías actuales, ya que tal sexualidad no se articulaba sobre el sexo biológico, sino sobre la edad y el estamento social. El sexo romano fue político y fue moral, más de lo que pudiera pensarse, pero fue totalmente patriarcal y con una subordinación total de la mujer. El «ideal» romano describía un modelo de mujer casta, pura y trabajadora, lo cual ha quedado escrito en fuentes, lápidas, columnas . . . (González Gutiérrez, 2022). Pero este ideal propugnaba la negación de su existencia como persona (la mujer no tenía asignado ni derecho a un nombre propio y tampoco era considerada ni pariente del propio hijo que engendraba). Aun así, tal rol de trabajadoras asignado permitió a muchas progresar y llegar a ejercer un cierto poder, dirigiendo talleres, financiando iglesias privadas (en este sentido, se sabe de su contribución al cristianismo primitivo), edificios públicos, estatuas, ocupando sacerdocios.

4.1.2 Edad Media

Durante la Edad Media y por influencia de la Iglesia, la culpa de la impotencia era del demonio (Lucifer). Para los poderes eclesiásticos, el acto sexual debía ir siempre acompañado del amor y solo podía ser realizado con fines procreativos, de tal forma que quien tuviese relaciones sexuales no reproductivas se arriesgaba a la impotencia. Ello no impidió que la Iglesia utilizara la falta de erección como arma crematística y espuria para anular matrimonios que, no habiendo satisfecho intereses económicos o políticos, se consideraban no consumados. De facto, para la Iglesia, la ausencia de capacidad sexual o potencia ha seguido siendo causa de disolución del matrimonio. Según el canon 1084, publicado en 1983 por el papa Juan Pablo II, «la impotencia para realizar el acto conyugal, tanto por parte del hombre como de la mujer, hace nulo el matrimonio por su misma naturaleza».

4.1.3 Siglo XX

En 1986, la corte suprema de Illinois (EE.UU.) requirió a un médico para que comprobara la impotencia de un acusado y, tras escuchar el correspondiente dictamen, anuló su matrimonio. Aquello sentó jurisprudencia en los EE.UU., repercutiendo posteriormente en Europa.

Hay enfermedades como la diabetes, la hipertensión y las cardiopatías que afectan severamente a la erección y que se incrementan notoriamente con el avance de la edad. Aunque la esperanza media de vida del ser humano durante siglos ha sido muy inferior a la que hoy en día existe, es de suponer que tales enfermedades tuvieron que afectar a muchos varones, aunque en tales épocas la duración de la vida humana fuese más corta.

Problemas de erección ha habido siempre, pero hasta mediados del siglo XX estaban asociados exclusivamente a la capacidad reproductiva. Si bien en el antiguo código de clasificación de la impotencia ya se diferenciaba entre *impotencia generandi* (que hoy llamaríamos infertilidad) e *impotencia coeundi* (que hoy diríamos propiamente disfunción eréctil), era el primer formato, la *generandi*, la que centraba las pocas demandas clínicas que existían, obviamente provenientes de la clase social alta (aristócratas y burgueses) y tratadas por el psicoanálisis, fundado como se sabe por Sigmund Freud a finales del siglo XIX. Para el psicoanálisis, la llamada entonces impotencia era consecuencia de conflictos profundos del varón, fundamentalmente no haber superado satisfactoriamente el complejo de Edipo y padecer por ello angustia de castración inconsciente. En consecuencia y sobre la base de la teoría psicoanalítica, solo resolviendo tales conflictos se podía solucionar el problema.

El gran cambio del paradigma social en el enfoque clínico de la DE se produce a mediados del siglo xx. Arranca con Alfred Kinsey y su famoso libro *El comportamiento sexual en el hombre* (1948), el llamado popularmente «informe Kinsey», un recopilatorio del comportamiento sexual del hombre americano sobre la base de miles de encuestas realizadas por todo el país. Supuso tal impacto social en la clase media americana, que promovió los primeros acercamientos a las consultas médicas en busca de ayuda sexológica. En 1953, completó su estudio con otro informe homónimo sobre la mujer americana, titulado *El comportamiento sexual en la mujer*, basado en 5490 entrevistas a mujeres blancas americanas.

Tal cambio de paradigma se apuntala con las investigaciones científicas de Masters & Johnson, considerados padres de la sexología moderna y la publicación de sus dos libros recopilatorios de tales investigaciones: *Respuesta Sexual Humana* (1966) e *Inadaptación Sexual Humana* (1970). Una de sus aportaciones clave fue considerar la existencia de muchos de los problemas sexuales (entre ellos, de erección) no como consecuencia de conflictos profundos e inconscientes, sino debido a una inadaptación sexual de la pareja, otorgando una notoria importancia en la génesis de los mismos a la ansiedad de rendimiento, como causa y consecuencia de tal inadaptación sexual, y a la relación de pareja como marco englobador del problema.

Estos avances en la investigación sexual coinciden en tiempo y espacio con los cambios sociales impactantes de las décadas 60 y 70 en el mundo occidental, tales como la aparición de la píldora anticonceptiva (importantísimo porque supuso la separación de la sexualidad reproductiva de la placentera), la revolución sexual, el cambio de rol de la mujer y la lucha feminista.

Posteriormente y a lo largo de las últimas décadas del siglo pasado, se han ido confirmando la secularización de la sociedad, la liberalización de los hábitos sexuales, la toma de conciencia de la mujer de su derecho al placer (cuestión esta novedosa con respecto a épocas anteriores). Factores todos ellos que, evidentemente, han provocado cambios en el hombre al generarle una mayor presión en su rendimiento sexual.

4.1.4 El largo y tortuoso camino para normalizar la consulta por DE

Como acabo de referir, el largo camino de la normalización de las consultas sexuales echa sus primeros esbozos con Kinsey y arranca con vigor con M&J, aplicando la terapia sexual por ellos creada como prescripción clínica para el abordaje de los problemas sexuales. La oferta de las entonces nuevas y revolucionarias técnicas sexológicas creó la demanda. Incipiente al principio, más generalizada después, el largo camino de la terapia sexual como principal recurso psicológico y sexológico para el abordaje de los problemas sexuales, iniciaba un camino terapéutico que ha llegado hasta nuestros días con eficacia contrastada. De hecho, siendo realistas y fidedignos, todavía no podemos decir actualmente que consultar un problema sexual se haya generalizado entre la población como un acto cotidiano ni mucho menos. Para un ciudadano normal no es lo mismo, evidentemente, pedir cita para un catarro o un dolor de oído, que hacerlo para un problema sexual, una disfunción eréctil mismamente. Si bien se ha ido avanzando en la normalización de la consulta sexológica, sigue habiendo un notorio tabú que necesita romperse del todo. Para ello, considero que disponemos de varios recursos. Uno, fundamental, transmitir a la población que un problema sexual es un problema de salud. Otro, el apoyo de las instituciones en la citada normalización. Y un tercero, implementar programas de educación sexual que posibiliten un cambio en la visión de la masculinidad. No puede ser que en pleno 2022, un numeroso grupo de varones (entre ellos, grupos muy jóvenes) sigan considerando todavía que la cumbre de la masculinidad pasa por el funcionamiento sexual.

4.1.5 Avances diagnósticos y aparición de los iPDE-5

La DE es quizá la problemática sexual que más ha avanzado en su diagnóstico y tratamiento en las últimas décadas. La aparición de los Inhibidores de la 5 Alfa-diesterasa en los 90 (iPDE-5), a partir del descubrimiento inicial del Sildenafilo (patentado en 1996 y comercializado en 1998 con el nombre de Viagra) y su impactante boom mediático mundial, supuso un antes y un después en el abordaje médico de la DE al aportar unos fármacos orales que son considerados cómodos de utilizar y con buen perfil de seguridad, pero, sobre todo, eficaces y con escasos riesgos. Su potente repercusión social llevó a muchos varones a acudir a las consultas de Medicina Sexual, Andrología y Sexología. También ha supuesto una notoria aportación de recursos sanitarios a la Sanidad Pública. Aunque la DE no sea considerada en sí un trastorno maligno, presenta una afectación física y psicológica de gran repercusión en la vida de quien la padece y de su pareja. A pesar de ello, múltiples prejuicios consecuentes a la educación recibida pesan e influyen en los varones a la hora de decidirse a consultarla con un experto, por lo que sigue existiendo un buen número de hombres que padeciendo problemas de erección no se atreven a buscar ayuda profesional por pudor, inseguridad, dudas o desconocimiento de la realidad que configura la DE.

4.1.6 La DE es un problema de salud sexual

La Organización Mundial de la Salud (OMS) define el concepto de salud sexual como

> Un estado de bienestar físico, mental y social en relación con la sexualidad, que requiere un enfoque positivo y respetuoso de la sexualidad y de las relaciones sexuales, así como la posibilidad de tener experiencias sexuales placenteras y seguras, libres de toda coacción, discriminación y violencia.

En línea con tal definición, hemos de reconocer que la DE puede afectar al bienestar físico, psicológico y relacional de una persona. Durante años y en épocas lejanas, a la DE no se le prestó la atención necesaria. El derecho al placer sexual de las personas no siempre ha estado reconocido. Solo se daba importancia al factor reproductivo de la sexualidad. La religión y la ciencia se han aliado espuriamente durante décadas en pos de prohibir o defenestrar cualquier contacto sexual realizado fuera del matrimonio o con intención que no fuera la meramente reproductora. La religión censuraba el goce erótico apoyada en una moral torticera que limitaba o prohibía el placer sexual fuera de la procreación y el matrimonio, mientras que la ciencia esgrimía argumentos peregrinos de escasa evidencia médica que justificaran la prohibición del gozo. Una gran paradoja cuando se sabe, precisamente, que la evolución ha dotado de placer al sexo para, entre otros factores, motivar la reproducción y la continuación de la especie. Tener dificultades en el manejo de la erección es una cuestión que siempre ha existido, pero tener conciencia de que un problema de erección es un problema de salud sexual es algo muy reciente, apenas de finales del siglo pasado.

La incorporación de tal concepto en los profesionales de la salud es algo asumido, pero queda todavía un largo camino para que muchos sectores de la población interioricen tal concepto de forma natural, especialmente varones (tanto en sentirlo como en expresarlo).

4.1.7 Causas orgánicas versus causas psicológicas. Un antiguo debate por revisar

Considerar si la DE es psicológica u orgánica es un vetusto debate mantenido durante muchos años por los profesionales dedicados al diagnóstico y tratamiento de la DE (también extensible, por cierto, a otras disfunciones sexuales). Durante los años 70 y 80, el debate se inclinaba a considerar que las causas psicológicas eran las más abundantes y presentes en un problema de DE, lo que conllevó quizás a una excesiva psicologización del enfoque de la DE. El incremento y aparición de un mayor número de técnicas médicas de diagnóstico de la DE en las últimos años (Test de Estimulación Visual, Test de Inyección Intracavernosa, prueba Eco Doppler-Duplex Dinámico . . .) ha posibilitado acceder al descubrimiento de un mayor número de factores orgánicos (vasculares fundamentalmente) que en otras épocas hubieran pasado desapercibidas. Aun así, no se debe ignorar que, aunque un problema de DE tenga una causalidad orgánica evidente, cuando se hace crónico termina siendo también psicógeno, al desarrollar el paciente un incremento de la ansiedad de rendimiento. Esta visión actual más coral, compleja y mixta de la DE está más ajustada a la realidad clínica que abordamos en la cotidianeidad de la consulta, tanto en el enfoque de las causas como en el tratamiento, no siendo infrecuente la existencia de casos de DE que conllevan concatenadas causas orgánicas (diabetes, hipertensión o problemas prostáticos, etc.) y psicológicas (ansiedad de ejecución, sentimiento de culpa, baja autoestima), promoviendo que, desde una perspectiva clínica, sea más revelador y práctico hablar de una DE de causa mixta, predominantemente orgánica o predominantemente psicológica. También sería más acertado hablar de abordajes médicos o abordajes psicológicos de la DE.

4.1.8 El importante papel de la mujer en la resolución de la DE

Hay una máxima difundida por los fundadores de la sexología moderna, Masters & Johnson: los problemas sexuales nacen en pareja y se solucionan en pareja. Es obvio decir que si no tuviéramos o viviéramos en pareja, habría menos problemas sexuales o tendrían, al menos, menos consistencia. En este sentido, qué más daría tardar 2 o 3 minutos en la eyaculación solitaria o que se perdiera la erección cuando el único motivo erótico para el varón fuera la autosatisfacción individual. Muchos de los problemas sexuales, la mayoría, no tendrían sentido ni justificación en su necesidad de solucionarse si no viviéramos (o aspirásemos a hacerlo) en pareja. El ser humano está hecho para el encuentro. Hombre y mujer están diseñados para complementarse, buscarse e intentar encontrar la felicidad. Estamos, en suma, hechos para el encuentro y la socialización. Desde una perspectiva clínica, el apoyo o no de la pareja sexual del paciente afectado por DE es clave para la resolución del problema. Según sea su actitud puede ayudar a finiquitar el problema o a perpetuarlo. Si es generosa, comprensiva y participativa en el tratamiento de apoyo al varón, puede contribuir notoriamente en la solución del problema de erección. Pero si manifiesta y desprende desapego emocional o resentimientos hacia su pareja o desinterés y desmotivación hacia el tratamiento, el problema puede enquistarse o hacerse crónico. Hay recursos técnicos suficientes en sí y de por sí (terapia sexual, fármacos ...) para solucionar un problema de erección, pero para un gran mayoría de varones su objetivo va más allá de la rigidez de su pene, pasa o estriba en conseguir satisfacer a su pareja sexual, siendo muy importante terapéuticamente hablando, el comportamiento y actitud de la pareja sexual.

4.1.9 La DE como síntoma de un varón asustado al que le cuesta asumir el cambio de roles

La erección es un mecanismo mágico, una obra de ingeniería hemodinámica increíble, una consecuencia maravillosa de la evolución, pero su funcionamiento es susceptiblemente frágil, lo que deja sin argumentos a muchos varones que han hecho de ella el símbolo exclusivo de la masculinidad, la potencia sexual o el poder y que, cuando sufren un percance o fallo en la erección, quedan expuestos ante sí mismos y ante los demás como débiles, incompetentes e incapaces de satisfacer a su pareja y a su propio narcisismo.

Hay que admitir si se vive en la realidad cotidiana, que el hombre actual está sometido a múltiples presiones ante su rendimiento sexual. Incrédulo y cabizbajo ha sido testigo y parte del cambio de roles que muchas mujeres han tenido en las últimas décadas.

Aunque el macho alfa (antaño tan demandado) sigue teniendo sus «seguidoras», ha quedado (en general) desfasado, dejando entrever las costuras rotas de una masculinidad caduca, rancia y denostada que ya no encuentra su sitio natural en el mundo de las féminas.

En la época actual, la mujer busca un hombre más cercano y emocional, más compresivo, más tierno, un compañero igualitario que aun siendo amante no deje de ser un amigo íntimo. Tal demanda va acompañada por la aparición de un nuevo modelo de mujer más segura y firme en lo sexual, más activa en su búsqueda de una satisfacción erótica relacional. Al varón le han movido el trono sobre el que se aposentaba y ya no se siente el rey. Cuestionado y confundido en su nuevo rol, siente sobre sus espaldas la presión del rendimiento sexual.

Si a ello unimos las presiones actuales que la sociedad exige vinculadas al éxito y al poder (más dinero, más relevancia social) como son el rendimiento laboral y el triunfo social, nos encontramos con un perfil de hombre sumamente estresado que ha llevado al campo sexual sus preocupaciones, su necesidad de estar «a la altura» y un miedo paralizante al fracaso erótico, ese que encuentra su máxima expresión en la pérdida de erección de su pene o en la incapacidad para conseguirla en el escenario por antonomasia que ocupa el sueño de la mayoría de los hombres: el coito. Precisamente, intentar paliar tal obsesión por el coito («coitalgia», llamada por algunos) como elemento exclusivo del escenario placentero masculino, es uno de los planteamientos preventivos básicos de cualquier formato educativo sexual que se precie. En esta línea, considero que es fundamental la utilización del clítoris como recurso no solo compensador sino de primera línea, así como la promoción de una sensualidad más corporalmente generalizada, menos genital y coitalizada, que sea extensiva a todos los receptores de la piel que envuelve y recorre nuestros cuerpos.

4.1.10 Hacia una nueva masculinidad

Es evidente que ser hombre y ser mujer es un concepto que se construye culturalmente. El rol tradicional otorgado durante cientos de años al varón, le ha posibilitado mediante la utilización de la fuerza y la agresividad alcanzar el poder y el control de las instituciones. Pero ello ha tenido un coste, unas contraprestaciones asumidas: la imposibilidad de manifestar social e íntimamente su componente emocional, aquel que le permite mostrarse sensible, tierno, cariñoso, indefenso.

El hombre ha sido presionado social y culturalmente por un modelo de masculinidad imperante que le ha impedido ser vulnerable, mostrarse, sensible o débil en sus relaciones. Ha sido coartado y reprimido emocionalmente. A lo largo de la historia, el poder y sus privilegios han sido suyos, pero ha tenido también su onerosa contrapartida en forma de limitaciones emocionales. Al varón se la ha transmitido un único modelo de hombre, de textura cuasi inalcanzable: fuerte, duro, seguro, decidido, protector, exitoso, líder, asentimental. Es evidente que tal formato es prácticamente inasequible y, por tanto, inductor de frustraciones.

En lo referente a su comportamiento sexual ha tenido la presión de tener que mostrarse potente, siempre dispuesto sexualmente, mantener erecciones fuertes y continuas, controlar la eyaculación y suministrar placer a la mujer. En suma, debía ser un amante excelso recurriendo fundamentalmente a un arma básica: su pene como símbolo y la erección como recurso.

En los últimos años estamos siendo testigos de los cambios importantes que el concepto de masculinidad ha experimentado: varones que cuidan a sus hijos, que no les importa mostrarse sensibles o tiernos ante otros hombres, varones que promocionan y defienden posturas de igualdad social y de género.

Se está trabajando para eliminar el machismo, creándose grupos de chicos que trabajan, reflexionan y prospeccionan sobre una nueva forma de ser y manifestarse como hombre: más igualitaria, sensible, comunicativa y emocional que la forma y manera vetusta y ancestral transmitida durante cientos de años. Se ha abierto un camino irreversible que, aunque difícil y largo, no tiene vuelta atrás: hombres y mujeres en busca de roles más justos, libres e igualitarios.

4.1.11 Las redes sociales como forma de contacto y relación

Con la entrada en el siglo XXI, la llegada de Internet y la creación de las redes sociales, se ha trastocado aún más la liberalización de costumbres y la forma de relacionarse, entrando en un nuevo paradigma sociosexual de comunicación que puede llegar a cambiar indefectiblemente el *modus operandi* relacional conocido hasta ahora. Si bien puede considerarse que el boom de los contactos relacionales mediante las redes sociales sea, además del reflejo de los avances tecnológicos y del progreso, un síntoma del agotamiento de las formas llamadas tradicionales de conocerse y relacionarse (discotecas, bares de copas, trabajos, viajes, vacaciones . . .), no deja de ser un recurso más para favorecer el contacto humano y las relaciones. Ha llegado una nueva dinámica relacional con unas normas diferentes, que traerá con el tiempo también una ética diferente y propia de las redes sociales *online*.

Internet, después del entorno familiar y laboral, ya era en 2008 la tercera vía para buscar pareja. En 2010, uno de cada dos españoles intentaba contactar con el sexo opuesto a través de la Red, y cuatro de cada diez acudían a webs específicas para ligar. Un 21 % admitía que Internet era su primera opción a la hora de buscar pareja (Lorente, 2010).

Las nuevas tecnologías han construido un mundo virtual en el que las personas se relacionan cada vez con más intensidad y dedicación, aunque se intenta que sea todo a golpe de clic. No hay paciencia, se busca la inmediatez. Y se cambia de relaciones con facilidad. La cultura del consumismo también ha llegado a las redes, pudiendo parecer en no pocas ocasiones que el amor se consume sin consumar.

Otra característica de algunas de las aplicaciones diseñadas para «conocerse» es el flagrantemente injusto reparto de la seducción. Parece ser que el 20 % de los hombres compite por casi el 80 % de las mujeres.

Según los miles de datos que arrojan los algoritmos, la mayoría de mujeres solo está dispuesta a establecer vínculos románticos con una minoría de hombres, mientras que la mayoría de los hombres está dispuesta a establecerlos con la mayoría de las mujeres. En esto, aparentemente nada ha cambiado con respecto a generaciones de los años 70, 80 o 90, pues es sabido que los hombres siempre han tenido una necesidad de sexo más apremiante y, por tanto, un umbral de exigencia más bajo, mientras que las chicas «se lo pensaban más a la hora de elegir qué hacer y con quien». También es sabido que siempre ha habido mujeres y hombres más seductores que la media. Pero es que, en este caso, la brecha de género sugiere que en los contactos eróticos a través de algunas aplicaciones de la Red son todavía más injustas y desiguales con base en los datos recogidos y analizados.

Sobre la base del coeficiente de Gini —una herramienta utilizada para medir la desigualdad dentro de una población— de Tinder es de 0,58, lo que supone una mayor desigualdad que el 95 % de las economías mundiales. Para Andrew Kortina y Namrata Patel, autores del estudio: «la cuestión pinta mal si eres un hombre en el 80 % inferior».

Hay que decir que tales datos concuerdan con otra investigación que sostiene que las mujeres califican al 80 % de los hombres como «menos atractivos que la media».

Asimismo, el economista Robin Hanson, recurriendo a los teoremas utilizados para el estudio y análisis de la desigualdad económica, también ha confirmado y en parte denunciado la injusta distribución de la seducción y obtención del ligue que en la Red se produce, llegando a hablar de una cierta semejanza con un «Estado fallido». Más allá de que tal opinión pudiera parecer excesivamente melodramática, los datos sí parecen confirmar la excesiva diferencia.

4.2 Factores relacionales de pareja

4.2.0 Introducción

La DE, como la mayoría de problemas sexuales, está enmarcada en el ámbito de las relaciones de pareja. Y aunque hombres y mujeres acuden en muchas ocasiones en solitario a nuestras consultas profesionales, sabemos que detrás de la demanda personal del paciente se encuentra generalmente otra persona que en íntima relación e incluso convivencia, comparte las posibles contingencias del consultante. Desde tal perspectiva, no podemos prescindir de la influencia de la relación en el engranaje del problema, tanto en su génesis como en sus consecuencias. Muchos varones, bajo el manto aparente de una seguridad viril inalterable, son sumamente susceptibles al fracaso amoroso, a las crisis de pareja y al desencuentro emocional, factores que pueden repercutir en la erección. Algunos de tales varones, aun pareciendo el baluarte primigenio e icónico de la fortaleza erótica masculina, tienen los pies de barro y una conexión psicológica frágil y directa con vivencias personales afligidas de rechazo, desvaloración, reproches, estrés e inseguridad afectiva. Por ello, el nivel de equilibrio y satisfacción de la pareja suele ser un buen termómetro de la satisfacción erótica de la pareja en general y de la seguridad del propio varón en sus prestaciones eróticas.

4.2.1 Amor y pareja. La lucha por la felicidad

4.2.1.0 Introducción

Si observamos a lo largo de la historia podemos convenir que si ha existido una entidad en la que en las últimas centurias se haya depositado la búsqueda de la felicidad, esa es la pareja. Felicidad primaria definida en la seguridad económica y jurídica, luego en la reproducción y finalmente en su sentido más moderno, felicidad como concepto complejo, amplio, difuso, moderno e inabarcable, pero no por ello irrenunciable en la mente de cualquier hombre y mujer aspirantes a encontrar el amor en la relación de pareja.

Pasados muchos siglos en los que la pareja era solamente un mero acuerdo económico y mercantil, y transcurridos otros tantos de luchas, cambios y reivindicaciones sociales y políticas, llega alumbrada en los dos últimos siglos la pareja moderna cuan consecuencia evolucionada y progresista de los vaivenes que la historia en abstracto y los hombres y mujeres en concreto, han deparado. Alcanzados en la actualidad notorios estándares de calidad amatoria tales como elegir la pareja por y desde el amor o disfrutar de la pasión sexual desde el inicio de la relación, cuestiones desconocidas e inconcebibles durante siglos, nos hemos encontrado que numerosos clichés y prejuicios culturales interiorizados de generación en generación del tipo de «el amor puedo con todo» o «si no sufres, no amas» han supuesto verdaderos campos de minas extorsionadores del encuentro con el edén soñado en muchos casos. Sin olvidar que la pareja, además de ser una construcción erróneamente hiperidealizada, no es un experimento teórico susceptible de regulación posible, sino una experiencia profundamente vivencial, un proyecto de vida que para su desarrollo cotidiano demanda un espacio y tiempo propios y la necesidad, por tanto, de una regulación interna que de forma implícita o/explícita asuma la propia pareja para gestionar adecuadamente el complejísimo entramado de necesidades, obligaciones, responsabilidades, ilusiones y frustraciones a que, en cierta manera, somete tan icónica institución.

Si a ello unimos las múltiples necesidades que la sociedad actual demanda (económicas, laborales, tecnológicas . . .), nos encontramos con una verdadera y abigarrada tramoya de mecanismos multifactoriales que sacuden a la pareja, promoviendo que la búsqueda de la felicidad dentro de ella parezca en muchos casos una quimera imposible.

4.2.1.1 El amor a lo largo de la historia

4.2.1.1.0 Introducción

El término «amor» procede de la palabra latina *amor*, que significa afecto o inclinación. Es el instinto que ha permanecido más inalterable desde el origen de la evolución (Punset, 2007), pero su concepto ha ido evolucionando a lo largo de la historia reflejándose en diferentes significados dependientes de la cultura imperante del momento. De hecho, el concepto del amor varía en cada cultura, en cada edad, en cada contexto, en cada persona, ofreciendo múltiples significados que se manifiestan de diferentes formas, según la época, el lugar y la cultura en la que se inserta. Asimismo, varía en la pareja a lo largo de su biografía sexual, ya que no es lo mismo como se siente el amor cuando se empieza la relación que cuando madura, se encamina a la senectud o llega a la vejez.

El amor, por tanto, presenta diferentes dimensiones: ideológica, cognitiva, simbólica, relacional, ética, interactiva . . . (Esteban, 2008).

Ortega y Gasset en su clásico *Estudios sobre el amor* (1936) decía que «el amor, más que un poder elemental, parecía un género literario». No le faltaba razón al ilustre filósofo porque hasta entonces solo la literatura con sus relatos míticos o/y demasiado idealizados había contemplado el amor como elemento vivencial, que no científico (Cuetos González, 2016), impregnando con tal sesgada visión a generación tras generación.

Nuestro conocimiento sobre el amor, por tanto, ha estado limitado a tales referencias literarias y, aunque para algún autor (Stor, 2010) el relato es necesario, dado que es la forma que el cerebro tiene para mantenernos vivos, comunicados, seguros y activos, se han echado en falta estudios con base científica de otras disciplinas que hubieran aportado un mayor conocimiento del amor y su vivencia.

Tal déficit empezó a ser cubierto posteriormente por otras disciplinas, entre ellas la psicología social, que a mediados del siglo xx comienza a aportar investigaciones que intentan definirlo, explicar sus características básicas y sus implicaciones sociales más relevantes. Otras investigaciones prestigiosas sobre el amor han venido de autores ya clásicos como Lee (1976) o Sternberg (1999). Y más recientemente, Fisher (2010) o Eskenazi (2013) han recogido los factores biológicos y hormonales que lo regulan, basándose en estudios a través de imágenes cerebrales aportadas por resonancia magnética.

Para Yela (2000), «el amor es el conjunto de pensamientos, sentimientos, motivaciones, reacciones fisiológicas, acciones (incluidas la "comunicación no verbal") y declaraciones (conducta verbal) que ocurren en las relaciones interpersonales e íntimas y sexuales». Para Sternberg (1989), «el amor es un conjunto de sentimientos, pensamientos y deseos que, al ser experimentados simultáneamente, dan como resultado la compleja experiencia que llamamos amor».

Para Branden, (2000) lo podríamos entender como «un vínculo apasionado espiritual-emocional-sexual entre un hombre y una mujer que refleja una alta estima mutua de su valor como persona». Para Esteban (2008), el amor tiene distintas dimensiones: ideológica, cognitiva, simbólica, interactiva, relacional, moral . . . que hace proclive una distinta valoración del mismo desde cada una de ellas.

Para Ortega y Gasset (1941), el amor tiene una dirección centrifuga, siendo una emigración visual hacia el objeto, un deseo de unión con el ser amado, de afirmación del otro ser. Consideraba también que el deseo era consecuencia del amor y se extinguía cuando se lograba («fenece al satisfacerse»). Para Schachter, el amor es «una excitación fisiológica que interpretamos de una forma determinada». Para Stendhal, el amor «es una rosa que pende sobre un precipicio».

Para el filósofo Javier Sádaba (2022), habiéndolo vuelto a encontrar inesperadamente en el inicio de su autoreconocida vejez, tras un duro duelo por la pérdida de un amor anterior, el amor «es un regalo de los dioses».

4.2.1.1.1 Antigua Grecia o el legado pesimista: el amor es una infelicidad permanente

La primera disciplina que habla del amor es la literatura y en la Antigua Grecia lo hace a través del cuento de Eros y Psiquis (Paz, 1993). Los escritos griegos son tragicomedias, no se dedican al amor romántico. Los ilustres filósofos como Sócrates y Platón veían el amor como trágico y fatalista. Hay que resaltar que si bien en la Antigua Grecia se tuvo una concepción que ensalzaba la belleza física y la atlética, el amor no sale muy bien parado en toda la literatura griega, ya que se habla de él de una forma dolorosa, siendo visto como un sentimiento imperfecto que afecta y arrastra a dos personas que se ven embaucadas por él (Pimenta, 2016). Para el mundo griego antiguo, el amor venía de los dioses y suponía en general una infelicidad permanente.

De todas formas, en la Grecia clásica (499-323 a.C.) no todo era amor carnal, existiendo varios conceptos diferentes del amor:
a. Eros: Es el amor sexual, pasional, instintivo, hedonista, libre.
b. Storgé: Es el amor fraternal, protector, leal, mantenido en el tiempo.
c. Philia: Es el amor admirativo, reverencial.
d. Ágape: Es el amor materno: cuidador, tierno, entregado.
e. Ludus: Es un amor lúdico, juguetón, despreocupado.
f. Pragma: Es un amor pragmático, fundado en el acuerdo.

4.2.1.1.2 Antigua Roma. Las prácticas patriarcales fomentaban el aislamiento e invisibilización de las mujeres

Los romanos, al igual que los griegos, también achacaban el amor a los dioses, pero cultivaban formas más amistosas y civilizadas del amor. Aun así, las prácticas patriarcales se manifestaban en una división de roles familiares y sociales que fomentaban el aislamiento e invisibilización de las mujeres (Viveros, 2010). Roma era considerada una ciudad de padres, esto se ve reflejado en la vida en sociedad, asignando las tareas públicas al patriarca que era representado por el padre y las labores de sometimiento y reproducción para la mujer, normalizando en ella la maternidad.

En la antigua Roma los matrimonios se daban, a priori, con total falta de amor, salvo excepciones. El objetivo fundamental era la procreación, ya que el imperio necesitaba futuros ciudadanos romanos. Otro cometido que tenían era forjar alianzas entre familias con motivos económicos, sociales o políticos. Tal realidad motivaba que las relaciones entre marido y mujer careciesen de pasión e intimidad sexual al ser mayoritariamente un trámite burocrático. Debido a la falta de pasión conyugal, las relaciones extramatrimoniales eran frecuentes, especialmente por parte de los varones. Los hombres acudían a «la luz del día» a los diferentes prostíbulos de la ciudad, donde intercambiaban su deseo con mujeres o con hombres. Las mujeres no lo tenían permitido, pero aprovechaban ciertas fiestas en las que solo podían acudir mujeres, para relacionarse eróticamente con otras mujeres (Almansa, 2022).

4.2.1.1.3 Judíos

El pueblo judío tenía un único Dios y vivió el amor más como alianza y fecundidad que como vivencia erótica.

4.2.1.1.4 El Cristianismo. La imposición del celibato

La concepción del amor cristiano es fruto de la encrucijada de múltiples influencias (griegas, romanas, judías . . .), pero aportó un rasgo característico que se ha mantenido durante siglos: la renuncia a la carne. Con su implantación, el amor se espiritualizó pasando a ser una redención ante la carne, que luego sería del pecado.

Si bien durante muchos años y con asidua generalidad se ha mencionado la influencia judeocristiana como elemento inductor de la represión sexual que ha impregnado la vivencia sexual en Occidente, hay algún autor que achaca tal represión a la influencia cristiana, no a la judía (Fernández de Castro y de Trinchería, 1987; 1990). De hecho, argumenta que en la Palestina de hace 3000 años la sexualidad se vivía con naturalidad, sin la represión sexual que la llegada del Cristianismo supuso al imponer el celibato, entendido este como la aceptación voluntaria por parte de todo religioso/a de no contraer matrimonio y asumir la continencia sexual. Según este autor, el cristianismo ofreció a la Curia romana la garantía del celibato, con lo cual la procreación quedaba cortada y, por lo tanto, cerrada la posibilidad de que la nueva religión cristiana pudiera formar un poder religioso-económico paralelo al político, como había ocurrido anteriormente en Grecia con las sacerdotisas, dado que estas al poder tener sexo y procrear, habían transmitido su riqueza a las herederos, gestándose grupos sociales poderosos. La Curia romana percibió tal nefasto antecedente histórico griego y no quiso que se repitiera. Según esta tesis, por tanto, el celibato fue aceptado por el poder político romano por motivos económicos, aunque posteriormente contribuyera indirectamente a iniciar el legado represivo sexual que se extendió durante siglos por la Europa Occidental.

En esta cuestión de culpabilización del erotismo fue clave la figura de San Agustín (siglo IV), teólogo, escritor y filósofo cristiano, uno de los considerados doctores de la iglesia católica que argumentó que el deseo sexual-lujuria fue la motivación que tuvo Adán para aceptar la propuesta de Eva al probar la fruta prohibida del Árbol de la Sabiduría, dando lugar con ello al comienzo de la asociación cristiana entre deseo sexual y pecado, cuestión que como principio religioso ha flotado durante cientos de años en la mente de los cristianos.

4.2.1.1.5 Edad Media o el amor cortés (medieval o caballeresco), pura pasión pero sin consumación erótica

Amor cortés: la pasión amorosa sin consumación erótica, en un contexto de guerras medievales.

El amor cortés es propio y está asociado inexorablemente a la Edad Media, aunque en realidad se considera específica de la Alta Edad Media (del 1100 al 1300).

Es un amor idealizado, cantado por los juglares y trovadores que recorren Europa y que en muchas ocasiones transmiten a las damas el amor «encargado» por el caballero de turno, que se encuentra ocupado en la batalla.

Era un amor imposible ya que el caballero debía estar siempre en la guerra para mantener el ciclo de motivación e idealización. De hecho, si deponía las armas dejaba de ser merecedor del amor de la dama (perdía el amor), puesto que había dejado de combatir. Solo estando en combate seguía siendo digno de dicho amor.

Las damas pertenecían a la nobleza, solían ser herederas de tierras y recursos y mayormente estaban ya casadas, cuestión que incrementaba la imposibilidad de la consumación sexual (el adulterio estaba castigado). El caballero era de inferior clase que la dama, estando sometido psicológicamente a la dama. Su ardor y valor guerrero devenían de la motivación que suponía alcanzar el amor de ella.

Contexto social

Había en la Edad Media tres clases sociales bien diferenciadas: la nobleza, el clero y el pueblo. La nobleza la formaban los caballeros, los señores y las damas.

a. Los caballeros iban a la guerra, a conquistar tierras o someter a los pueblos paganos, encontrando en la dama correspondiente la inspiración para la lucha y el sacrificio. Las ausencias eran largas, por lo que juglares y trovadores se encargaban de transmitir a las damas las peripecias ensalzadas de los caballeros de la guerra.

b. El clero tuvo un papel determinante en la evolución de la Edad Media. Respetado y temido a la vez, era la única clase con acceso a la cultura y conocimientos del momento. La Iglesia consideraba que el único amor permitido debía ser dentro del matrimonio, por lo que desde tal perspectiva la experiencia sexual solo tenía sentido con fines procreativos y dentro del matrimonio. Toda actividad sexual que no fuera encaminada a engendrar hijos era una sexualidad pecaminosa.

c. El amor cortés medieval era una práctica exclusiva de la clase dominante: la nobleza. El pueblo llano no lo practicaba, ejercía un amor más vulgar, real y picaresco.

d. La cortesía y los buenos modelos acompañaban vicariamente al caballero, por lo que parte de la cultura de elegancia educativa hacia las damas que se ha transmitido posteriormente tienen aquí su primigenia inspiración.

4.2.1.1.6 Siglo XV. El amor burgués: la unión del amor carnal y el espiritual

El amor burgués significó una revolución en las pautas de relación entre mujeres y hombres en Europa en los siglos XIII, XIV y XV, vinculado al surgimiento y a la expansión de la cultura burguesa y consiste en unir cuerpo y espíritu en la misma vivencia amatoria. A diferencia del amor cristiano que separó el cuerpo del espíritu, el amor burgués une el amor espiritual y el amor carnal. Está considerada una de las formas de amor que más influencia e impacto ha supuesto en las generaciones venideras tras su aparición.

La mayor diferencia con el amor cortés es que la pasión que existía sin consumación en el amor cortés, cambia por completo, puesto que para el amor burgués no existe amor sin consumación y sin matrimonio (Lagarde, 2001). Este nuevo paradigma amoroso se incorpora a la evolución histórica del amor al promover que la unión de la pasión amorosa, la vivencia erótica y la convivencia matrimonial formen parte del matrimonio.

4.2.1.1.7 Amor victoriano

El amor victoriano no deja ser el extremo del amor burgués, puesto que tiene las mismas características de este (consumación y matrimonio), pero llevado hasta el extremo, puesto que las mujeres estaban continuamente embarazadas (Lagarde, 2001). Aun así, en la época victoriana los sentimientos y afectos tenían mala reputación y debían reservarse para la intimidad (Carreño *et al.*, 2011). Consagra a las mujeres como madres y esposas obedientes, religiosas, puras, abnegadas y sumisas. La mujer victoriana debe mostrar frigidez, no tiene derecho al placer ya que la maternidad no debe de mezclarse con el sexo, su cuerpo embarazado no le pertenece (Lagarde, 2001).

4.2.1.1.8 Amor romántico. La idealización plena del amor

El concepto de amor romántico surge a partir del siglo XVIII, suponiendo un cambio radical con respecto a lo existente hasta entonces, dado que propugna la posibilidad de unir pasión y deseo sexual, pero también que los amantes sean dueños de sus emociones (Ezkezani, 2013). En la formación del concepto también contribuye que otras ciencias más científicas se acercan al estudio del amor aportando nuevas valoraciones y análisis más realistas.

Es en Inglaterra en 1597 con la publicación de *Romeo y Julieta*, de Shakespeare, lo que convierte con su impacto europeo a los dos jóvenes amantes protagonistas principales del libro en iconos universales e imperecederos del amor romántico, quedando fundamentada la idealización del amor como base necesaria para optar a la felicidad conyugal. A partir de tal momento y con la fuerza impactante de la obra, arranca, difunde e interioriza la idea de que los jóvenes pueden desafiar en nombre del amor a la voluntad de los padres y enfrentarse a las diferencias sociales de clase mantenidas durante siglos como diques insalvables del amor libre y espontáneo.

De todas formas, el amor romántico ha sido y es considerado por muchos autores como elemento castrador de la igualdad de género en tanto en canto apoyándose en el «caramelo» embaucador del mito romántico, no deja de contribuir y perpetuar el patriarcado dentro del formato de la familia tradicional, concretándose en un sistema desigual donde lo femenino termina siendo un elemento desvalorizado por la sociedad (Flores Fonseca, 2019).

Para Punset (2007), el concepto de amor romántico es diferente según la cultura en la que se esté inmerso. De hecho, no es difícil contrastar las grandes diferencias entre Occidente (donde existe libertad para buscar una pareja en clave de amor) y Oriente (donde siguen existiendo casamientos por conveniencias o acuerdos entre las familias).

Para algunos autores el mito del amor romántico no es posible ante la evidencia del incremento de separaciones y divorcios (Zygmunt, 2005).

Otro concepto más acorde a los tiempos actuales es el «amor confluente», como propone Anthony Giddens (1992) y refiere Cuetos (2016), basado en buscar una relación igualitaria entre los dos miembros de la pareja, que apoyada en el amor busque la felicidad mutua, pero sin la presión de que el amor tenga que durar siempre.

Además que hoy en día, no debemos asimilar solamente el amor heterosexual, puesto que la homosexualidad coexiste abiertamente en nuestra sociedad observando que un amor intenso y fuerte puede existir en igualdad de condiciones en parejas del mismo sexo.

4.2.1.2 Evolución social del amor y su repercusión en las relaciones de pareja

Si bien el amor es un fenómeno universal, también es un concepto sumamente complejo de definir puesto que está alimentado por factores neurológicos, hormonales, psicológicos, sociales, culturales y personales. Tal concepto ha ido evolucionando a lo largo de la historia e influyendo en cada época a los amantes, condicionados por la interiorización social de los correspondientes cambios.

En una primera instancia y durante cientos de años no había cabida para el amor en la pareja, la cual se constituía en matrimonio por intereses puramente mercantilistas pactados por las familias respectivas. Con la aparición del amor cortés (XII, XIII) se empieza a admitir la pasión aunque todavía sin consumación sexual. Todavía no se contemplaba el contacto sexual (salvo dentro del matrimonio y con fines procreativos).

Con el surgimiento del amor burgués (XIV, XV) al inicio de lo que se ha llamado la era burguesa, un nuevo paradigma amatorio se incorpora a la evolución histórica del amor al promover que la pasión erótica, la pasión espiritual y la convivencia convivan en el matrimonio.

En el siglo XVIII, otro revolucionario concepto amoroso aparece: el llamado amor romántico, que supone un cambio radical con respecto a lo existente hasta entonces, dado que propugna la posibilidad de unir pasión y deseo sexual y que los amantes sean dueños de sus emociones. También aporta una excesiva idealización del amor y el sufrimiento como señal de identidad del verdadero amor. Al plantear que el amor no existe sin sufrimiento, se instaura un lastre que durante generaciones ha lacerado a las relaciones de pareja al considerar que si no se sufre no se ama de verdad.

El siglo XX, especialmente la segunda mitad, con sus grandes cambios políticos, sociales y económicos, favorece la consumación de los grandes avances en campos como la libertad sexual, el feminismo, el acceso de la mujer al trabajo y la igualdad de género, confirmando la admisión del amor dentro de la pareja como elemento consustancial a ella y motor fundamental de su existencia.

Finalmente, durante las dos décadas que llevamos del siglo XXI se apuntala en Occidente la presencia de la pareja como cuna, base y esencia del amor total, adquiriendo rango universal y globalizado de aspiración a la felicidad para cualesquiera ciudadano/a. De todas formas, aunque para una mayoría de la sociedad pudiera parecer que no se concibe la vida sin pareja, hoy en día cada vez se va aceptando más que el camino de la felicidad también existe fuera de ella, incrementándose notoriamente el número de personas que, bien por fracasos relacionales o por puro pragmatismo, renuncia a la búsqueda de la pareja y opta por la individualidad como camino alternativo de felicidad.

4.2.1.3 Pareja y crisis. ¿La quiebra de la utopía amorosa?

4.2.1.3.0 Introducción

La búsqueda y consumación del amor dentro de la pareja es una de las más vetustas aspiraciones universales, pero en los últimos años se ha producido en el mundo occidental un gran aumento de las separaciones y divorcios que cuestiona la utopía amorosa de la pareja, haciéndose necesaria la implementación de nuevos modelos o formatos que aporten nuevos caminos al sueño irrenunciable de la felicidad en pareja.

4.2.1.3.1 Institución antigua al servicio de la reproducción y de la economía

La pareja como formación histórica es su concepto primigenio fue concebida y posteriormente desarrollada durante siglos como una institución al servicio de la comunidad, de la familia, de la iglesia e incluso de la patria, al ser la entidad institucional que durante siglos ha posibilitado cubrir dos cuestiones vitales: la reproducción y la economía (Landarroitajauregi, 2016). Como he referido anteriormente, las parejas en este contexto no se formaban por amor, sino por puro interés mercantil o contractual, ya que eran las familias de los contrayentes quienes acordaban la unión de la pareja con base en posesiones económicas, dote y demás intereses meramente mercantilistas. Es a partir del siglo XVIII cuando se empieza a producir un cambio fundamental: satisfacer al individuo por encima de la comunidad (Landarroitajauregi, 2019), para posteriormente y con la aparición del concepto de amor romántico, considerar que es el amor entre los miembros de la pareja lo que va a aportar la felicidad. Aun así, hasta bien entrado el siglo XX no se generaliza la interiorización social del amor como elemento consustancial a la relación de pareja.

4.2.1.3.2 Elección libre y por amor frente al mercantilismo histórico

A principios del siglo XX arranca titubeante el modelo de pareja actual, diferenciado de todos los precedentes amatorios históricos anteriores por dos características propias y novedosas: la pareja se forma por amor y desde la libertad de elección. Es el epílogo triunfador del amor y la libertad sobre siglos de mercantilismo pactado, de imposiciones familiares o de limitaciones de clase social.

4.2.1.3.3 Excesiva idealización del amor

Las relaciones de pareja ideales solo existen en las visiones oníricas del imaginario colectivo, que promovidas por siglos de influencia cultural (literatura, cine, tv . . .) han cristalizado en el mito inalcanzable de la pareja perfecta. La idealización romántica del amor ha transmitido que este lo aguanta todo, que dura de por vida, pero la realidad estadística demuestra que es un sueño difícil de cumplir (según el Instituto Nacional de Estadística la duración media de un matrimonio es de 16 años aproximadamente).

4.2.1.3.4 El error de creer que si no sufres no amas

Otra de las lacras negativas transmitidas por el amor romántico ha sido hacernos creer que el amor que hace sufrir es el verdadero o que el amor necesita sufrimiento para culminarse. Ello ha condenado a cientos de amantes (mujeres especialmente) a complicarse en la elección del amante, a incrementar la autoflagelación y añadir cotas de aflicción innecesarias.

4.2.1.3.5 La paradoja del deseo en la pareja

El deseo sexual implica un aumento de la dopamina en los circuitos de recompensa cerebrales y una disminución de serotonina, proceso similar al ocurrido durante la aparición del amor (Cabello, 2018). Podemos decir, por tanto, que el deseo sexual es lo que nos hace arrancar en busca de lo que llamamos amor y que es la base de la formación de las parejas. Para Cabello (2018) «se supone que te enamoras de alguien a quien previamente deseas». Formamos pareja por mor del deseo sexual que nos encamina al amor. Pero, paradójicamente, ese deseo sexual, motor del amor y de la pareja, con la convivencia va disminuyendo e incluso desapareciendo (Deseo Sexual Inhibido), tambaleando los cimientos de la pareja. Tal es la paradoja del deseo en la pareja: el deseo crea la pareja, pero la pareja destruye (inhibe) el deseo. En este sentido, es sumamente reseñable el trabajo realizado por el Instituto Andaluz de Sexología y Psicología (Cabello y colaboradores) en colaboración con la Academia Internacional de Sexología Médica, plasmado en un estudio extenso sobre el deseo sexual llamado «PROYECTO DESEA», la mayor investigación a nivel internacional sobre el deseo, que a partir de una muestra de 22 000 mujeres de habla hispana pertenecientes a 71 países distintos, revela que las personas con mayor nivel de deseo son las que están enamoradas y tienen la sensación subjetiva de mantener una relación, pero no conviven con ella, mientras que, quienes menos deseo sexual presentan son las parejas que conviven (Cabello, 2018).

Desde la visión de Ortega y Gasset (1939), amor y deseo son dos cosas diferentes. Para el filósofo, el deseo era consecuencia del amor y, una vez que se satisfacía, fenecía. Sin embargo, hoy en día sabemos que el deseo puede retroalimentarse y, como he recogido en el capítulo dedicado a la Respuesta Sexual Humana, no es propio o exclusivo de la fase inicial llamada Deseo, sino que puede estar presente a lo largo de toda la respuesta sexual. Para algunos autores, se ha comprobado que neurológicamente deseo y amor son lo mismo (Whipple y Komisaruk, 1998). Bianchi-Demicheli y colaboradores también se reafirmaron por la misma idea al poner de manifiesto que las neuronas que se activaban ante la visión de la persona amada eran las mismas que se activaban también ante la visión de una persona deseada. Sin embargo, Fisher (2007) consideró que el deseo sexual y el amor son cosas diferentes y los caminos cerebrales que los rigen también son distintos.

4.2.1.3.6 La pareja como icono universal

La pareja es una entidad icónica global sobre la que se constituye la relación más universal en la que hombres y mujeres intentan crear su modelo de felicidad. En el mundo occidental si no tienes pareja, vives en pareja o aspiras a ella, puedes parecer descatalogado.

La conveniencia o/y necesidad de tener pareja puede llegar a ser una obligación social, interiorizada desde constructos sociales culturales e históricos que más allá o acá de prejuicios sociales, ejercen tal presión al ciudadano que el viejo concepto de solterón/na vuelve a aparecer en el horizonte mental de muchos hombres y mujeres que se sienten incómodos en su soltería, especialmente a partir de cierta edad. El deseo reproductivo y la paradoja de la limitación fisiológica que el avance de la edad representa en la mujer, supone un factor añadido apremiante en la necesidad de encontrar alguien con quien poder formar pareja, compartir vida y crear una familia.

4.2.1.3.7 La pareja como modelo exclusivo de aspiración a la felicidad

En la cultura occidental no existe un modelo de aspiración relacional a la felicidad que no pase por la pareja (tener pareja, vivir en pareja). Está tan idealizado el amor que la sociedad ha asumido en su mayoría que tener pareja, vivir en pareja, o emparejarse es el camino prioritario hacia la estabilidad, la madurez, la realización y, sobre todo, la felicidad. Pudiera pensarse que es un prejuicio, y puede que tenga algo de ello, considerar que intentar la felicidad fuera del contexto de la pareja es propio de personas «solteronas/as», raros/as, difíciles o complicados. Pero más allá de motivos educativos y sociales, parece ser que en nuestra sociedad mayoritariamente tenemos asumido que vivir en pareja es lo natural, lógico, esperado, deseado y buscado. Como si fuera de la misma no hubiera paraíso ni felicidad posible y, por tanto, ninguna razón para buscar otros caminos que pudieran motivarnos. Tal es el mantra que se trasmite: la pareja como destino y el amor como medio para formarla.

Pero es conveniente reflejar que los formatos de pareja han cambiado, la pareja está cuestionada y en crisis permanente, y del amor ni siquiera tenemos una definición válida, universal. De hecho, se sabe que cada pueblo, país o civilización ha entendido y entiende el amor de maneras y formas muy diferentes. También existe constancia de que en los últimos años el concepto de soltero ha ido ganando adeptos por diversos motivos: fracasos en las relaciones, empoderamiento de la libertad por encima del compromiso y las obligaciones maritales, tener un bienestar económico individual cubierto . . .

4.2.1.3.8 La pareja y su ambivalencia: de la felicidad al sufrimiento

La pareja es un espacio de aprendizaje y experimentación. También de vinculación y socialización. Ello conlleva la posibilidad de integrar en la misma variables sumamente positivas, todas ellas intrínsecamente asociadas con lo que entendemos por felicidad como son: bienestar, seguridad física y psicológica, estabilidad emocional, procreación, pasión, intimidad, erotismo, etc. Pero también puede llevar incluidas variables negativas difíciles de gestionar como: celos, desamor, malestar, incomprensión, resentimiento, miedo, angustia y ruptura. Otra, por tanto, posible paradoja: felicidad y amargura en la misma entidad, ilusión y desengaño en la misma institución.

4.2.1.3.9 Necesidad de nuevos modelos de pareja ante los retos pendientes

Que una pareja perdure en el tiempo no siempre es sinónimo de éxito, ya que muchas parejas siguen juntas durante años y años sin el menor atisbo de amor, solo por puro interés económico, por los hijos, por comodidad, por imagen social o por todos estos aspectos juntos u otros más. No están separadas ni forman parte de la lista de separaciones o divorcios, pero es difícil atreverse a considerar que sean un ejemplo edificante de pareja que funcione. Asimismo, tenemos en el otro extremo, parejas que se desean con fruición y se aman con pasión. También se respetan y mantienen condiciones de igualdad. Podríamos etiquetarlas inicialmente como exitosas, pero sin embargo son incapaces de convivir juntos o mantener un compromiso duradero, por lo que deciden dejarlo y romper. Por tales casos y otros muchos ejemplos de complejidad, no siempre es fácil discernir donde está el éxito y donde el fracaso en una pareja. En teoría, podríamos hablar de una pareja exitosa cuando ha mantenido una convivencia eficaz y fructífera a lo largo de mucho tiempo, estando ambos miembros satisfechos de su relación e incluyendo que para ambos ha sido y es una relación que ha contribuido a potenciar su crecimiento personal.

Si nos atenemos a las cifras de separación y divorcio en el mundo occidental es obvio que casi la mitad de las parejas se separan al de pocos años de formarse. También somos testigos los profesionales de la sexología, psicología clínica y psiquiatría del incremento notorio de los problemas de pareja en nuestras consultas. La libertad de elección en la pareja es un logro socio cultural e histórico innegable, pero asumir las responsabilidades de la convivencia y tener la madurez suficiente para comprometerse con el otro desde la asunción interior del compromiso con la relación, empieza a ser un laberinto inescrutable para muchas parejas que se ven incapaces de satisfacer al otro/a y mantener al mismo tiempo la satisfacción propia. Si a ello unimos la dificultad que muchas parejas tienen para marcar sus límites exteriores, fundamentalmente con las familias políticas (más aún en el sur europeo donde la cercanía física o/y psicológica es endémica), así como todo el complejo entramado que el mantenimiento de una pareja exige (hijos, economía, trabajo, estrés . . .), nos encontramos con unos guiones de relación sino inasumibles, sí difíciles de gestionar sin que la pareja rompa aguas por alguno de los múltiples conductos que la alimentan y configuran. Quedan retos pendientes como compaginar la libertad individual imperante actual (más empoderada aún desde la llegada de internet y las redes sociales), con la aspiración a una mayor durabilidad de la relación, ya que como bien refiere Landarroitajauregi (2019) «ahora muchas parejas consideran que la libertad vale más que la duración de la relación». Otro punto también ostensiblemente mejorable es el hecho de que, si bien es cierto que el modelo de amor romántico transmitido generación tras generación ha legitimado el patriarcado mayoritariamente y perjudicando a la mujer en temas de igualdad, también ha potenciado de paso que el feminismo radical haya hecho de ello un muro de contención del amor y una lucha en la que no siempre los hombres son los enemigos reales, trasluciendo que todos los extremos son malos. Asimismo, somos testigos de la excesiva mercantilización actual del amor, acorde con los tiempos consumistas que nos envuelven, haciendo que con el tejido de las relaciones amorosas se pretenda y aspire a tener todo el *pack* completo (pasión, amor, sexo, compromiso . . .) y al momento, cuando sabemos que el amor, además de deseo y pasión, necesita encaje de caracteres, valores básicos compartidos y que las necesidades afectivo-sexuales cubiertas durante los meses excelsos de pasión tengan continuidad en la convivencia posterior. En suma, demasiadas demandas, excesiva idealización, demasiadas prisas para un proyecto, el de la pareja feliz, que la mayoría busca pero pocos encuentran. Desde tal perspectiva, es obvio que el mundo de la pareja si desea funcionar debe buscar nuevos formatos con diferentes guiones y actitudes, para enfrentar las complejas necesidades que un mundo tan cambiante como el nuestro demanda.

4.3 Factores médicos

(Este epígrafe dedicado a los factores médicos está extraído fundamentalmente del trabajo realizado por Jara Rascón J. y Lledó García E. titulado «La medicina sexual en la historia. Avances y controversias», publicado en la *Revista Internacional de Andrología*, 2013; 11(3): 107-114).

4.3.0 Introducción

En la llegada y arribe de las técnicas y estrategias médicas necesarias para el tratamiento de la DE que han ido sucediéndose a lo largo de los siglos, especialmente el XIX y el XX, han sido necesarios evidentemente los investigadores y científicos que en una labor acumulativa de descubrimientos clínicos a lo largo de los siglos, han posibilitado la aparición de los diversos recursos médicos que se disponen hoy en día, tanto en el diagnóstico como, sobre todo, en el tratamiento de los problemas de erección. La búsqueda de tales remedios ha sido también la lucha contra las ideas establecidas, muchas veces equivocadas y no siempre enfocadas a un objetivo puramente científico, ni tampoco siguiendo un camino lineal (Jara y Lledó, 2013).

4.3.1 El Egipto de los faraones

Circuncisiones religiosas y miel para la impotencia

Se sabe que los egipcios creían en la vida después de la muerte. Por eso se preparaban para disponer de todo lo necesario tras el fallecimiento. La potencia sexual como garantizadora de la vida debía mantenerse y desde tal perspectiva el poder sexual de la momia debía conservarse. Se consideraba la impotencia como debilidad del pene y la miel como su tratamiento específico. Una de las imágenes más icónicas es la encontrada en un templo de Saqqara, correspondiente a 2400 años a.C., que representa una circuncisión, operación que parece ser se realizaba durante la adolescencia como un acto obligatorio para participar en los ritos religiosos.

4.3.2 Grecia clásica

Para Aristóteles el pene contenía aire

Los filósofos griegos ya especularon sobre la ética del comportamiento sexual, los mecanismos de la reproducción o las causas de las disfunciones sexuales.

Aristóteles (siglo IV antes de Cristo) es universalmente conocido por su legado filosófico, pero se suele desconocer que desarrolló una importante investigación botánica y fue precursor de la anatomía comparada debido al gran número de disecciones animales que realizó y que dejó consignadas en su obra *Historia animalium* (Palli, 1992).

En su tratado *Degeneratione animalium* (Sánchez, 1994) postuló que la herencia genética consistía en la transmisión de la información necesaria para el desarrollo embrionario del individuo, lo cual se acerca de manera certera a las bases actuales de la genética (Jara y Lledó, 2013).

Acertó al observar que había animales que se reproducían sexualmente y otros de manera asexual, pero erró al considerar que toda la información necesaria para engendrar un hijo procedía del semen masculino, considerando a la madre simplemente un receptáculo que solo aportaba nutrientes. Esta influencia artistotélica quizá tuvo su repercusión cuando al aparecer en el siglo XVII los primeros microscopios que posibilitaron observar espermatozoides, los dibujos consecuentes al descubrimiento representaban a los espermatozoides como homúnculos con una persona en miniatura dentro de ellos, que al depositarse en el útero de la madre solo debían crecer hasta el nacimiento (Estupinyá, 2013).

Es sabido que Aristóteles ha supuesto una tremenda revolución en la historia del conocimiento humano al aportar el intento de comprender el mundo desde la observación e interpretación racional de la naturaleza, postura alejada de la hasta entonces corriente de basada en el pensamiento mágico atribuido a los dioses o a fuerzas sobrenaturales.

Aun así, tampoco acertó en su teoría explicativa de la erección, ya que argumentaba que el pene contenía aire, en línea con la teoría llamada neumática (de pneuma o aire), que argumentaba que el aire ocupa parte del organismo y es considerado el responsable principal del mantenimiento de la vida. Tal teoría explicativa de la erección peneana se mantuvo hasta el siglo XVII (Jara y Lledó, 2013).

4.3.3 Edad media

Búsqueda compulsiva de afrodisiacos. La cantárida como tratamiento de la impotencia

Durante la Edad Media, el avance de la Medicina Sexual se dirigió fundamentalmente en la búsqueda de remedios contra la infertilidad y en la obtención de sustancias afrodisiacas, apareciendo reseñadas más de 500 sustancias de origen tanto animal como vegetal de supuestos efectos erotizantes (Jara y Lledó, 2013). Entre ellos, uno de los más renombrados fue la cantárida, la sustancia extraída de la llamada mosca española, cuyo efecto irritativo sobre el tracto urogenital ha sido considerado como elemento impulsor del deseo sexual. También se conocen los riesgos producidos por un uso indebido de la misma (2 gramos de polvo de cantáridas pueden matar a un adulto). A pesar de ello y debido a su efecto sobre la potencia sexual en dosis menores, la cantaridina ha sido considerada como el primer tratamiento efectivo empleado para la disfunción eréctil (Mercant, 2011).

4.3.4 Renacimiento

Se autoriza la disección humana. Aparición de dibujos anatómicos innovadores

En 1482, el papa Sixto IV autoriza la disección anatómica humana mediante una bula dictada con esa finalidad (hasta entonces solo se permitía con animales). Tal hecho abrió posibilidades científicas insospechadas, produciéndose a partir de ello un notorio incremento del interés por la anatomía humana y sus mecanismos fisiológicos en general, incluyendo la función eréctil y la reproducción.

Leonardo Da Vinci realiza entre 1510-1512 unos dibujos sumamente innovadores sobre la anatomía humana, reflejo de los conocimientos todavía erróneos e imprecisos que sobre la reproducción humana se tenían por entonces. Es famoso su dibujo de una pareja seccionada de perfil en pleno coito.

El interés por las disecciones del cuerpo humano llega a la medicina, que incorpora nuevas ilustraciones anatómicas como parte de los estudios de Medicina. El ilustrador más renombrado es Andrea Vesalio, quien en 1593 con su genial trabajo *De humani corporis fabrica* (Sobre la estructura del cuerpo humano) produce un despertar artístico de los dibujos anatómicos humanos, que se convierten en referencia europea (García-Valdés, 2010). Los nombres de «trompas de Falopio» o «glándulas de Coper» proceden obvia y precisamente de anatomistas como Faloppio y Cowper. En el aspecto más fisiológico hubo pioneros como el médico y antropólogo italiano Paolo Mantegazza que realizó estudios experimentales midiendo el flujo de sangre y la temperatura durante la erección (también sobre masturbación e infertilidad). De él cabe reseñar la singularidad de que siendo uno de los padres de la medicina sexual moderna, nunca utilizó el término «sexualidad» sino *amore* (amor) para referirse a las relaciones sexuales.

4.3.5 Siglo XVII

4.3.5.1 Se confirma que el pene en erección lleva sangre, no aire

El holandés Regnier de Graaf (1641-1673) logra zanjar la polémica sobre qué contiene el pene en erección al demostrar que es sangre. Para ello, experimenta con perros a los que secciona el pene mientras realizan la cópula, comprobando que solo la sangre rellena los cuerpos cavernosos. Posteriormente, reforzó su tesis utilizado cadáveres humanos a los que inyectaba un líquido en la arteria iliaca interna para constatar su presencia posterior en el pene (García-Montes *et al.*, 2005).

4.3.5.2 Descripción de la enfermedad de La Peyronie (incurvación peneana)

El cirujano real de la corte de Luis XV François Gigot de La Peyronie (1678-1747) describe la enfermedad de la incurvación peneana. Como refieren Jara y Lledó (2013), si bien hubo otros expertos anteriores que ya habían descrito la induración peneana, fue la gran capacidad divulgadora y el prestigio profesional que tuvo La Peyronie lo que posibilitó que la historia haya adjudicado su nombre a la enfermedad.

4.3.6 Siglo XIX

4.3.6.1 Estimulación eléctrica para el pene (1863)

En 1863, el científico alemán Conrad Eckhard, sobre la base del concepto neurovascular de la erección, provocó la estimulación eléctrica de las eferencias de las raíces sacras de perros, publicando los correspondientes estudios. Actualmente, todavía se llama erróneamente nervios erectores de Eckhard a los nervios de los cuerpos cavernosos, cuando en realidad a lo que se refería Eckhard era a las eferencias que les dan origen (Giménez-Escribano, 2005).

Posteriormente, se ha podido comprobar que la respuesta eréctil se debe a la dilatación de las arteriolas de los cuerpos cavernosos, como respuesta al estímulo proveniente de las terminaciones nerviosas de los nervios sacros (Jaro y Lledó, 2013).

4.3.6.2 Nacimiento de la terapia androgénica (1869)

Partiendo de la antigua idea de que la hormona que produce la virilización, los caracteres físicos del varón y su físico se producía en los testículos, el neurólogo francés Brown-Séquard (1889) pensó en una teórica relación entre el envejecimiento y el déficit de hormona masculina, por lo que en 1869 propuso que inyectar semen en hombres de edad avanzada podría mejorar su estado físico y mental, llegando a inyectarse el mismo subcutáneamente extractos de tejido testicular procedente primero de perros y después de cobayas. Si bien sus experimentos causaron gran expectación en el entorno científico, parece ser que la mejoría que refirió se basó más en el efecto placebo que en la eficacia de tales sustancias (Giménez-Escribano, 2005). Aun así, con él puede decirse que empieza la terapia androgénica en la Medicina moderna. Finalmente, la testosterona fue aislada en 1935.

4.3.7 Siglo XX

4.3.7.1 Aparición de la cirugía vascular peneana, 1948

En 1908, se abre el camino de la cirugía vascular peneana con la publicación del informe de Frank Lydston (1908) sobre la realización de aproximadamente 100 cirugías de ligadura de la vena dorsal del pene, resaltando el papel del sistema vascular en la erección (Jara y Lledó, 2013).

En 1948, el médico francés René Leriche describe por primera vez la impotencia de origen arteriogénico en un paciente con obliteración trombótica de la bifurcación aórtica, un síndrome que él mismo había ya descrito en detalle en 1920 y que hoy en día se sigue denominado «síndrome de Leriche» (Leriche, 1940).

En 1973, se recurre por vez primera a la microcirugía para el abordaje de la DE de origen vascular (Michal *et al.*, 1973).

En 1980, nuevas técnicas de revascularización peneana fueron introducidas por Ronald Virag (1982).

Hoy en día se considera que la cirugía de revascularización no está exenta de la posibilidad de efectos colaterales adversos (congestión en el glande, necrosis glandar . . .). Dada la complejidad que presenta y la incertidumbre de su resultado, se cuestiona su indicación (Jara y Lledó, 2013).

4.3.7.2 Primeras inyecciones intracavernosas

En 1982 el ya mencionado cirujano vascular Ronald Virag descubre el efecto vasoactivo de la papaverina inyectada directamente en el cuerpo cavernoso.

En 1983, el británico Giles S. Brindley, neurofisiólogo y también músico e inventor (realizó contribuciones a la fisiología de la retina y la visión del color), demuestra en una sesión plenaria (Las Vegas, Nevada, USA) y ante el auditorio de la Asociación Americana de Urología (78º Congreso Anual de la Asociación de Urólogos Americanos), cómo se producía la erección peneana al inyectarse fenoxibenzamina a sí mismo en el pene y exhibirlo delante de todo el auditorio (Fraile, 2004), convirtiendo la conferencia (su ponencia se titulaba «Terapia vasoactiva en la DE») en una de las más famosas de la historia. Seis meses más tarde presentó los resultados, que comenzaron a emplearse en pacientes con DE.

En España se autoriza la prostaglandina E1 en programas controlados de autoinyección intracavernosa pudiendo alcanzar hasta un 75-79 % de eficacia global, con tasas de satisfacción en los pacientes entre un 73-86 % (Trust et al., 1997). Su mecanismo de acción consiste en relajar las fibras del músculo liso del pene, facilitar un mayor aporte vascular y restaurar el mecanismo corporovenooclusivo durante la erección (Jara y Lledó, 2013)

4.3.7.3 Implantes de prótesis peneanas

Ambroise Paré, cirujano de guerra y médico real en la corte de Enrique II de Francia, compungido por las heridas de guerra con devastación del pene, ideó una prótesis de madera para que pudieran realizar la micción en posición de bipedestación. Puede considerarse por ello el primer diseño de prótesis peneana (Lyons AS, Pertucelli, 1994).

No es, sin embargo, hasta 1936 cuando un cirujano ruso, Nicolai Bogoras, intenta la colocación de un auténtico implante en el pene, usando cartílago costal y hueso para restaurar la rigidez del mismo (Bogoras, 1936).

Greg Gillis fue el pionero en el desarrollo de estas técnicas de reconstrucción plástica genital al lograr que un paciente volviera a orinar en posición de bipedestación (Giménez Escribano, 2005).

Goodwin y Scott en 1952 realizan el primer implante aloplástico, lo que promueve la búsqueda de prótesis de material acrílico (Gee, 1975).

En 1960, Soefter comprobó los problemas que producía el material acrílico, lo que induce que su abandono fuera progresivo forzando la aparición del polietileno (Jara y Lledó, 2013).

En 1966, Beheri había reportado ya unos 700 implantes peneanos usando 2 cilindros de polietileno, colocándolos dentro de los cuerpos cavernosos (Beheri, 1966), pero como daban problemas de rigidez, dolor e infecciones, provocó la búsqueda de nuevos materiales.

En 1973, Brantley Scott describió un modelo de 3 componentes inflables hechos de silicona que se llenaban de líquido a voluntad del paciente recurriendo a un sistema de bombeo colocado en el escroto y conectado a su vez a un reservorio.

En 1975, los cirujanos Small y Carrión diseñan las primeras prótesis maleables, que se implantaban más fácilmente pero quedaban menos naturales.

A partir de 1975, los implantes de prótesis de pene se han ido incrementando de forma creciente, con mejoras progresivas y diseño de nuevos modelos que han incorporado diferentes mejoras, tanto en formato maleable como hidráulicas de 3 componentes (Jara y Lledó, 2013).

4.3.7.4 Fármacos orales

Siempre se ha promovido la búsqueda de un fármaco para la DE, pero cuanto más se descubría la fisiología de la erección, más difícil se entreveía la aparición de un fármaco que actuase de modo selectivo a nivel exclusivamente del músculo liso del pene, sin provocar reacciones sistémicas colaterales.

Hasta los primeros años de la década de los 90, solo se disponía de Yohimbina (únicamente con receta magistral de farmacia), algún antidepresivo como la trazadona y la maca andina como medicina naturista.

En 1978, Furchgott y Zawadzki descubren que los vasos sanguíneos se relajan al añadirles ciertas sustancias (acetilcolina), pero ven que dura poco la relajación, descubriendo que es una sustancia desprendida de la capa del interior del endotelio la que produce tal efecto relajante. El estudio se publica en 1980 siendo crucial, ya que pone como objetivo o meta la importancia del endotelio en la regulación del cierre o apertura de los vasos sanguíneos, es decir del tono vascular (Jara y Lledó, 2013).

En 1986 Ignarro y Furchgott proponen que la sustancia es derivada del nitrógeno. En 1987, Ignarro y Moncada, cada uno en un laboratorio distinto, confirman que la sustancia química en concreto era monóxido de nitrógeno, más conocido como óxido nítrico (NO). La investigación del papel del NO permite comprender el papel de la acción de los nitritos y nitratos vasodilatadores, fármacos muy utilizados contra la enfermedad coronaria (ello supuso el premio Nobel a Furchgott, Murad e Ignarro, sus descubridores en 1998, aunque Moncada argumentó haberlo identificado previamente en 1987 y publicado en la revista *Nature*), pero también conocer que participa en múltiples funciones como la hipertensión pulmonar, en algunas respuestas inmunes, en la eliminación de ciertos patógenos, inhibiendo la agregación plaquetaria, salvando la vida de muchas neuronas, pero sobre todo por su importancia en la erección.

De hecho, se da por creíble que fue la investigación sobre el posible empleo de los iPDE-5 en la cardiopatía isquémica, la que ocasionó colateralmente el descubrimiento de su acción beneficiosa sobre el músculo liso del pene, ya que los primeros pacientes tratados informaron de un incremento de su erecciones como efecto secundario tras su toma (Boolell *et al.*, 1996).

Posteriormente se confirmó su eficacia en pacientes con afectación de la erección tanto de causa orgánica como psicógena (Goldstein *et al.*, 1998).

El sildenafilo, tadalafilo, vardenafilo y avanafilo han demostrado su eficacia contribuyendo en la mejora del tratamiento de la DE.

Finalmente, decir que no es descartable que en los próximos años aparezcan nuevas moléculas para el tratamiento de la DE (Llarena, 2021).

4.3.7.5 Terapia sexual combinada

En los últimos años y como consecuencia de la constatación de un mayor número de casos de causalidad mixta de DE, se ha producido un incremento del formato de terapia sexual combinada (fármacos + terapia sexual).

4.4 Factores sexológicos y psicológicos

4.4.0 Introducción

El concepto de sexología (*Sexualwissenschaft*), como una ciencia interdisciplinaria en su propio derecho, fue introducido por primera vez por Iwan Bloch en 1907, encontrando prontamente gran aceptación entre sus colegas. La primera Revista de Sexología aparece en 1908, la primera Sociedad de Sexología en 1913, el primer Instituto de Sexología fue fundado en 1919 y el Primer Congreso Sexológico Internacional fue llevado a cabo en 1921. Todos estos hechos relevantes para la ciencia sexológica ocurrieron en Berlín. Por desgracia, con la llegada al poder de Hitler y los nazis en 1933 quedó todo destruido, por lo que la incipiente sexología recién echada a andar resultó abruptamente frenada. Dado que la mayoría de los pioneros eran judíos alemanes y austríacos, no tuvieron más remedio que exiliarse (a EE.UU., la Unión Soviética, Gran Bretaña, Palestina, Suecia, Suiza . . .) no pudiendo regresar ninguno de ellos a Alemania, por lo que prácticamente la totalidad de documentos fueron destruidos, dispersados o perdidos. Precisamente, fue Estados Unidos donde los sexólogos alemanes emigrados, sentaron un precedente sumamente notorio para el renacimiento de la sexología. De hecho, algunas de sus figuras más prominentes e influyentes como Harry Benjamin, Ernst Grafenberg y Hans Lehfeldt fueron a Nueva York desde Berlín. El éxito de la incipiente sexología estadounidense revivió los esfuerzos sexológicos europeos destruidos por los nazis y sirvió, sobre todo, como base estructural y punta de lanza para que la siguiente generación de sexólogos (Kinsey y Masters y Johnson, fundamentalmente) crearan las bases de la sexología moderna.

Por ello, se puede afirmar que, si bien la considerada primera generación de sexólogos, pertenecientes al periodo que va desde 1880 a 1945 (Albert Moll, Havelock Ellis, Iwan Bloch, Magnus Hirschfeld, Bernhard Schapiro, Harry Benjamin, Ernst Grafenberg, Max Marcuse, Eugen Steinach, Herbert Lewandowski, Félix Theilhaber, René Guyon, Ludwig Levy-Lenz), crearon las bases sobre las que arrancó la sexología como ciencia, el abordaje y solución desde un formato riguroso y sistemático de los problemas sexuales (entre ellos la DE) no arranca hasta 1970 con la aparición de Masters y Johnson, los miembros más emblemáticos de la llamada segunda generación de sexólogos (Kinsey, Masters y Johnson, Kaplan . . .).

4.4.1 Psicoanálisis

El psicoanálisis fue fundado por Sigmund Freud aproximadamente en el año 1896, suponiendo en su momento una auténtica revolución psicológica, con profunda impacto e influencia cultural en las décadas posteriores, especialmente la primera mitad del siglo xx, para ir perdiendo posteriormente fulgor y enjundia. Si bien Freud fue el primero que puso el acento sobre la existencia de los procesos inconscientes y su importancia en el comportamiento de la psique humano, también dramatizó en exceso al considerar que todo se soluciona buceando en el pasado tormentoso del individuo (Estupinyá, 2013). Asimismo, erró con sus ideas sobre el complejo de castración de las mujeres, su interpretación de la frigidez y su convicción de que solo el orgasmo vaginal era el propio de la mujer madura, mientras que el clitoriano representaba un síntoma disfuncional de inmadurez infantil (lo consideraba típico de la adolescencia y la masturbación).

Antes de la aparición de la terapia sexual de Masters y Johnson (1970), el tratamiento más utilizado para los problemas de erección lo aportaba el psicoanálisis inventado por Freud. Eran tratamientos de larga duración y coste económico alto, con poca eficacia a nivel de resultados. El médico vienés consideraba que la DE, igual que la EP, eran consecuencia de conflictos intrapsíquicos (resentimientos hacia la madres, frustraciones edípicas...). Como queda evidenciado a lo largo de este libro, hoy sabemos que muchos casos de problemas de erección, los psicológicos fundamentalmente, deben su motivo a la ansiedad o angustia de rendimiento. Y otros tantos obedecen a falta de sincronía sexual con la pareja, sin que haya una patología psíquica conflictiva debajo. No hay estudios contrastados que demuestren la eficacia de la terapia psicoanalítica en el abordaje de la DE. Desde diversas disciplinas científicas (medicina, psicología, antropología, filosofía . . .) se critica abiertamente al psicoanálisis al negarle, entre otros déficits, que pueda considerarse una ciencia (Grümbaum, 1984; Eysenck, 1985; Bunge, 2006; Popper, 1962). En sus 115 años de historia, el psicoanálisis no ha puesto en marcha ningún laboratorio de investigación experimental, existiendo una notoria escasez de estudios comparativos bien hechos que demuestren la eficacia del psicoanálisis. Aun así, sigue utilizándose por algunos profesionales de formación analítica en trastornos relacionados con la sexualidad.

4.4.2 Alfred Kinsey y su famoso informe sexual (1948)

El papel de Alfred Kinsey en la sexología moderna es clave, marcando la pauta de la apertura investigadora. Con su famoso libro *El comportamiento sexual en el hombre* (1948) contribuyó a normalizar la sexualidad, un tema tabú en los EE.UU. y el mundo occidental en aquel momento. En 1953 completó su obra con otro estudio similar sobre la población femenina, al que tituló *El comportamiento sexual en la mujer.* La revolucionaria aportación de Kinsey a la ciencia sexológica fue descubrir que la realidad de la sexualidad de la gente corriente era muchísimo más variada y diversa que lo que se creía por entonces. Kinsey y su equipo de investigadores viajaron por todo Estados Unidos hasta completar 18 000 entrevistas que sirvieron de base para sus dos impactantes libros. Con base en tales informes, Kinsey estableció que las prácticas homosexuales eran más cotidianas de lo esperado, fue el primero en aportar cifras sobre mujeres con anorgasmia coital y documentó una notoria diversidad de parafilias, problemas sexuales, extraconyugales, frecuencia masturbatoria, infidelidad y un largo etcétera. Son cuestiones que ahora no sorprenden, pero que hace 70 años nadie había documentado científicamente.

4.4.3 Masters y Johnson. Se crea la terapia sexual como abordaje de los problemas sexuales (1970)

4.4.3.1 Biografía básica

William Masters (ginecólogo) y Virginia Johnson (sexóloga) trabajaban inicialmente en el Departamento de Obstetricia y Ginecología de la Universidad de Washington, en St. Louis (Missouri). Posteriormente, abrieron el centro que lleva su nombre, el «Instituto Masters & Johnson» (desde 1964 hasta 1994). De 1964 a 1978 el Instituto recibió el nombre de «Fundación de Investigación en Biología Reproductiva». Aunque el instituto se dedicaba fundamentalmente a la salud sexual, no quisieron que figurara el término sexual en el nombre del centro para evitar los potentes prejuicios puritanos de la época. El instituto, en su momento de apogeo, llegó a contar con departamentos de endocrinología, obstetricia, ginecología, medicina interna, psiquiatría, enfermería, psicólogos clínicos, sociólogos, laboratorio. También incluía personal obrero y teólogos y consejeros pastorales. En 1992, la lista de espera era de 4 años para poder ser atendidos en dicho centro.

4.4.3.2 La terapia sexual

Posteriormente, tras terminar su investigación de la fisiología sexual y viendo la enorme demanda existente de hombres y mujeres que buscaban solución a sus problemas sexuales, así como la escasa solvencia que aportaba entonces el psicoanálisis como único recurso existente para la solución de los problemas sexuales, se plantearon cómo intervenir en parejas que tenían dificultades sexuales. Durante 11 años trataron a varios cientos de hombres y mujeres con problemas sexuales. Consecuencia de tal investigación fue la publicación de *Inadecuación sexual humana* (1970), donde explican los recursos, técnicas y estrategias utilizadas por ellos para la solución de la mayoría de los problemas sexuales. Es en tal momento cuando se puede decir que arranca la terapia sexual. Acogida con entusiasmo por la prensa (Mier, 2009), la mayor popularidad de Masters y Johnson vendrá con esta obra, hasta el punto de que la revista *Time* les dedica su portada en 1970. La obra *Inadecuación sexual humana* presentaba un modelo de terapia sexual breve con una tasa de éxito del 90 %, lo cual suponía un cambio radical comparado con la terapia psicoanalítica, de escasa eficacia y larga duración (Kolodny, 2001).

Si bien la obra de Kinsey fue impactante socialmente por sus informes sobre la base de las respuestas dadas en los cuestionarios, la de M&J lo fue por su aportación científica, suministrando datos fundamentalmente sobre la fisiología de la función sexual. De hecho, entre otras muchas cuestiones, documentaron que la lubricación vaginal procedía de la vagina y no del cérvix, que las primeras contracciones musculares durante el orgasmo se producían cada segundo para seguido ir ralentizándose, que no existía una edad en la que la capacidad sexual desapareciese, que la vagina tenía escasa sensibilidad erótica y que el único órgano de placer era el clítoris. E incluso diseñaron un programa para revertir la homosexualidad. A la luz del conocimiento también científico actual sabemos que tuvieron errores. De hecho, se sabe que la mujer sí puede tener periodo refractario, que la vagina tiene más sensibilidad de la que ellos le otorgaron y que el orgasmo vaginal también existe. Mención aparte merece el error de no haber incluido el deseo sexual dentro de la Respuesta Sexual Humana, cuestión hoy plenamente admitida por la comunidad científica. Pero todo ello lo hemos visto a la luz de los avances sexológicos posteriores. Ellos también tuvieron sus limitaciones técnicas (ocurrió hace casi 60 años) y sin duda significaron un «antes y un después» al conceptualizar los problemas sexuales desde una perspectiva médica y científica.

En este contexto de aportaciones, una de las más consistentes fue que inauguraron lo que se ha llamado la era de la terapia sexual, en realidad, un formato terapéutico diseñado para el abordaje de los problemas sexuales, que ofrecía tres claves revolucionarias para aquel entonces:

La primera de estas claves consiste en considerar la queja o disfunción, sea cual sea esta, no como propia de uno o de otro de los dos componentes de la relación, sino como el resultado o producto de un tercer elemento, es decir, del *Ars amandi* de la misma relación. «La unidad clínica —escriben Masters y Johnson— es la misma relación sexual».

La segunda clave nos habla de que la base principal tanto del diagnóstico como del tratamiento seguirá siendo la relación de los sexos, en cuyo marco esas dificultades se producen y se viven.

La tercera clave reside en el hecho de que el tratamiento de la terapia sexual tiene lugar siempre centrado en la misma relación sexual.

Digamos como colofón que la base principal de su teoría radica en considerar que los problemas sexuales surgen y se resuelven en pareja.

Para este dispositivo diseñaron una serie de estrategias, técnicas y recursos, cuya forma de entender el diagnóstico y tratamiento de los problemas sexuales supuso un impacto brutal. Como mitos vivientes pagaron su precio: no siempre fueron entendidos, se malinterpretó su formato clínico, se manipuló, se tachó de poco eficaz o de eficacia limitada por ser poco duradera. Hoy en día su eficacia terapéutica se reconoce mayoritariamente. La base principal de su teoría sigue en pie, así como las estrategias, técnicas y recursos que ellos aportaron.

4.4.4. Kaplan

4.4.4.1 Biografía básica

Helen Singer Kaplan. Nacida en Viena (Austria), fallecimiento en New York. Psicóloga.

Profesora en la Facultad de Medicina de la Universidad de Cornell (New York). Directora del Programa de Educación y Terapia Sexual del Hospital de New York. Ha sido considerada una de las mayores expertas en disfunciones sexuales. Si bien de formación básica psicoanalítica, reconoció el beneficio terapéutico del formato clínico de terapia sexual ideado por M&J, al que le aportó o complementó con enfoques de la terapia analítica cuando consideró que el problema sexual iba más allá de un enfoque meramente sintomático, y presentaba debajo un conflicto psíquico más profundo.

4.4.4.2 Modelo Trifásico de Kaplan (el deseo se valora como una fase más de la respuesta sexual humana)

Kaplan, a diferencia del modelo de M&J de las famosas 4 fases (excitación, meseta, orgasmo, resolución) contemplaba solo 3 fases: deseo, excitación, orgasmo (Modelo Trifásico de la Respuesta Sexual de Kaplan). Su gran aportación fue considerar al deseo como parte de la Respuesta Sexual Humana (M&J no lo habían incluido). Por ello, el modelo de abordaje sexológico de Kaplan parte de las propuestas de ellos, pero con una sistemática más flexible, adaptada a cada persona, empleando procedimientos que no se hallan organizados de forma rutinaria y partiendo de las necesidades psicodinámicas de la pareja. Otra de las diferencias con M&J es que considera a las disfunciones sexuales trastornos psicosomáticos que impiden al individuo realizar el coito y gozar de él.

Para Kaplan, la terapia sexual es una integración de la terapia de pareja, la terapia conductual y la terapia psicodinámica (psicoanalítica). Las técnicas aplicadas requieren de un clima psicoafectivo para alcanzar su potencia curativa. Asimismo, el diagnóstico diferencial debe distinguir entre la disfunción y la sintomatología sexuales asociada a un determinado cuadro clínico.

4.4.4.3 Nueva terapia sexual de Kaplan

Kaplan desarrolló un tipo de terapia ecléctica o combinada (la llamó Nueva Terapia Sexual), que, sobre la base principal del programa de tratamiento de las disfunciones sexuales que idearon M&J, añadió recursos de todo tipo (siempre que sirvieran) de diversas terapias. Una de ellas (sobre todo) la terapia psicoanalítica o psicodinámica (ella era esencialmente de formación psicoanalítica). Pero también recursos de la terapia conductista, transaccionales de la terapia marital, de la teoría de sistemas y, en último recurso, terapia de *insight* para forzar al paciente a tomar conciencia de sus interacciones sexuales y relacionales.

5.

La disfunción eréctil en las distintas etapas del ciclo vital

5.0 Introducción

Cualquier varón que tenga la suerte de poder vivir una vida longeva va a tener difícil no padecer algún problema de erección a lo largo de la misma. El estrés, la depresión, las crisis de pareja, los complejos o las enfermedades asociadas al envejecimiento van a poner en entredicho su capacidad eréctil y su funcionamiento sexual.

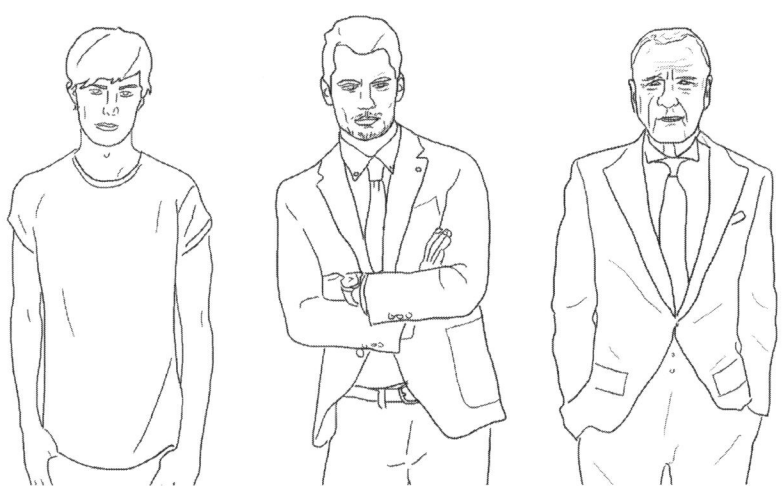

La disfunción eréctil es un problema sexual que puede afectar al varón en todas las etapas de su ciclo vital.

La DE es un problema que afecta a todas las etapas del ciclo vital del hombre. Partiendo de que somos seres sexuados a lo largo de toda nuestra vida, desde el nacimiento hasta la muerte y, por tanto, receptivos a la vivencia sexual y sus consecuencias, los problemas sexuales también pueden aparecer en la biografía sexual de las personas.

A lo largo del ciclo sexual vital de un varón se pueden contemplar 4 etapas en las cuales pueden aparecer problemas de erección. Las 4 etapas son: adolescencia, juventud, madurez y tercera edad.

5.1 DE y adolescencia. Inseguridad sexual en los primeros encuentros coitales

5.1.0 Introducción

La adolescencia es una etapa crucial en el desarrollo de la persona. Es sinónimo de cambios y, sobre todo, del paso de niño a hombre o de niña a mujer. Pero el camino no es fácil, el cuerpo del adolescente cambia de manera abrupta, pero también lo hace su mente. Y el desarrollo sexual trae la atracción por el otro o la otra. Y con ello sobreviene el debut sexual, asociado normalmente al coito o penetración vaginal. Como no es infrecuente que en esta etapa de la vida la inseguridad impregne el comportamiento, la iniciación sexual es una cuestión que puede resultarles traumática. El coito, asociado en la mente del adolescente al placer, también le supone emocionalmente la posible vivencia de miedo, dudas e inseguridad. No es infrecuente que el coito se convierta entre el grupo de amigos como la ceremonia de iniciación de la hombría o masculinidad, suponiendo un punto de inflexión, un ritual que hay que cumplir para «ser hombre».

5.1.1 Pubertad y adolescencia

Si bien en el desarrollo evolutivo de los jóvenes es la adolescencia la etapa sobre la que ponemos fundamentalmente el objetivo profesional es conveniente diferenciar entre pubertad (8 a 13 años) y adolescencia (entre los 13 y los 19 años), así como otorgar a la pubertad la importancia que no suele dársele. Para Pedro La Calle (2019), ginecólogo y sexólogo:

> la pubertad es algo más que una etapa previa o solapada a la adolescencia, es un periodo que implica un reto al que el/la adolescente no tiene más remedio que enfrentarse y demostrar su valor, punto de partida en su lucha por la autoestima, el control emocional, la aprobación o rechazo entre los iguales y, sobre todo, de búsqueda de su propia identidad.

5.1.2 El tamaño del pene como obsesión y posible complejo

La adolescencia y los primeros años de juventud son las etapas en que los varones están más susceptibles ante el tamaño de su pene. La inseguridad que sienten por el tamaño del mismo unida a la propia incertidumbre de la adolescencia posibilita que algunos de ellos tengan problemas de erección.

La DE en general no cursa con el tamaño del pene. Pero algunos varones acomplejados por el tamaño de su pene sí presentan casos de DE. Se sienten inferiores, su autoestima sexual es baja y lo pasan mal cuando tienen encuentros coitales. Sobre todo, cuando tales encuentros sexuales no ocurren dentro de un marco de pareja estable, donde la mujer aporta confianza y afectividad a «su chico» y suele aceptar su tamaño de pene. La mayoría de los casos de hombres con complejo de pene pequeño suelen darse en la adolescencia, cuando tienen que enfrentarse a sus primeros coitos, o en la primera juventud, donde se incrementa la búsqueda de encuentros eróticos, bien sea por encontrar pareja o novia o por descubrir y disfrutar del sexo.

Si el tamaño del pene es o no importante es una cuestión recurrente, un clásico de los debates sexuales. Se puede decir desde el punto de vista sexológico que el tamaño del pene no es fundamental ni decisivo para la obtención del placer femenino. También se puede decir que la mujer, en general, sobre todo la mujer madura, no da al tamaño del pene la relevancia o importancia que el propio hombre le suele otorgar. En el código de elementos relevantes que la mujer valora o da importancia a la hora de sentirse atraída por un hombre, el tamaño del pene no ocupa un lugar preponderante. En todas las encuestas internacionales los primeros puestos en cuanto a preferencias de las mujeres son ocupados por la mirada, la sonrisa, los ojos, el tórax, la altura, la voz, las manos, e incluso el culo. No suelen mencionar el pene y, si lo hacen, ocupa un lugar menor. Pero también hay que decir que actualmente y acorde con la ola de hedonismo y liberalización sexual que se vive, algunas mujeres sí otorgan valor al tamaño del pene, sobre todo cuando se buscan encuentros sexuales puntuales, de una noche, o de poca continuidad relacional. En tal contexto y perspectiva, algunas féminas otorgan relevancia al tamaño, a veces más al grosor que a la longitud por aquello de sentir una sensación de mayor fuerza y presión en la vagina que incremente las sensaciones placenteras propias de la penetración intravaginal.

Lo que sí está evidenciado es que, si a una mujer le gusta un hombre como proyecto de pareja, el tamaño del pene no va a ser un elemento relevante que le influya o cambie en su vinculación emocional, ni tampoco decisivo en su elección de pareja.

Por ello, es importante que el varón no otorgue al tamaño del pene una importancia que la propia mujer no da. También, que se acepte a sí mismo, que potencie el erotismo global, la pasión, la ternura y el desarrollo de una sexualidad alejada de modelos falocráticos asociados al dominio, el poder o a una masculinidad mal entendida. Y, por supuesto, saber que no se necesita un pene grande para satisfacer a una chica.

La fuente principal del placer en la mujer está en el cerebro y el órgano clave en su activación es el clítoris, el cual se encuentra fuera del conducto de la vagina, pudiendo ser estimulado oral o manualmente por el amante, sin necesidad específica del pene. También es importante matizar, sobre todo cuando se imparten charlas o conferencias a adolescentes, que la vagina solo tiene receptores de placer en los 3 o 4 cm primeros de la entrada, careciendo de terminaciones nerviosas más allá de tal distancia.

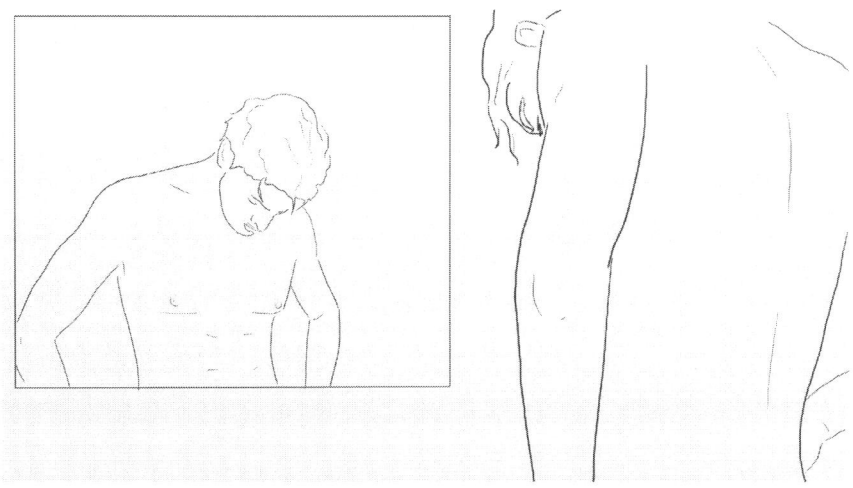

Un chico joven mira su pene a través de un espejo.

Los adolescentes sobre todo y los chicos muy jóvenes son los varones que más se preocupan y sufren por el tamaño de su pene. Sin embargo, se puede decir que desde el punto de vista sexológico el tamaño del pene no necesariamente tiene que ser fundamental ni decisivo para la obtención del placer femenino.

5.1.3 ¿Qué es un micropene?

Es un término médico que define el tamaño mínimo que tiene que tener un pene para ser funcional, es decir, para poder realizar una penetración. Las personas que lo tienen suelen padecerlo desde el nacimiento y su causa u origen se debe a un bajo nivel de testosterona en el desarrollo del feto. Suele recurrirse en estos casos a la cirugía, pero realizada con fines reconstructivos, no de cirugía plástica.

5.1.4 La necesidad del debut sexual: el coito como trofeo y el grupo como presión

La entrada en la adolescencia supone para la mayoría el arranque iniciático en el sexo, la búsqueda anhelante de relaciones sexuales que van a intentar culminar con la realización de la penetración vaginal. Los chicos intentando presumir ante los demás del grupo y las chicas buscando también el inicio coital, pero en un encuadre más de enamoramiento, generalmente de alguien unos años mayor que ellas.

Para los chicos, el coito, en general, es un preciado trofeo, y no suele merecer la más mínima selección de las chicas, es vivido como un examen de grado, necesario de superar lo antes posible para alcanzar el estado de adulto. Tal debut coital va a ser para ellos una forma de presentarse «en sociedad» ante sus amigos o cuadrilla, de no ser menos que los demás.

Para algunas chicas, el acceso a la sexualidad y al coito en particular es también una forma de inicio sexual, en este caso, al mundo de «la mujer». También puede ser por una búsqueda de cariño o aceptación o por prestigio social ante el grupo, como en el caso de los chicos.

Pero, para la mayoría de chicas, la búsqueda del sexo pasa por entender la relación como algo natural, asociado a alguien por el que se siente atraída y con quien plantea una relación de continuidad. De hecho, un 96 % de las chicas piensa en casarse con quien tiene relaciones sexuales, frente a solo un 5,5 % de los chicos (Sáez y Guijarro, 2000).

5.1.5 El alcohol como apoyo

Es tal la responsabilidad y presión que algunos chicos y chicas sienten en su iniciación sexual que recurren a la necesidad de tener que tomar alcohol para enfrentarse al sexo. El alcohol está en la mayoría de espacios de influencia (televisión, radio, anuncios, publicidad, calle . . .) y es difícil abstraerse de tal influencia.

La sociedad hedonista en que vivimos, la facilidad de acceso al alcohol en jóvenes, la tolerancia de los mayores, la libertad sexual en la calle, los referentes televisivos, la caída de la presión social que el Sida implicaba, conjuntan un cóctel proclive a que muchos chavales y chavalas accedan precipitadamente al sexo sin medios de protección. Y, además, sin la convicción en muchas ocasiones de que sea el momento oportuno, llevados más por «que toca» y no porque se sientan preparados o maduros. Ello hace que en ocasiones tengan problemas de erección.

5.1.6 Disfunción eréctil (DE) e inseguridad sexual en la adolescencia

El miedo, el desconocimiento o el rol sexual que le toca jugar al varón, en una sociedad que etiqueta unos valores sexuales en función del rol asignado, promueven que muchos chicos jóvenes vivan la sexualidad con miedo, incertidumbre, vergüenza o expectativas exageradas. Para muchos adolescentes gestionar el sexo es un problema.

Placer y miedo en el mismo paquete. Sensualidad e incertidumbre en el mismo vaivén. La duda del niño y la altanería del hombre, todo junto en un mismo cuerpo y una misma mente: la del adolescente.

Los problemas de erección del varón adolescente tienen que ver con la inseguridad propia de la etapa adolescente, donde el joven está descubriendo el sexo pero también las inseguridades que genera el desempeño sexual y en muchas ocasiones la presión agobiante del debut sexual coital por mostrar o/y demostrar a los demás que «ya lo he hecho».

Por ello, el caso típico de problemas de erección de esta etapa viene escrito con las letras del miedo al fracaso eréctil en el debut coital, el bloqueo consecuente a la inexperiencia, la presión del grupo, el miedo al qué dirán (no es infrecuente que el adolescente refiera en consulta el miedo casi atávico que tiene a que la chica «vaya contando por ahí su fallo eréctil».

5.1.7 Bloqueo en la colocación del preservativo

Una de las situaciones en las que se refleja la inseguridad del adolescente es en el momento de la colocación del preservativo. También les ocurre a jóvenes no adolescentes y a maduros que ya no son tan jóvenes, pero es paradigmática de edades juveniles en las que el muchacho se encuentra sumamente inseguro al colocárselo delante de la chica. Una distracción, un miedo, una duda y el joven deja de mantener el hilo erótico que mantiene activo el circuito erótico estímulo-respuesta. Les ocurre porque se ponen nerviosos pensando en la penetración, se bloquean, sienten miedo de no «poder cumplir» con la chica y al final tienen que desistir de intentar la penetración. En realidad, el condón no tiene la culpa de la inseguridad sexual de estos chicos, sino sus complejos, su baja autoestima o una autoexigencia excesiva sobre su rendimiento sexual, siendo la adolescencia cuando ocurren más casos de prevalencia del bloqueo eréctil al colocarse el citado condón.

5.1.8 Formación sexual de los adolescentes

Con frecuencia y por la presión de padres (miedo al embarazo) y medios de comunicación (la información alarmista como reclamo), suele ponerse prioritaria y abrumadoramente el foco de la educación sexual de los adolescentes en suministrarles información y conocimiento de los métodos anticonceptivos, olvidándose de la importancia que tiene y supone el placer en la vida de los jóvenes. Una buena educación sexual en la adolescencia debe contar con:

a. Información sexual y conocimientos.
b. Adquisición de habilidades.
c. Gestión de conductas de autodominio.
d. Reconocimiento del placer como un derecho y una vivencia.
e. Retrasar la edad de inicio del coito.
f. Que el coito sea, si es posible, con un compañero respetuoso y cariñoso.
g. Se debe entender el sexo como un proceso de aprendizaje.
h. Los sentimientos y deseos no se aprenden, aunque pueden ser consecuencia de cómo se ha aprendido a gestionarlos (La Calle, 2019).

5.2 DE y juventud. De los 18 a los 30 años (el esplendor sexual)

5.2.0 Introducción

La búsqueda precisa de un segmento de edad que defina el concepto de juventud es difícil por la subjetivad del mismo y los numerosos factores en ello implicados: el término juventud está sujeto a la arbitrariedad de múltiples aspectos como son la madurez física, la social y la psicológica de cada persona, así como su incorporación al trabajo o el hecho de que haya formado una familia. Además, con el aumento de la esperanza de vida el concepto social de juventud se ha ido ampliando. Hasta hace apenas unas décadas una persona de 40 años era considerada mayor, cuando hoy en día es vista y conceptuada como relativamente joven todavía.

Aun así, la OMS, propuso en 2000 una clasificación o escala de edades para intentar estratificar la adolescencia y juventud. Y contempla una consideración según la cual juventud y adolescencia son términos que resultan intercambiables entre los 15 y los 19 años.

Así tendríamos:

Juventud de 12 a 32 años, que incluiría:

De 12 a 14 años: Pubertad y adolescencia inicial (Juventud inicial).

De 15 a 17 años: Adolescencia media o tardía (Juventud media).

De 18 a 32 años: Jóvenes adultos.

5.2.1 Prevalencia de causas psicológicas en la DE

Es un periodo de edad donde escasean las causas orgánicas de DE:

- En esta edad los factores psicológicos son claramente los predominantes dentro de las posibles causas de DE.
- Se debe tener en cuenta que el 85 % de las disfunciones eréctiles se dan a partir de los 50 años en adelante. Ello hace pensar (Cabello-Santamaría, 2010) que la mayoría de los casos de problemas de erección por debajo de ese corte de edad, son de causa psicológica.
- Es la etapa donde más evidenciada queda la obsesión por querer cumplir sexualmente.

5.2.2 Factores que pueden inducir ansiedad sexual y fallos consiguientes en la erección

- Cambios de roles sexuales mal asumidos.
- La personalidad de cada uno (siempre ha habido y habrá tímidos e inseguros).

- El miedo que se siente en edades jóvenes a ser abandonado por no funcionar sexualmente.
- El tener una baja autoestima (¿quién no tiene o ha tenido complejos en ciertas edades?).
- Factores laborales (pérdida de un trabajo o inestabilidad laboral) pueden ocasionar problemas de erección.

5.3 DE y madurez (de los 30 a los 65 años) (la pareja como encuadre vital)

5.3.0 Introducción

En un sentido generalista se puede considerar como periodo de madurez sexual al que abarca desde los 30-35 a los 65 años. Es decir, el que abarca desde el final propiamente dicho de los años puramente juveniles hasta la llegada de la jubilación laboral y entrada en la tercera edad. Es una etapa de consolidación de la pareja como unidad de convivencia y de desarrollo de un proyecto familiar. Es en esta etapa del ciclo vital donde se puede alcanzar la plenitud sexual y de pareja, pero también pueden aparecer problemas sexuales dentro de la pareja relacionados con la pérdida o disminución del deseo sexual, la eyaculación precoz, la falta de anorgasmia coital de la chica o los problemas de erección.

5.3.1 Etapas en los problemas de erección durante la madurez

Los problemas de erección más frecuentes en este periodo llamado de madurez suelen ocurrir principalmente en dos niveles o etapas:
1. Al principio de la relación, cuando se está formando la posible pareja y ambos miembros de la misma buscan su «encaje sexual». Suelen ser problemas que atañen al acoplamiento sexual, a la capacidad de la pareja por adaptarse al otro e intentar encontrar su patrón sexual común de comportamiento:

- Fallos de erección en el inicio de la relación sexual, en el acoplamiento de la pareja con sus correspondientes fases o/y variables: iniciativa, frecuencia, rituales y resolución.

2. Al cabo de unos años de convivencia cuando tras la pérdida de la pasión sexual inicial y la aparición de una cierta «rutina sexual», puede darse una disminución de la frecuencia sexual y deseo, provocando que algunos varones sean víctimas de ansiedad sexual en su intento por recuperar dinámicas eróticas anteriores más intensas.

- Fallos de erección como consecuencia de la monotonía sexual, la disminución del deseo sexual y de la frecuencia sexual.
- Por cambios propios de la edad en el varón (andropausia).

Hay que tener en cuenta que, aunque la cifra varía según las diversas parejas e individuos, se considera que a los 3 años de convivencia en pareja ya empieza a disminuir la pasión sexual, el deseo erótico. Pasamos del enamoramiento (el afrodisiaco más natural y eficaz que existe) a una convivencia compartida acechada por la complejidad de múltiples aspectos que presionan, influyen y condicionan la cotidianeidad de la vida de la pareja (hijos, economía, trabajo, ocio, amigos, familias de ambos, etc.) mermando la frecuencia sexual y la búsqueda erótica del otro. Además, con el paso de los años se incrementa la ya de por sí diferente forma de entender y vivenciar la sexualidad de hombres y mujeres.

Los hombres buscan el sexo como desfogue cotidiano o como baremo indicador del nivel de calidad de su relación de pareja («nuestra relación va bien porque hacemos mucho el amor», suelen decir), mientras que la mujer lo ve diferente, para ella el sexo es un complemento a su relación emocional de pareja, dando más importancia a los factores relacionales (respetar, compartir, apoyar emocionalmente, colaborar y repartir las labores domésticas, el buen trato cotidiano, la complicidad afectiva . . .).

Algunos varones, al disminuir su frecuencia sexual, intentan forzar la maquinaria y demandan más sexo que la mujer. Ello puede conllevar que tengan episodios puntuales de fallos de erección con su consiguiente preocupación obsesiva por «estar a la altura sexual» y se sumerjan en una espiral de preocupación por no satisfacer a su pareja sexual, favoreciendo que se incremente aún más su problema sexual.

5.3.2 Crisis de la mediana edad

5.3.2.0 Introducción

Que cierta inquietud nos aflija cada vez que nuestro reloj vital cambia de década es una vivencia humana notoriamente generalizada. Cumplir los 40, 50, 60 años dispara prejuiciosos automatismos en las personas que, advertidos de los posibles cambios por llegar, sienten la inquietante cuchillada que el reloj de la vida anuncia. Puntos de inflexión vitales que pueden marcar inexorablemente la biografía de cada persona cuan señales marcadas en rojo en el calendario evolutivo de cada individuo y que pueden afectar a los componentes físicos, psicológicos, sociales o relacionales, siendo la esfera íntima y sexual una de las vertientes más significadamente afectadas. Pero ¿existe realmente una crisis cuando una persona cumple 30 años, o 40, o 50? ¿Hay algo de cierto en la idea de que «cambiar de década» implica una situación de cambios, de angustia o de dificultades?

5.3.2.1 Crisis de los 40 en el siglo XX

Fue el psicólogo y psicoanalista canadiense Elliot Jacques quien puso nombre a esta etapa post 40 años, cuando en 1965, a rebufo de una investigación suya sobre figuras históricas famosas, descubrió que la mediana edad era a menudo un periodo transformador en sus vidas. Sus investigaciones le llevaron a publicar *La muerte y la crisis de la mediana edad*, acuñando el término de «crisis de la mediana edad» para definir la toma de conciencia del inicio de la pérdida de la juventud, de la llegada de la madurez definitiva con sus limitaciones asociadas al paso del tiempo.

Carl Jung, médico psicoanalista, insistió en esta misma línea al considerar a esta etapa también como una parte normal de la maduración adulta, un periodo de autoevaluación, situándola a medio camino entre la edad adulta y el final de la vida.

El también psicoanalista Erik Erikson se permitió definir las tareas que correspondían a cada edad, marcando las pautas a cumplir o/y desarrollar en cada etapa del ciclo vital. Para él, la fase media de la vida (a la que llamaba adultez media) era un momento de valoración y consolidación de lo realizado, así como de motivación para legar aportaciones socioculturales y laborales a las siguientes generaciones. Un momento de pausa o inflexión (reseteo diríamos hoy) compatible con nuevos proyectos optimizadores.

Fue Jacques quien aportó el concepto, pero sería Gail Sheehy quien lo expandió mediáticamente a mediados de los 70 con su libro *bestseller La crisis de la mediana edad*, en el que refiere que alrededor de los 40 tanto hombres como mujeres son susceptibles de sucumbir a una crisis existencial, al sentir el abismo del paso del tiempo, el final de la juventud y la posible falta de tiempo para apuntalar o/y terminar todos los proyectos soñados.

5.3.2.2 La crisis de los 40 del siglo pasado es la de los 50 del actual

El aumento de la esperanza de vida ha ampliado los segmentos de edad entendidos como conceptualmente jóvenes. Los 50 años de ahora pueden equipararse a los 40 años de mediados del siglo pasado, siendo la «juventud de la madurez».

Precisamente, la toma de conciencia de que «el tiempo se escapa» es el motivo fundamental que anida en la esencia de las crisis de edad. Un aterrizaje en la realidad de la brevedad de la existencia, en la fuga irreversible e irremediable del tiempo. A pesar de que vivimos más años, estos se viven de manera más apresurada y vertiginosa.

5.3.2.3 La crisis de los 50 en los hombres

Problemas para asumir cambios multidimensionales:
1. Endocrinos: ya desde los 30 años se da una disminución gradual de testosterona, cortisol y andróginos.
2. Posibles crisis de pareja, en algunos casos, con la consiguiente separación, lo que puede suponer un punto de inflexión clave en la vida relacional de la persona.

3. Aspiraciones laborales: para muchos varones su autoestima personal se apoya fundamentalmente en su prestigio laboral. La llegada de los 50 puede poner en entredicho su alcance profesional y situar el final de sus aspiraciones laborales.

4. Estancamiento personal vivencial: algunos varones tienen conciencia de haberlo vivido todo y sentir un cierto estancamiento vital que les deprime, lo que hace que busquen nuevas experiencias, algunas de ellas excesivamente impulsivas (más propias de la adolescencia o primera juventud).

5. Toma de conciencia de la edad y del comienzo del descenso hacia el final de la existencia: una de las cuestiones que más cuesta asumir en la mediana edad es la aceptación de la realidad de la muerte, no tanto porque se presienta cercana como por la aceptación reflexionada de su existencia. Ello conlleva además la consciencia de que el tiempo está poniendo límites al desarrollo de los proyectos soñados de la juventud. Aceptar que muchos de ellos no se van a poder realizar puede suponer una carga de frustración y pesimismo para muchos hombres.

6. Cambios en las relaciones familiares: los hijos han comenzado su vida laboral o se emancipan, los padres de los conyugues (abuelos) se están haciendo mayores y hay que empezar a cuidarlos. Todo ello puede suponer un reajuste de la pareja.

7. Suele referirse que la crisis de los 50 afecta principalmente a los hombres, siendo la pérdida de autoestima uno de los síntomas claves, asociado a la conciencia de la edad.

Otros posibles síntomas son:
- Depresión.
- Ansiedad.
- Frustración.
- Cambios en el humor.
- Descenso en los niveles de tenacidad, dinamismo.
- Nerviosismo e irritabilidad.
- Falta de interés generalizada.
- Miedo a envejecer.

- Conciencia pesimista del final de ciertas capacidades.
- Necesidad de romper con planteamientos anteriores.
- El varón siente impulsos notorios de cambios en: aficiones, aptitudes sociales, vivencia del ocio, relaciones, sexo.
- Desencuentros con la pareja.
- Encontronazos con los hijos.

Puede coincidir con síntomas andropáusicos tales como:
1. Descenso en la testosterona.
2. Disminución del deseo sexual.
3. Disminución de la intensidad de las erecciones y de su frecuencia.
4. Aumento de la grasa corporal y de la sudoración.
5. Debilidad muscular.
6. Insomnio.
7. Alteración en la composición de los huesos.

Cambios sexuales en la crisis de la mediana edad

El descenso de la testosterona y una cierta monotonía en la relación sexual de pareja, pueden deparar un descenso del deseo erótico con decremento de la frecuencia sexual y una menor potencia eréctil. Para afrontar el bajón físico, algunos hombres se plantean retos sexuales nuevos para demostrarse que «todavía» funcionan como si estuvieran en la primera juventud.

Tener un problema sexual está asociado en la mente de un notorio número de hombres con perder la identidad sexual, consecuencia de décadas de un modelo patriarcal de educación que considera que el varón debe y tiene que estar siempre sexualmente dispuesto, sin fallar nunca. La liberación de las costumbres sexuales de las últimas décadas, el incremento exponencial de los contactos relacionales vía redes sociales y la época de consumo desaforado que se vive, ha convertido al sexo en un consumo más, dando argumentos sólidos al hecho de que precisamente es en el segmento de los varones cincuentañeros, donde más Inhibidores de la 5-alfadiesterasa se consumen.

5.3.2.4 La crisis de los 50 en la mujer

No existe gran diferencia respecto a los hombres en todo lo relativo al momento del ciclo vital, salvo que la mayor intensidad de los cambios hormonales femeninos propios de la menopausia y el climaterio, en contraste con los cambios menos bruscos y más progresivos de la andropausia del varón, hacen que muchas mujeres «aterricen» antes en la crisis de la mediana edad.

Aun así, las mujeres en general son menos propensas a desarrollar la crisis de la mediana edad, dado que presentan una mayor aceptación de la realidad y tienden a ser más creativas y prácticas a la hora de solucionarla.

Síntomas:

1. Cambios hormonales intensos propios de la menopausia (disminución de la tasa de estrógenos y progesterona).
2. Ansiedad.
3. Palpitaciones.
4. Desilusión.
5. Pérdida del deseo sexual.
6. Cambio en los patrones del sueño.
7. Incremento de posibles enfermedades cardíacas.
8. Perdida de densidad en los huesos.

5.3.2.5 ¿Es real la crisis de los 50 o es un invento social?

Es evidente que cuando se cumplen años y se modifica no solo el dígito de las unidades sino el de las decenas, el impacto simbólico-social resulta mayor, dando lugar a cábalas personales donde se «resetea» la vida con sus proyectos, los realizados y los inacabados, los exitosos y los fracasados, siendo el paso del tiempo la medida de referencia del valor de los mismos. Pero no por ello tienen que devenir tales análisis en crisis inevitables e irrefutables. Se necesitaría para tal consideración que se diera como punto de partida una evaluación muy negativa de la propia situación, un nivel anómalo de inestabilidad emocional en la persona afectada, una duración de al menos un año y la adopción de grandes cambios.

5.3.2.6 ¿Es la etapa de la mediana edad, representada simbólicamente por los 50 años, una de las etapas más infelices del ser humano?

En 2008, los economistas Blanchflower, & Oswald, investigadores de la Universidad de Warwick y del Dartmouth College de EE.UU., presentaron un mega estudio que abarcaba 7 masivas encuestas que sumaron la cifra abrumante de 2 millones de personas de 80 países encuestadas de manera aleatoria. Sobre la base de los resultados del mismo, encontraron que existe un patrón de depresión universal coincidente con la media edad (40 a 50 años), coincidente en etnias, culturas y países.

Los autores también consideraron los niveles de salud mental de 16 000 europeos, los niveles de depresión y ansiedad entre una gran muestra de ciudadanos del Reino Unido y datos procedentes del «Sondeo de valores mundiales» que presenta muestras de personas de 80 países.

Los investigadores descubrieron que tanto para hombres como para mujeres, la probabilidad de depresión alcanza un máximo alrededor de los 44 años de edad. En USA encontraron una diferencia significativa entre hombres y mujeres infelices alcanzando un máximo alrededor de 40 años de edad para las mujeres y de 50 años de edad para los hombres.

Según su estudio, la felicidad vital presenta forma de U, de manera que a los 20 años y a los 70 se alcanza la mayor plenitud de felicidad, mientras que alrededor de los 50 se da el menor nivel de satisfacción.

En 2020, Blanchflower volvió a analizar la forma en U de la felicidad y publicó un estudio en el que concluía que la edad media en la que las personas son menos felices es de 47,2 años en los países desarrollados y de 48,2 en los que están en vías de desarrollo.

Posibles motivos de infelicidad en torno a los 40- 50 años:
- Punto cumbre de estrés laboral.
- Obsesión por logros personales.

- Posibles crisis de pareja o familiares (hijos adolescentes).
- Aceptar que muchos proyectos «juveniles» son ya irrealizables.
- Concatenación de múltiples actividades que impiden una valoración objetiva de logros, sentimientos y emociones. La obsesión por lo que falta impide la valoración de lo que se tiene.
- Problemas económicos.
- Necesidad de cuidar a hijos y a padres a la vez.

Posibles motivos de felicidad en torno a los 60-70 años:
- Ausencia de estrés a nivel laboral, social y personal.
- Posibilidad de valoración de la vida desde una óptica desprovista de presiones personales y laborales.
- Situación familiar ya definida.
- Inexistencia de motivaciones competitivas.
- Tiempo para reflexionar y valorar.
- Más libertad para elegir amistades.
- El cerebro está maduro para valorar más las cosas positivas que las negativas.

Recursos para afrontar la crisis de la mediana edad:
1. Reinventarse y volver a empezar.
2. No renunciar a proyectos nuevos, pero buscarlos más realizables.
3. Comenzar alguna actividad nueva.
4. Reconectar con amigos y familiares.
5. Dedicar tiempo a la vida amorosa.
6. Mantenerse activo.
7. Agregar hábitos saludables.
8. Desconectar de amigos tóxicos.

5.3.2.7 A modo de conclusión

Las crisis personales asociadas a la edad son fundamentalmente biográficas, propias de cada uno/una, y pueden coincidir o no con el cumplimiento de edades o coincidir con la menopausia en la mujer o la andropausia en el varón, pero son los factores propios y las circunstancias peculiares de cada persona lo que va a dotar de identidad a las mismas. De hecho, no tiene ningún sentido pensar que solo por cumplir una edad concreta se vaya a desencadenar una crisis.

Coinciden los estudios e investigaciones en que no es sostenible en términos teóricos ni empíricos «una definición estricta o incluso moderada de crisis de la mediana edad». Podría decirse en suma que la crisis de los 50 (antaño de los 40) no existe como tal desde un punto de vista científico.

De todas formas, la valoración científica no es óbice para que se den momentos vitales en la vida de las personas, hombres y mujeres, en que se reflexiona sobre los logros y fracasos, las satisfacciones y las frustraciones. Y no siempre la balanza se inclina sobre el optimismo y la satisfacción.

5.4 DE y tercera edad

(Como asumir las limitaciones sexuales asociadas al envejecimiento sin renunciar a la vivencia sexual)

5.4.0 Introducción

El ser humano está hecho para el contacto y la vinculación con los demás y fuera de la manada lo tiene difícil para sobrevivir física y emocionalmente. Somos mamíferos dependientes al nacer de la madre, que a su vez vive asociada a una pareja o familia y va a estar vinculada a un grupo social mayor llamado tribu, barrio, pueblo o ciudad (López Sánchez, 2018). Puede variar la época o el contexto, pero necesitamos a los otros para nuestra supervivencia y desarrollo. Desde tal perspectiva, necesitamos sentirnos competentes, autónomos y acompañados a lo largo de toda nuestra vida. Con la entrada en la tercera edad y el envejecimiento se complica la posibilidad del ser humano para seguir manteniendo tales capacidades: la relacional y la sexual. La soledad acecha a la primera y la disminución de las capacidades sexuales a la segunda. La salud va disminuyendo con el paso de los años y la función sexual no es ajena a tal deterioro, y aunque somos seres sexuados desde que nacemos hasta que morimos, con el paso de los años y el envejecimiento disminuyen nuestras prestaciones sexuales. Una de ellas, la capacidad para tener y mantener una erección suficiente para poder realizar el acto sexual, no es ajena a las diversas y múltiples complicaciones que pueden afectarla, como enfermedades, toma de fármacos o problemas relacionales.

VISIÓN NEGATIVA O POSITIVA DE LA VEJEZ

La visión de la edad es una cuestión cultural. Dos ejemplos distintos y extremos:

- Los esquimales Yakuts: eliminan a las personas mayores en cuanto ven que no pueden ser útiles a la sociedad.
- Mientras que los navajos (en las Reservas de EE.UU.) ofrecen cuidados excelentes, respeto y consideración a los mayores.

ACTIVAS SEXUALMENTE:

(Mayores de 70 años).
- Tienen actividad sexual: 41 % de hombres/18 % de mujeres.
- (Según un estudio de Smith, Mulhall, Monaghan y Reid, 2007).
- Más de un 50 %: refieren tener deseo sexual y hacerlo 4 veces/ al mes.
- (Mayores de 80 años).
- Dicen masturbarse el 45,8 % de los hombres y el 34,5 % de las mujeres.

(Según, un estudio de Papaharitou, Nakopoulou, Kirana, Giaglis, Moraitou *et al.*, 2008)

5.4.1 Cambios biológicos en hombres y mujeres mayores

CAMBIOS BIOLÓGICOS EN LA MUJER MAYOR

- Finaliza la capacidad reproductiva.
- Disminuye la tasa de estrógenos y progesterona (menopausia).
- Cambios en la figura corporal y en la distribución de la grasa.
- Dificultades en la excitación y la lubricación.
- Descenso de las contracciones en el orgasmo.
- Disminución del tamaño de útero y vagina.

CAMBIOS BIOLÓGICOS EN EL HOMBRE MAYOR

- Se produce una disminución gradual del nivel de testosterona.
- Los testículos se he hacen más pequeños y fláccidos.
- Hay una menor producción de espermatozoides.
- Se reduce el volumen y viscosidad del líquido seminal.
- Disminuye la fuerza eyaculatoria.
- Aumenta el tamaño de la glándula prostática.
- El orgasmo pierde calidad fisiológica aunque gana satisfacción emocional y psicológica.

5.4.2 Cambios fisiológicos en la RSH de hombres y mujeres mayores

CAMBIOS FISIOLÓGICOS EN LA RESPUESTA SEXUAL DE LA MUJER
- FASE EXCITACIÓN: la lubricación vaginal puede tardar de 5-15 minutos más. Disminuye la vaso-congestión de los tejidos genitales.
- FASE MESETA: la respuesta del clítoris no se modifica, los labios mayores no se elevan y se da un decremento de las contracciones uterinas.
- FASE ORGASMO: las contracciones uterinas duran menos.
- FASE RESOLUCION: más rápida, los labios menores palidecen antes.

CAMBIOS FISIOLÓGICOS EN LA RESPUESTA SEXUAL DEL HOMBRE
- FASE EXCITACIÓN: se necesita más tiempo para conseguir la erección y no siempre es completa.
- FASE MESETA: es más larga, disminuyendo la erección de los pezones, la elevación de los testículos y del líquido pre eyaculatorio.
- FASE ORGASMO: Las contracciones orgásmicas son menores, pierden fuerza y son más lentas. Aunque el eyaculado es menor, paradójicamente se mejora en el control eyaculatorio.
- FASE RESOLUCIÓN: Después de eyacular se pierde más rápidamente la erección y aumenta el tiempo que se necesita para volver a tener otra (incremento periodo refractario).

5.4.3 Andropausia

La andropausia se define como un síndrome clínico y bioquímico frecuentemente asociado al envejecimiento y caracterizado por una deficiencia en los niveles de andrógenos. Puede afectar no solo a la sexualidad sino a múltiples sistemas corporales del varón y contribuir a deteriorar seriamente su calidad de vida. Es un proceso del hombre más lento y progresivo que el climaterio de la mujer. Llama menos la atención porque el climaterio, además de ser más intenso en menor trascurso de tiempo, está asociado fundamentalmente a la pérdida total de la capacidad reproductora de la mujer y supone una disminución evidente del deseo sexual, mientras que en el varón suele ser la disminución o pérdida de la erección y del eyaculado lo más evidenciado, pudiendo mantenerse la capacidad de reproducción. De hecho, el varón no presenta un punto límite concreto o preciso que señale la pérdida definitiva de su capacidad de reproducción, pudiendo mantenerla hasta pasados los 70 años e incluso algunos hombres la conservan hasta edades más avanzadas. Digamos que el hombre va perdiendo su capacidad sexual, pero sin los ciclos tan marcados ni las perdidas tan significativas que supone el climaterio.

El síndrome andropáusico incluye seis manifestaciones clínicas (Morales y Lunenfeld, 2001; Pérez, Ureta y De León, 2002; Pérez Martínez y otros, 2005):

a. Disminución de la libido y alteraciones de la erección, especialmente las nocturnas.
b. Cambios de humor (irritación) con posibilidad de aparición de depresión y ansiedad.
c. Disminución de la masa corporal y de la fuerza.
d. Disminución del vello corporal.
e. Disminución de la densidad ósea (aparición de osteoporosis).
f. Aumento de la grasa visceral.

ANDROPAUSIA

Es un síndrome por deficiencia en los niveles de andrógenos, cuya mayor característica es un descenso de la testosterona en el hombre que provoca que vaya disminuyendo su vigor físico, su fuerza, su masa muscular, su densidad ósea, pudiendo alterar su carácter (mal humor), su estado de ánimo (depresión, ansiedad) y su actividad sexual (disminución progresiva del deseo sexual, erecciones menos fuertes y mantenidas, descenso del eyaculado . . .).

5.4.4 Climaterio y menopausia en la mujer

Climaterio y menopausia son dos palabras que suelen confundirse (La Calle, 2019). Menopausia es el final de los ciclos menstruales, la desaparición de las reglas. Se considera menopausia cuando han transcurrido 12 meses sin que haya habido regla alguna.

Climaterio es un periodo de transición que se prolonga durante años (se inicia aproximadamente 5 años antes de la menopausia y suele durar de 10 a 15 años) como consecuencia del agotamiento ovárico, asociado a una disminución en la producción de estrógenos y que pierde con los años la capacidad para producir hormonas, folículos y ovocitos. Es, por tanto, el periodo de transición en la vida de la mujer entre la etapa reproductiva y la no reproductiva.

Genéricamente se utiliza más menopausia, pero el concepto climaterio aporta una visión más amplia y objetiva de los múltiples y abruptos cambios que se operan en el organismo de la mujer y que suelen suponer una crisis en su ciclo vital sexual.

Pero las crisis pueden ser un motivo para un cambio que, sin embargo, no suele ser aprovechado por la negativa leyenda social dominante existente en torno a la valoración del climaterio en general y de la menopausia en particular, que está empeñada en considerar que el climaterio es una etapa de decadencia, pérdida o final de una etapa.

Es admisible por constatable que se pierde fuerza, intensidad física y que a nivel sexual desciende la pasión, el entusiasmo erótico y la voluptuosidad. Pero también se sabe que se gana en serenidad, lucidez y libertad interior.

5.4.5 El climaterio en la pareja. Una oportunidad para cambiar de paradigma sexual

Es evidente que la respuesta sexual del hombre y la mujer cambian notoriamente con la llegada del climaterio (el hombre también tiene su climaterio), etapa que va desde el final de la madurez sexual hasta el inicio de la vejez.

5.4.6 Hombres y mujeres en la 3ª edad entienden el sexo de manera diferente

Los hombres y las mujeres de la tercera edad viven la sexualidad de manera diferente. Los varones se preocupan más por la penetración que la mujer, vivencian el sexo como un reto, una muestra de su virilidad o una prolongación de su masculinidad. Sin embargo, la mujer necesita más preámbulos sexuales, tiene menor deseo sexual, en muchas ocasiones lo realiza por obligación o «por satisfacerle a él» y con ansiedad. La sexualidad en las personas mayores es reflejo y consecuencia de la sexualidad que mantuvieron cuando eran jóvenes, siendo una prolongación de las actitudes sexuales que tuvieron en «sus años mozos». No podemos olvidar que hace apenas unas décadas ni había igualdad sexual ni se planteaba mínimamente buscarla, los hombres marcaban la línea sexual a seguir y las mujeres obedecían sumisas sin apenas atreverse a mostrar con libertad sus deseos y aspiraciones sexuales. Tales planteamientos siguen vigentes en muchos varones, a quienes les cuesta mucho cambiar su rancia y estancada visión de la vivencia sexual compartida. En este sentido y en mala lógica, la vivencia sexual en la tercera edad de tales hombres será probablemente una nefasta prolongación de sus caducos principios. Aun así, no deberíamos dejar de luchar para que la vivencia erótica en la vejez fuera una oportunidad para que los hombres, sin renunciar a su masculinidad, sean capaces de entender que la vivencia erótica no solo consiste en penetrar, eyacular y tener el orgasmo, sino en cultivar también las caricias, la ternura, los besos y los abrazos compartidos. Deberían estar preparados para aceptar que la erótica no es solo coitalgia, sino sensaciones y corporalidad. El avance de la edad, por tanto, les va a dar la oportunidad, aunque en algunos sea solo necesidad, de ser menos penetrantes y más sensitivos y cercanos. Si a eso le añadimos una aptitud de compartir, ofrecerse, ser generosos y perder el miedo a mostrarse vulnerables, quizá haya posibilidad de que encuentren un nuevo formato de relación, un cambio de paradigma sexual relacional. A muchos varones les costará, pero, por lo menos, deberían intentarlo.

DIFERENCIAS EN LA VIVENCIA SEXUAL DE HOMBRES Y MUJERES EN LA TERCERA EDAD

HOMBRE:

* Sexo igual a penetración vaginal.
* Mayor deseo sexual.
* Sexualidad fálico coital (asociada a erección y coito).
* Sexualidad enfocada a rendir (si fallo no soy hombre).
* Viven el fracaso sexual como una pérdida de su hombría o masculinidad, sienten que se quiebra su autoestima sexual y personal.
* Cuando enviudan no es infrecuente que rehagan su vida sexual con una nueva pareja.
* No suelen tender a cultivar los preámbulos sexuales.
* Siguen recurriendo a la automasturbación en su vida cotidiana.

MUJER:

* No necesitan tanto la penetración durante el sexo.
* Sexualidad más emocional.
* Menor deseo sexual en general.
* Sexo (muchas veces) por obligación.
* En muchas ocasiones viven la sexualidad con ansiedad por sentirse obligadas a tener que hacerlo.
* Necesitan una sexualidad con más preámbulos y asociada a otros factores no sexuales (ayuda doméstica, atención, detalles para con ella . . .).
* Les cuesta rehacer su vida sexual con una nueva pareja.
* En estado de viudez se suelen sentir liberadas del sexo y no suelen tender a buscar una nueva pareja.
* Viven la sexualidad de manera silenciosa, conformándose con «lo que les ha tocado», sin cuestionársela ni intentar mejorarla.
* Es probable que en la generación actual de mujeres mayores haya un alto nivel de anorgasmia coital.

5.4.7 Factores que dificultan una sexualidad saludable en la 3ª edad

(La realidad del envejecimiento y sus consecuencias sexuales).

A la edad no se le considera un motivo de DE, pero sí al envejecimiento. Hay que admitir que el proceso de envejecer supone una pérdida de las potencialidades que se han tenido y que ahora empiezan a «descatalogarse». También hay que decir que tal proceso se da en todos los individuos pero no sigue la misma evolución en grado e intensidad en todos por igual.

Los factores que predisponen, precipitan o pueden mantener un problema de erección pueden ser multifactoriales: fisiológicos, psicológicos, propios de la relación de pareja, socioeconómicos, biográficos y también educativos:

a. Psicológicos:
    • Ansiedad de ejecución (miedo a no cumplir).
    • Patologías mentales:
    • Depresión.
    • Estrés.
    • Baja autoestima.
    • Exigirse sexualmente más de lo que se puede dar.

Actitudes y prejuicios personales erróneos sobre la sexualidad en la 3ª Edad

b. Económico-sociales:
    • Vivir con los hijos (no disponibilidad de libertad e intimidad sexual).
    • Vivir en una residencia para la 3ª Edad.

c. Relacionales:
    • Soledad.
    • Falta de rodaje sexual cuando se empieza una nueva relación (tras viudedad, separaciones . . .).

d. **Médicos:**

ENFERMEDADES NO SEXOLÓGICAS QUE MÁS FRECUENTEMEN-
TE AFECTAN A LA SEXUALIDAD DE LAS PERSONAS MAYORES DE
60 AÑOS

- Cardiovasculares: hipertensión arterial, infarto agudo de mio-
cardio, angina, arterioesclerosis.
- Gastrointestinales: cirrosis, colon irritable, enfermedad de
Crohn, úlcera gástrica
- autoinmunes: fibromialgia, artritis, lupus.
- Infecciones: infecciones de transmisión sexual, infecciones
sistémicas.
- Psiquiátricas: depresión, trastornos de ansiedad.
- Aparato locomotor: fracturas y deformaciones traumáticas,
osteoporosis.
- Endocrinológicas: diabetes tipo ii, híper e hipotiroidismo, hi-
pogonadismo de origen tardío, hiperprolactinemia.
- Oncológicas: colon, pulmón, mama, etc.
- Neurológicas: Parkinson, demencia, ictus, enfermedades dege-
nerativas, esclerosis múltiple, dolor crónico.

e. Fisiológicos:
- Pérdida de vascularización genital.
- Cambios hormonales (especialmente la testosterona biodisponible, produciendo que el varón pierda deseo sexual y
erección).
- Cansancio.
- Variación en la Respuesta Sexual (uno de los cambios más
notorios y reveladores es la pérdida de erección propia de la
fase refractaria del varón, ya que cuando eyacula necesita un
tiempo para volver a ser capaz de tener de nuevo erección y,
sobre todo, de poder volver a eyacular, que en edades avanzadas puede suponer días o semanas de espera para volver a
hacerlo.

f. Educativos:
- Desinformación sexual.
- Prejuicios educativos.
- Dificultad para cambiar hábitos sexuales muy instalados.
- Educación sexual inadecuada o inexistente.
- Falta de recursos institucionales (escasez de profesionales de la sexología en centros de salud, ambulatorios, hospitales . . .).

g. Biográficos:
- Experiencia sexual a lo largo de la vida.
- Otras relaciones de pareja.
- Forma de entender la sexualidad.
- Personalidad.

DISFUNCIONES SEXUALES EN LA TERCERA EDAD

(Hombre)
- Disfunción eréctil.
- Ausencia o retardo eyaculación.
- Orgasmo seco.
- Eyaculación precoz.
- Falta de deseo sexual (DSH).

(Mujer)
- Falta de deseo sexual (DSH).
- Trastorno de la excitación sexual.
- Trastorno de aversión al sexo.
- Vaginismo.
- Dispareunia.
- Anorgasmia coital.

5.4.8 Claves para una sexualidad saludable en la tercera edad

10 CLAVES PARA UNA SEXUALIDAD SALUDABLE EN LA EDAD MADURA

1. Que la edad no sea un impedimento para disfrutar del sexo. Aceptar los límites del envejecimiento pero dejar siempre un «espacio» para la sexualidad.
2. Llevar una vida sana y equilibrada (alimentación, ejercicio, pareja, vida social, actitud ante la vida . . .).
3. Ser respetuoso y comprensivo a nivel sexual con el otro miembro de la pareja (no obligar, no presionar).
4. Mantener un buen nivel de comunicación sexual en la pareja.
5. Tener una buena relación de pareja que favorezca una sexualidad satisfactoria.
6. Entender que la sexualidad no solo es el coito.
7. Dejar a un lado los prejuicios educativos sobre el sexo.
8. Perder el miedo a consultar un problema sexual con el médico, especialista o expertos correspondientes.
9. Promover una mejor calidad de vida (viajes, ocio, amigos, bailes . . .).
10. Buscar espacio, tiempo y momentos para hablar de sexualidad.

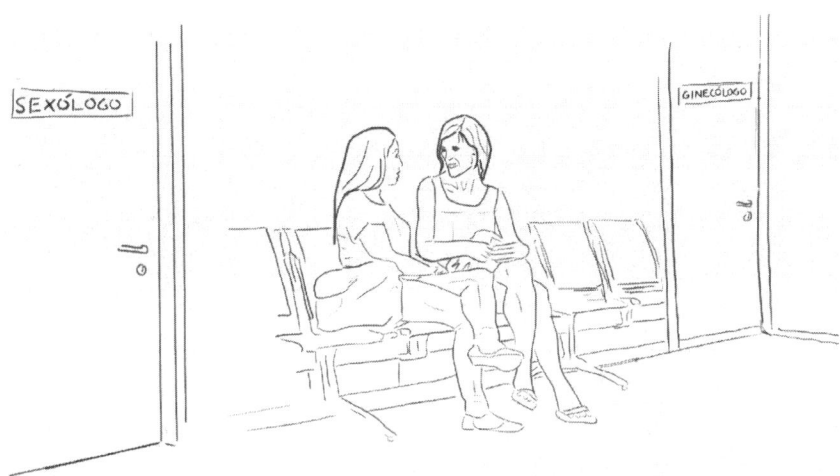

Una mujer y su hija acuden juntas a unas consultas de carácter íntimo.

Gracias al descubrimiento de la píldora y el dispositivo intrauterino (DIU) muchas mujeres abrieron camino para poder disfrutar libremente del sexo en los años 70 y 80. Gracias a ellas y a los cambios sociales posteriores, existe actualmente una mayor complicidad sexual intergeneracional.

5.4.9 Sexualidad en la 3ª edad. A modo de conclusión

Hoy en día resulta evidente el incremento de la esperanza y calidad de vida. Los estudios demográficos dejan constancia de las cifras ascendentes sobre el incremento de las expectativas de vida, que han aumentado en los últimos siglos unos 30 años. A principios del siglo XX tan solo el 4 % era mayor de 65 años. En el año 2021, el porcentaje de personas mayores de 65 años en España era del 19,95 %. La visión del sexo en España ha cambiado en las últimas décadas, liberándose los hábitos sexuales en una sociedad antaño reprimida. La incorporación progresiva de nuevas generaciones criadas en «libertad sexual» al segmento de la tercera edad, va a ir cambiando el espectro social negativo que del sexo asociado a la vejez se ha tenido hasta ahora. Todos estos factores más la aparición de nuevos recursos para la salud sexual hacen prever un incremento en el disfrute de la sexualidad del segmento denominado eufemísticamente «tercera edad», prosaicamente «mayores» o llanamente «vejez». El envejecimiento trae consigo una disminución de la función sexual pero no el final de la vivencia erótica. Por ello no se debe dejar de intentar disfrutar del sexo. No debe olvidarse la sexualidad de las personas pertenecientes a la tercera edad tanto por parte de los profesionales de la salud como de los propios mayores. Las diversas investigaciones referentes a la sexualidad de las personas de la tercera edad han demostrado que el interés y la actividad sexual si bien van disminuyendo con el paso de los años, persisten en una alta proporción de personas con edades avanzadas. El ser humano nace sexuado y muere sexuado. La sexualidad puede seguir desempeñando un papel relevante en la vida de las personas mayores.

Desde tal perspectiva, es conveniente que los profesionales de la salud sexual nos comprometamos en el estudio y abordaje de los problemas sexuales de la tercera edad, así como en la implementación de programas de sexualidad enfocados a tal segmento poblacional, posibilitando que los mayores sigan disfrutando de una sexualidad sana y satisfactoria.

6.

El hombre y la mujer en la DE. Actuación y consecuencias clínicas

6.0 Introducción

La educación sexual y los modelos observados desde niños por hombres y mujeres condicionan su biografía sexual. Durante muchos años la mujer ha sido enseñada a ser sumisa y complaciente con el varón, a estar siempre disponible sexualmente. A los varones se les exige ser fuertes, viriles, seguros y determinantes. Deben actuar como el macho alfa de la manada que «se supone» esperan las chicas, aquel que explota su sexualidad a tope y aspira con su gran pene y potente erección a cubrir cuantas hembras se crucen en su camino. Estos modelos de asignación sociosexual a los roles de género masculino y femenino han creado y siguen produciendo problemas sexuales a muchos hombres y mujeres que no siempre están de acuerdo con tales papeles, pero que se han visto abocados a responder de tal forma por la interiorización social y asunción personal que de los mismos han hecho.

6.1 El hombre y la mujer ante la DE. Actuaciones diferentes

Se sabe que hombres y mujeres tienen patrones de comunicación diferentes (Van Pelt, 1989). Ello se manifiesta también en la manera diferente de reaccionar ante un problema de DE. El chico suele asustarse y esconder su problema, la chica busca solución. El hombre siente que se le rompe la autoestima, quedando a merced de la intemperie erótica que le pueda sobrevenir. Ello hace que se angustie o bloquee, mostrando un comportamiento de aislamiento que va a repercutir en la relación con su pareja. La mujer, acostumbrada a que el varón se manifieste siempre valiente o asertivo en otras esferas de la vida, inicialmente no va a entender la soledad buscada de su pareja sexual como consecuencia del problema de erección, pero posteriormente empezará a inquietarse por su papel en el problema, cuestionándose la influencia de su actuación sexual en la problemática de su pareja e incluso considerando la posibilidad de no haber actuado con suficiente solvencia erótica.

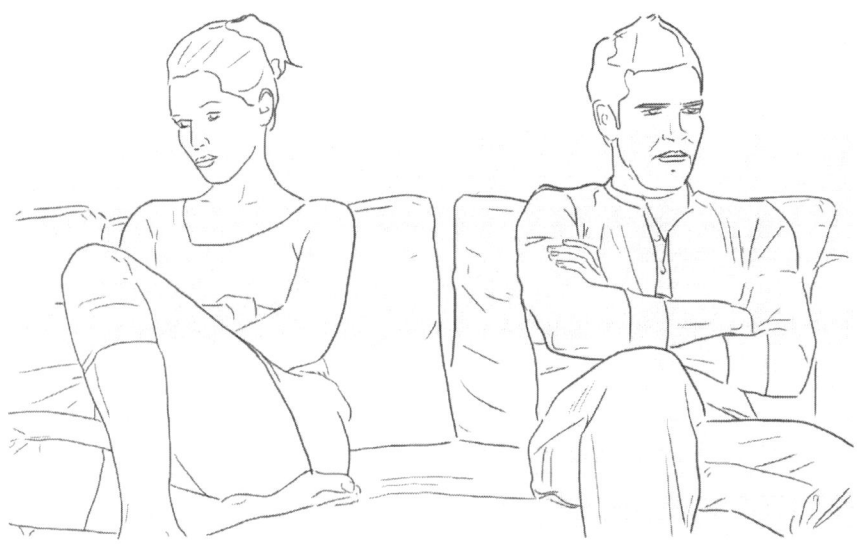

Cuando en una pareja aparece un problema de disfunción eréctil el hombre se suele acomplejar y aislar, mientras que la mujer puede llegar a creer que la culpa es suya por no ser suficientemente atractiva para él o no haberle dado el sexo que buscaba.

6.1.1 Actuación genérica del varón ante un problema de DE

a. Mala comunicación con su pareja ante el problema
    El varón humano no es un buen comunicador de emociones. El rol asignado tradicionalmente a su género, como ya he referido anteriormente, se basa en trasmitir seguridad, fuerza y determinación. Cuestiones alejadas de la necesidad de expresar emociones y sentimientos, y menos aún de mostrar debilidades. Acostumbrado a mostrarse duro, acorde con el tradicional género social que se le ha asignado, no encuentra camino para expresar su insatisfacción al observar sus fallos de erección.

b. Autoestima sexual quebrada:
    Para muchos varones la sexualidad entronca con su virilidad, la forma de mostrar su valía a una mujer. La autoestima general de muchos hombres se nutre en un porcentaje notorio de la vivencia sexual, de su funcionamiento erótico. Ello hace que cuando el varón siente que no ha estado «a la altura sexual esperada», se caiga su hombría como un castillo de naipes.

c. Pérdida de la identidad sexual:
    Para muchos hombres, aunque no lo reconozcan, un hombre sin erección «no es un hombre, le falta algo». Este concepto dañino está incrustado en el cerebro de muchos de ellos, haciéndoles víctimas de su propio papel, el que social y culturalmente se le ha atribuido a lo largo de la historia, alejado del nuevo rol que la realidad sexual actual les demanda.

d. Miedo al abandono:
    Tampoco es un tema que el varón exprese con facilidad, pero en su inconsciente muchos varones contemplan con cierta verosimilitud la posibilidad de ser abandonados por su problema de erección. Ello les genera aún mayor angustia, incrementando su ansiedad de rendimiento coital.

e. Refugiarse en la soledad de la «caverna»:
    Y entra en una crisis de introversión. Se encierra en sí mismo a la manera y forma a como lo hicieron sus antepasados hace miles de años ante algún episodio fallido de caza. Solo que en

este caso cambia la caverna por la soledad de la habitación o por su inmersión en alguna actividad deportiva o social que le ayude a paliar u olvidar el golpe. Este varón afligido habla menos, rehúye a la mujer o se hace el ofendido como disculpa para evitarla. Ella empieza a sentirse culpable o responsable en algún grado del problema.

f. Intentar superarlo sin avisarla:

Otro error que suelen cometer los hombres con problemas de erección es intentar demostrarse a sí mismos que todavía funcionan intentando la penetración coital al menor atisbo de erección sin esperar a estimular a la mujer, sin buscar la complicidad del encuentro sexual. Como consecuencia de tal actitud, la mujer se siente objeto sexual y nada partícipe del problema, pues interpreta los intentos coitales de él como puro egoísmo (Cabello-Santamaría, 2010) que denotan a ojos de ella la poca intención de satisfacerla sexualmente, incrementándose la incomunicación entre ambos y alejando, en consecuencia, la posible búsqueda de una solución compartida.

6.1.2 Consecuencias generales de la DE en el varón

a. Depresión:

Los estados depresivos son comórbidos con la DE en una relación bidireccional: la depresión induce o favorece la DE y al revés, un problema de erección puede también ocasionar una depresión (Araujo *et al.*, 1998; Seidman y Roose, 2000; Shabsigh *et al.*, 1998). Y es que para muchos hombres la perdida de erección les supone un gran daño (se les cae el mundo encima) en su autoestima sexual ocasionándoles un estado de ánimo depresivo. Cuando el varón siente que el problema se va acentuando y no hay manera de recuperar su normal erección («como era antes», suele decir) puede caer en estados de ansiedad, mostrándose angustiado ante el solo hecho de tener que realizar el acto sexual. Tal ansiedad también puede extenderse a otros comportamientos cotidianos no sexuales, alterándose su normal estado de actuación en circunstancias domésticas ante las que reacciona con brusquedad o soliviantado.

b. Aislamiento:

Ya se ha mencionado anteriormente: algunos varones incapaces de tener una erección suficiente que les permita realizar el acto sexual se repliegan sobre sí mismos y acaban cayendo en estados de soledad. Viven el problema con cierto ocultismo que les impide consultarlo.

c. Culpa:

Un porcentaje notorio de hombres con DE vivencian con culpa su problema eréctil, sintiéndose responsables de sus fallos de erección, piensan que han realizado alguna conducta inadecuada o incorrecta. O simplemente que quizá no se hayan cuidado lo suficiente a nivel de salud (tabaco, alcohol . . .). A ello se une la vivencia de responsabilidad por no poder satisfacer a su pareja sexual, lo que va a contribuir a incrementar aún más la sensación de culpa y autorreproche.

d. Vergüenza:

Algunos hombres con DE sienten una sensación de vergüenza o incomodidad por miedo a hacer el ridículo o a no estar a la altura en su funcionamiento sexual.

6.1.3 Consecuencias sexuales de la DE en el varón

a. Eyaculación precoz:

Pueden aparecer episodios de eyaculación precoz como consecuencia de los constantes intentos del varón por demostrarse a sí mismo que es capaz de funcionar, todo ello como consecuencia del incremento constante de la ansiedad de rendimiento sexual (querer cumplir en la satisfacción erótica de su pareja sexual).

b. Miedo a no funcionar sexualmente:

Al ver que se repiten los episodios fallidos de intentos coitales, llega un momento en que el varón con DE tiene miedo a no funcionar sexualmente, empieza a pensar que va a fallar (anticipa mentalmente el fallo) y renuncia a intentar el coito.

c. Pérdida de la iniciativa sexual:

   Dada la reiteración constante de fallos termina perdiendo la iniciativa sexual y renuncia a comenzar las relaciones sexuales.

d. Rechaza las relaciones sexuales solicitadas por su pareja:

   Tampoco se atreve a afrontar la relación sexual si es ella, la chica, quien solicita el encuentro erótico. Más aún, el hecho de que sea ella y no él (como suele ocurrir en general) quien demande el encuentro sexual, hace que se sienta peor a la hora de afrontarlo.

e. Pérdida del deseo sexual:

   Finalmente aparece en él una pérdida de deseo sexual, el sexo no le llama, o mejor dicho, lo rehúye, instalándose en su cabeza la sensación de apatía sexual y poco interés por buscar el placer erótico.

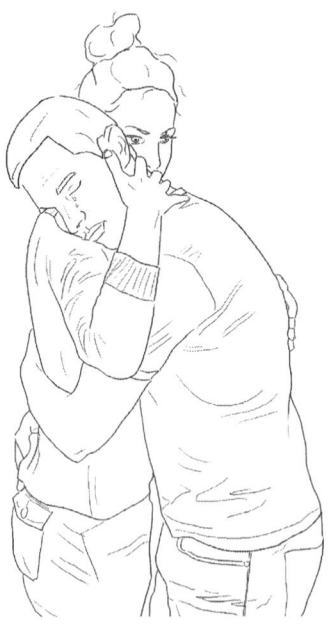

La DE es un problema sexual del varón que afecta a la pareja sexual y a la relación. El apoyo de la mujer durante el tratamiento es fundamental para su solución.

6.1.4 Actuación genérica de la mujer ante un problema de DE

Sorprendida por el aislamiento de él, no le gusta el enfado ni la actitud aislacionista de su pareja sexual.

Se cuestiona su funcionamiento sexual (¿Estaré actuando bien eróticamente? ¿Tendría que haber sido más activa sexualmente?).

Se plantea motivos o razones posibles: estrés o preocupación laboral excesiva de su pareja, enfermedades . . .

Puede pensar o sentir que por algún motivo es parte del problema.

Preguntas y dudas que la mujer suele plantearse ante un problema de DE_(Basson, 2002):
¿Será por mi culpa?
¿Habré dejado de ser atractiva para él?
¿Tendrá otra persona?
¿Habré estado demasiado ocupada en los hijos o en el trabajo?

6.1.5 Consecuencias generales de la DE en la mujer

a. Introducción:

La DE tiene consecuencias importantes en la pareja sexual, que pueden variar dependiendo de diversas consideraciones, fundamentalmente el contexto de pareja en que se produce el problema. Una consideración fundamental es el nivel de implicación emocional y afectiva que tenga la pareja para con el varón afectado por DE. Otra, también importante, es el estado de la relación. No es lo mismo que el problema se produzca en una situación en que la pareja se lleve bien, tenga complicidad erótica, una vida sexual satisfactoria hasta la aparición del problema y un buen nivel de relación de pareja, a que la DE se produzca en un contexto donde ya existía una desavenencia afectiva, una crisis de pareja o un cultivo de la sexualidad pobre y desmotivado. Vamos a analizar la posible afectación general en la mujer como consecuencia de la DE del varón:

b. Depresión:

Existen varios estudios que confirman que la DE puede causar depresión en la mujer pareja sexual del hombre afectado. De hecho, concluyen que en personas situadas en el segmento de edades medias, la función sexual esta significativamente asociada con la depresión. Digamos que el problema eréctil del hombre afecta al ánimo de los dos miembros de la pareja.

c. Estrés:

La situación de tensión creada en el hogar como consecuencia de un problema de DE puede inducir respuestas de estrés en la pareja sexual, que se siente superada, no consultada, rechazada o simplemente ninguneada por su pareja sexual.

d. Sentimiento de culpabilidad:

Muchas mujeres ante la DE del varón acaban asumiendo que tienen una parte de culpa en el problema al considerar que quizá no sean lo suficientemente atractivas para él o que no han actuado con la necesaria solvencia erótica para poder satisfacer a su «pareja sexual». Esta consideración o creencia la encontramos en mujeres que han recibido una educación sexual tradicional y que tienen sentimientos de culpabilidad por no ser más atrevidas, lanzadas o sensuales en su comportamiento erótico con su pareja sexual. Tal sentimiento de represión sexual unido a la idea tradicional e histórica que tienen asimilada sobre lo que es un modelo romántico de comportamiento amoroso, puede provocar que no se atrevan a «soltarse en la cama». Y tal vivencia prejuiciada de actitud sexual es reprochada a sí misma como posible culpa de la disfunción eréctil del varón.

e. Distanciamiento emocional:

Muchas mujeres perciben que su pareja no les cuenta el problema, se lo oculta en evidente distanciamiento de ella. Tal hecho les promueve desánimo y un desapego emocional hacia el varón al comprobar que no tiene complicidad con ella.

6.1.6 Consecuencias sexuales de la DE en la mujer

La disfunción eréctil es el problema sexual del varón que mayor repercusión presenta sobre la erótica de la mujer. De hecho, hasta un 40 % de las mujeres pareja sexual de un hombre con disfunción eréctil, acaban padeciendo una difusión sexual propia como consecuencia de ello.

a. Pérdida del deseo sexual:

Es una de las consecuencias más claras observadas en las mujeres que son pareja sexual de un hombre afectado por DE. Junto al desapego afectivo aparece la desmotivación sexual, ya que «su hombre» pasa de ella sexualmente hablando, no la busca, no la cuenta, no la confía. La falta de contactos sexuales o los poco existentes que hay, que suelen ser fallidos, colaboran en la pérdida del apetito sexual de la mujer, que no le llama el sexo, se ha desmotivado por la displicencia de él en buscar soluciones al problema o los reproches que se pueden haber intercambiado.

b. Anorgasmia coital:

La obtención del logro orgásmico coital femenino no es tan fácil como pudiera pensarse por parte de algunos sectores masculinos. De hecho, se sabe que en términos generales y circunstancia normales, un tercio de las mujeres suelen tener problemas en la obtención del orgasmo durante el coito. Si a esta realidad relativamente frecuente o cotidiana se le añade un problema de erección y una falta continuada de contactos sexuales, tendremos como consecuencia un problema de anorgasmia coital en la mujer que incrementará su ya de por sí insatisfecha sexualidad.

6. 1.7 Proceso de demanda de ejecución en el hombre

En 1986, Barlow presentó un modelo experimental que demostró cómo los sujetos sin problemas de erección, ante la demanda de ejecución coital, tendían al acercamiento a la pareja mientras los disfuncionales tienden a evitar los contactos sexuales. En el cuadro siguiente queda reflejado tal modelo:

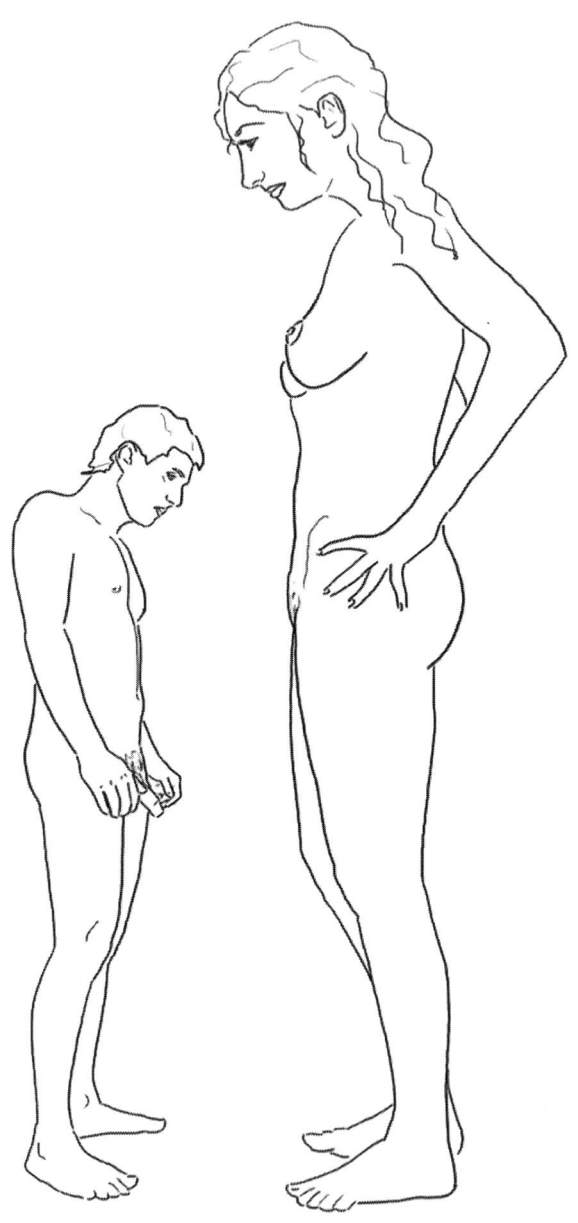

Muchos hombres se sienten empequeñecidos ante la demanda sexual de la mujer. La DE contribuye a incrementar el complejo promoviendo que muchos varones rehúyan el encuentro coital.

DEMANDAS DE EJECUCIÓN	
(Modelo explicativo de disfunción eréctil de Barlow, 1986).	
Sujetos con buen funcionamiento	Sujetos con DE (*feedback* negativo)
Percepción de control	Percepción de falta de control
Atención centrada en sensaciones eróticas	Atención centrada en las consecuencias públicas de la no ejecución
Excitación y abandono	Aumento del «arousal» autonómico: la ansiedad somática
Aumentando la atención en lo erótico	Que aumenta la atención centrada en las consecuencias de la no ejecución
Ejecución correcta	Ejecución incorrecta
Tendencia al acercamiento	Tendencia a la evitación

6.1.8 Rol de rendimiento y demanda de ejecución: incremento de la ansiedad

Abraham y Porto, en 1979, consideraron que la ansiedad de ejecución era consecuente a la concatenación de varios factores ansiógenos:

a. Temor al fracaso: miedo a no funcionar adecuadamente ante la pareja sexual.

b. Obligación de resultados: necesidad de que la respuesta eréctil fuera consistente, duradera y de recuperación rápida.

c. Altruismo excesivo: estar más pendiente del placer de la pareja que del propio.

d. Autobservación: estar observando el pene para ver cómo responde. Viene a ser lo que Masters & Johnson llamaron en 1970 Rol del Espectador.

Cuando la ansiedad se hace crónica y se mantiene en continuos intentos coitales fallidos, llega un momento en que el varón desiste de intentarlo, se ve incapaz de tener una erección coital suficiente y termina por rehuir el sexo. Acaba cayendo en el Círculo de Rendimiento Coital como consecuencia de su ansiedad de ejecución. La mujer puede llegar a sentirse rechazada y se complica aún más la interrelación erótica de la pareja.

6.1.9 Variación de la respuesta sexual de la mujer ante la disfunción eréctil de su pareja

VARIACIÓN DE LA RESPUESTA SEXUAL DE LA MUJER ANTE LA DISFUNCIÓN ERÉCTIL DE SU PAREJA (Cabello, 2007)

Muchos varones afectados por DE intentan evitar el sexo con su pareja sexual. Cuando el reclamo o estímulo erótico se produce, se incrementa la ansiedad sexual en el varón que en consecuencia y, por miedo a fallar, rehúye el encuentro amoroso.

Ante ello, la mujer presenta 3 TIPOS DE COMPORTAMIENTO:

1. Mujeres con un buen nivel de satisfacción sexual.

   Presentan conductas eróticas más demandantes, presionan al hombre y le obligan a buscar solución a su problema. No quieren perder su capacidad de goce y reclamen su lugar en el sexo. Tal presión, sumada a la que el propio varón se autoimpone, produce que el varón incremente aún más su miedo al sexo y rehúya el encuentro coital poniendo disculpas de todo tipo (Cabello-Santamaría, 2004), como «el sexo no es lo más importante de una relación».

2. Mujeres con una sexualidad poco activa pero sin disfunción sexual alguna.

   Reaccionan de una manera parecida a algunas mujeres disfuncionales: evitan el sexo y se autoconvencen de la escasa importancia del sexo en sus vidas.

3. Mujeres que presentan alguna disfunción sexual (anorgasmia coital, fala de deseo sexual, aversión al sexo . . .).

   Se dan a su vez 2 subtipos de perfiles:

   a. Unas animan a su pareja quitando importancia a la DE y mostrándose compresivas con él.

   b. Otro perfil o grupo «achacan su propia disfunción al trastorno de su pareja», característica muy común, refiere Cabello-Santamaría, en mujeres con facilidad para excitarse pero con anorgasmia coital.

6.1.10 Consecuencias de la DE en la relación de pareja

Si un problema de DE no es abordado se puede crear una dinámica de confrontación y hostilidad en la pareja, creándose un ambiente de desconfianza y recelo. Si es la mujer quien propone buscar soluciones con un profesional y el varón lo aplaza o rechaza puede llegar un momento en que se cree un rechazo mutuo que con el tiempo puede enquistarse y precipitar una crisis de pareja, donde si bien el ocaso erótico de la pareja no tiene porqué terminar en un final de la relación, sí puede suponer un incremento del deterioro convivencial y una pérdida de la calidad relacional de la pareja.

Otra consecuencia posible que puede ocurrir es aquella en la que si la relación emocional es buena y la convivencia saludable, la pareja renuncie al sexo e interiorice un modelo de relación sexual carente de motivación erótica que dependiendo de la edad (a mayor edad, más posibilidad de deserotizarse), la convivencia y los mutuos intereses hagan hibernar el problema durante años.

6.1.11 El papel de la mujer en la DE

1. Introducción:

Los problemas sexuales surgen en pareja y se solucionan en pareja. Ambas cuestiones, el problema y la solución, son inherentes a la interrelación erótica de la pareja. Por ello es importante que la mujer apoye al varón, que la chica, como pareja sexual y afectiva de un hombre con problemas de erección, apoye a su chico durante el abordaje y tratamiento del problema de DE.

    a. Un hombre con un problema de erección es una persona con la autoestima quebrada. Es muy importante que no se sienta rechazado y sí apoyado emocionalmente. Lo necesita y él sabrá valorarlo.

    b. Para muchos varones la hombría y la masculinidad está en los genitales y si estos «están mal», tales varones se encuentran desubicados, rotos internamente. Los hombres pueden aparentar fortaleza y dureza, pero cuando tienen un problema de erección se derrumban la mayoría como muñecos de papel.

Puede parecer insensibles y ajenos a las emociones o, por lo menos, no tan sensibles como las chicas, pero cuando el problema les afecta en un tema «tan sensible» como el pene, la cuestión adquiere otra valoración para ellos. Por tal motivo, es perfectamente factible que el chico cambia de actitud a raíz del problema: pudiendo mostrarse triste y apagado, o aislado y huraño. Está «rumiando su problema». Por ello es importante que no se sienta rechazado por la mujer, su pareja sexual y que la chica sea consciente de la importancia de su papel, apoyándole emocional y psicológicamente.

c. La mayoría de los hombres se preocupan por la satisfacción sexual de su pareja:
Para la mayoría de los hombres la satisfacción sexual de su pareja es muy importante. La DE no solo representa para estos hombres la incapacidad propia de no poder disfrutar plenamente del sexo, sino también de no hacer disfrutar a su pareja sexual. Son 2 frustraciones en 1. Para estos chicos, que la chica alcance el orgasmo o/y quede satisfecha sexualmente es una cuestión prioritaria, tanto como obtener el propio placer.

d. Importancia del papel de la pareja (la chica) durante el tratamiento en función de:
   1. Su apoyo durante el tratamiento
Compartiendo la información recibida por parte del experto, colaborando en la realización conjunta de los pasos clínicos a realizar en casa, entendiendo la dinámica relacional de pareja y compartiendo los conceptos a trabajar y todos aquellos factores que la psicoterapia permita esclarecer.
   2. Su predisposición para la terapia sexual que estará condicionada por el hecho de que ella tenga o no problemas sexuales propios, por lo que se darán:

e. Consecuencias de la falta de apoyo de la chica:
   e.a.El chico no va a poder completar la parte de los ejercicios que se realizan en pareja.

e.b. La solución de la DE se va a hacer más dificultosa.

e.c. Con el tiempo y como consecuencia de no solucionar la DE y hacerse crónico el problema de erección, puede darse en la chica un problema de anorgasmia coital y con el tiempo también de una pérdida del deseo sexual.

e.d. Puede darse una crisis de pareja y, a veces, una ruptura de la relación.

IMPORTANCIA DEL PAPEL DE LA MUJER
EN LA SOLUCIÓN DE LA DE:

1. Comprendiendo el problema.
2. No echándole la culpa de tu insatisfacción erótica (los reproches son dañinos).
3. Empatizando con él.
4. Apoyándole emocionalmente.
5. Colaborando en la realización de los ejercicios clínicos que se deben realizar en pareja.
6. No presionándole sexualmente (gestionando sin ansiedad tu demanda sexual).
7. Entendiendo que la DE es un problema de salud sexual.

Compartir placer y momentos de felicidad une mucho, pero también da cohesión emocional a una pareja la consciencia de haber estados unidos en las dificultades. Una pareja que se apoya está cimentando su futuro con mayor consistencia. Promover y luchar por el derecho a tener una salud sexual es apostar e invertir por un futuro mejor como pareja.

7.

Causas de disfunción eréctil

7.0 Introducción

Durante muchos años (hasta los años 90) se pensó que las causas de disfunción eréctil eran mayoritariamente debidas a factores psicológicos (Pomerol, 2010). Todavía no se disponía por entonces de suficientes pruebas diagnósticas para poder cribar con eficacia el posible origen vascular de muchos casos de DE. En las últimas décadas se han incrementado los recursos diagnósticos, ello ha contribuido a detectar un mayor número de disfunciones eréctiles de origen orgánico que antaño pasaban desapercibidas en su etiología. No se sabe con precisión y objetividad el porcentaje de cada campo, al depender entre otras cuestiones del segmento de edad al que nos estemos refiriendo.

De los que sí se tiene constancia es del incremento de los casos de disfunciones eréctiles de origen mixto, ya que incluso los casos evidentes de DE orgánica acaban presentando ansiedad ejecutoria coital en el paciente cuando el problema se hace crónico, provocando que el varón acabe afligido psicológicamente por la ansiedad que le genera su dificultad eréctil, así como los pensamientos asociados a la misma que por su mente pasan del tipo de: «ya no soy un hombre completo», «he perdido masculinidad», «pronto empiezo con problemas sexuales», etc.

Las disfunciones eréctiles de origen orgánico suelen aparecer en edades más avanzadas, siendo las psicológicas más propias de jóvenes o personas de mediana edad. Aun así, hay que decir que la mayor parte de las disfunciones sexuales son de origen secundario (aparecen después de un tiempo de funcionar bien), siendo muy escasas las disfunciones eréctiles de origen primario (aquellas que ocurren desde siempre, es decir, desde el inicio de la vida sexual del paciente).

De todas formas, es importante reseñar la cada vez más evidente existencia multicausal en los problemas de erección, lo que obliga a una relectura e interpretación más compleja de las posibles causas inductoras, al tener cada vez los clínicos un mayor convencimiento de que los problemas de erección son consecuencia de la interacción multifactorial orgánico-psicológica.

Saber con precisión la interacción entre los diversos factores causantes de una DE es uno de los retos pendientes en el estudio de la DE. Lo orgánico y lo psicológico no so unidades independientes, sino vasos comunicantes en continua interacción. Mente y cuerpo es una vía de doble sentido. Lo orgánico y lo psicológico no son excluyentes, sino que se complementan, refiriéndose al mismo hecho, pero expresado con discursos diferentes (Landarroitajaregi, 1997). Aplicado al campo de la DE sabemos que la mejora en la erección producida por un fármaco IPDE-5 al inhibir la diesterasa e incrementar la producción de óxido nítrico, indirectamente y sin que ello fuera su objetivo, está potenciando la seguridad erótica del paciente. El fármaco actúa sobre la organicidad, pero en la psique del paciente reverbera el subidón de autoestima sexual al verse capaz de satisfacer sexualmente a su pareja. Y al revés, una técnica psicológica o sexológica puede tener efectos analgésicos o/y ansiolíticos al incidir sobre el nivel de endorfinas o/y neurotransmisores (Landarroitajauregi, 1997). En esta línea de visión integradora y coral de la DE, es obvio que ninguna DE puede ser 100 % psicógena o 100 % orgánica, ya que a lo largo de su desarrollo es tal la interacción entre los posibles factores orgánicos y psicológicos intervinientes en el problema, que la mera división clasificadora de causas obedece más a la necesidad de activar unos protocolos que permitan perfilar el abordaje inicial del problema, que a un conocimiento riguroso de la etiología causante.

Por ello, si bien en un principio cuando hablamos de causas de DE se puede partir de una triple (pero lábil) clasificación inicial (orgánica, psicológica y mixta), ello debe atribuirse no solo a la inercia tradicional necesaria de tener que clasificar cualquier disfunción o posible patología, sino a la conveniencia de concretar a priori la especialidad clínica pertinente más adecuada para su tratamiento, ya que si es una DE de origen psicológica (o predominantemente psicológica), convendrá que sea el Sexólogo clínico de formación psicológica quien empiece el abordaje del problema, mientras que si los factores causantes apuntan a un origen orgánico (o predominantemente orgánico) es aconsejable que sea el urólogo/andrólogo o el sexólogo de formación médica quien inicie el abordaje del problema.

Llegados a este punto, queda evidenciado la repetida necesidad de la creación de equipos multiprofesionales en el abordaje y solución de los problemas sexuales.

De todas maneras, en el capítulo dedicado a la evaluación se exponen varios casos esclarecedores que evidencian como se pueden solapar en un mismo problema de DE, factores causantes psicológicos y orgánicos, formando una base mixta causal, enmarcada en el esquema evaluativo tradicional que engloba factores predisponentes, precipitantes y de mantenimiento de DE.

7.1 Causas orgánicas de DE

FACTORES DE RIESGO ASOCIADOS CON LA DISFUNCIÓN ERÉCTIL
• Consumo de alcohol, drogas y tabaco. • Consumo de medicamentos que afectan a la respuesta sexual. Como son los antihipertensivo, los psicotrópicos, los antagonistas H2 y las hormonas (Lue *et al.*, 2004). • Condiciones médicas como enfermedades cardiovasculares, hipertensión arterial y diabetes mellitus. • Ateroesclerosis múltiple. • Enfermedad de Alzheimer. • Enfermedad pulmonar obstructiva crónica. • Enfermedad de la Peyronie: pueden padecer DE por infiltración de las venas emisarias por la placa fibrosa que afecta el mecanismo venooclusivo y también por el factor psicológico que se produce en el hombre cuando ve su pene deformado. • Trastornos psiquiátricos (en la depresión severa se da un alto porcentaje de casos de DE).

CAUSAS ORGÁNICAS DE DISFUNCIÓN ERÉCTIL (DE)		
Causas vasculares (60 %-80 %)	Causas neurológicas (10 %-20 %)	Causas hormonales (5 %-10 %)
Arterioesclerosis Infarto de miocardio Tabaco Hiperlipidemia HTA Diabetes	Sistema Nervioso Central Accidente cerebrovascular Síndrome de apnea del sueño Enfermedades degenerativas (esclerosis múltiple, Parkinson, Alzheimer . . .) Tumor cerebral	Exceso de estradiol Obesidad Hepatopatía
Enfermedad de Peyronie Fracturas pélvicas Traumatismos perineales Hipospadias Epispadias Micropene Cáncer de pene Fractura de cuerpos cavernosos Trasplante renal heterotópico Síndrome de Leriche Bypass aortoilíaco o aortofemoral Secuelas de la radioterapia Secuelas del priapismo	Médula espinal Traumatismos Hernia discal Esclerosis múltiple Tumor medular Infarto medular Mielomeningocele Tabes dorsal	Hipeprolactinemia Farmacológica Tumor hipofisario (prolactinoma)
	Nervios periféricos Neuropatía diabética Neuropatía alcohólica Secuelas posquirúrgicas Prostatectomía Cistoprostatectomía Resección transuretral de próstata Cirugía de la médula espinal Amputación rectal	Alteraciones del tiroides Hipertiroidismo Hipotiroidismo Alteraciones suprarrenales Síndrome de Cushing Enfermedad de Addison
		Hipogonadismo Anorquia Quimioterapia Radioterapia Síndrome de Klinefelter

Como he referido anteriormente, las causas orgánicas se dan con más frecuencia en personas mayores. Algo lógico teniendo en cuenta que los factores orgánicos suelen presentar su mayor intensidad inductora con el avance de los años. La edad en sí no se considera una causa de DE, pero sí los factores asociados al transcurrir de la misma, es decir, al envejecimiento.

Características diferenciales de DE de origen orgánico:

- Edad: Se da en general en edades maduras o medias (a partir de los 50-55 años).
- Comienzo: gradual.
- Aparición: permanente.
- Evolución o curso: negativa constantemente.
- Tiempo de evolución: >1 año.
- Erección extracoital: suele ser escasa.
- Problemas psicosexuales: son secundarios (no son los causantes del problema de DE, sino que han aparecido como consecuencia de la DE).
- Problemas de pareja: son secundarios (no son los causantes del problema de DE, sino que han aparecido como consecuencia de la DE).
- Ansiedad anticipatoria: es secundaria (no es la causante del problema de DE, sino que ha aparecido como consecuencia de la DE).

Vamos a analizar las causas orgánicas más destacables:

7.1.1 Diabetes mellitus

La diabetes es sin duda la enfermedad de mayor relevancia endocrino-metabólica por su elevada prevalencia como causa orgánica de DE. Según distintos estudios, hasta un 50 % de los diabéticos de cualquier tipo terminan desarrollando una DE al cabo de 10 años de detectarse la diabetes. Con el paso de los años y el incremento de la severidad de la diabetes, el porcentaje de DE llega a ser de un 95 % en varones diabéticos de 70 años. El estudio de la disfunción eréctil en pacientes diabéticos resulta complicado, pues existen multitud de variables que influyen en su etiología y desarrollo como son los factores que devienen del complejo mecanismo de la erección: vasculares, neurógenos, hormonales e incluso psicológicos.

El origen de la DE en la diabetes es multifactorial: neuropatía, macro y microangiografía, pero se considera a esta última la mayor responsable al provocar esclerosis arteriolar y deterioro del flujo sanguíneo a nivel del tejido cavernoso.

Cuando la diabetes está avanzada se produce un déficit de óxido nítrico (el gas vasodilatador que es clave en la erección) en el cuerpo cavernoso como consecuencia de una producción disminuida por parte de la óxido nítrico sintetasa (la enzima que acelera o convierte el paso de la L-arginina en óxido nítrico), lo que contribuye directamente a la DE e indirectamente a la neuropatía autónoma.

En la diabetes, además de factores orgánicos no es infrecuente que aparezca también un componente psicológico mantenedor del problema de erección. Ello se debe a que el paciente, una vez informado de que va a padecer de DE, con el paso del tiempo comienza a desarrollar una preocupación por su problema de erección, anticipando su advenimiento y autogenerando más ansiedad ejecutoria de rendimiento sexual. Ello hace que se incremente psicológicamente su preocupación por la erección y su problema. Aun así, es necesario y conveniente que el paciente diabético esté informado de los problemas de erección que la diabetes conlleva. La clave está en elegir adecuadamente el momento, el contenido y la forma de comunicárselo.

El caso de la diabetes es un ejemplo típico de la complejidad diagnóstica y evolutiva de algunos casos de DE en los que intervienen los 3 tipos de factores causantes de DE (precipitantes, predisponentes y de mantenimiento). Así tenemos: factor predisponente (la endocrinopatía va deteriorando la vascularización del pene predisponiendo a que haya un problema base de erección), factor precipitante (el problema aparece o se precipita cuando el flujo vascular no es el adecuado o porque los impulsos nerviosos no lleguen por culpa de la neuropatía diabética) y factor de mantenimiento (aparece reiteradamente la ansiedad psicológica por miedo a fallar o no rendir sexualmente).

La relación entre diabetes y DE es especialmente representativa del justo y acertado proceder que el experto debe encontrar entre la conveniencia de informar al paciente de la realidad sexual que le va a ocasionar la diabetes, cuándo hacerlo (en qué momento concreto de evolución de la enfermedad) y de qué forma hacerlo.

Y es que el factor psicológico añadido que se produce cuando la DE de origen orgánico se hace crónica, suele encontrar en la diabetes un campo especialmente abonado, ya que el paciente una vez informado de las consecuencias sexuales de su enfermedad, suele incrementar su ansiedad, asustado por lo que interpreta que le espera en el futuro con el avance de su enfermedad diabética. Es importante por ello saber comunicarle que el tratamiento con los fármacos pertenecientes al grupo de los Inhibidores de la Fosfodiesterasa tipo 5 (IPDM 5) suelen tener buenos resultados en el tratamiento de la DE secundaria a la diabetes, ya que favorecen la relajación del músculo liso aórtico, la vasodilatación y el aumento del flujo sanguíneo.

7.1.2 Enfermedad cardiovascular

La DE y la enfermedad cardiovascular comparten los mismos factores de riesgo (edad, hipertensión arterial, diabetes, dislipemia, tabaquismo, obesidad, etc.).

Conviene entender la DE no como una complicación secundaria en el contexto de la enfermedad cardiovascular, sino como una manifestación temprana de aterosclerosis y como precursora de una enfermedad vascular sistémica (Prieto, 2017).

En esta línea, la DE puede funcionar como un síntoma centinela avisador de una posible enfermedad subyacente (fundamentalmente cardiovascular). Ello es un hecho clínicamente importante que posibilita actuar de forma preventiva sobre la salud del paciente.

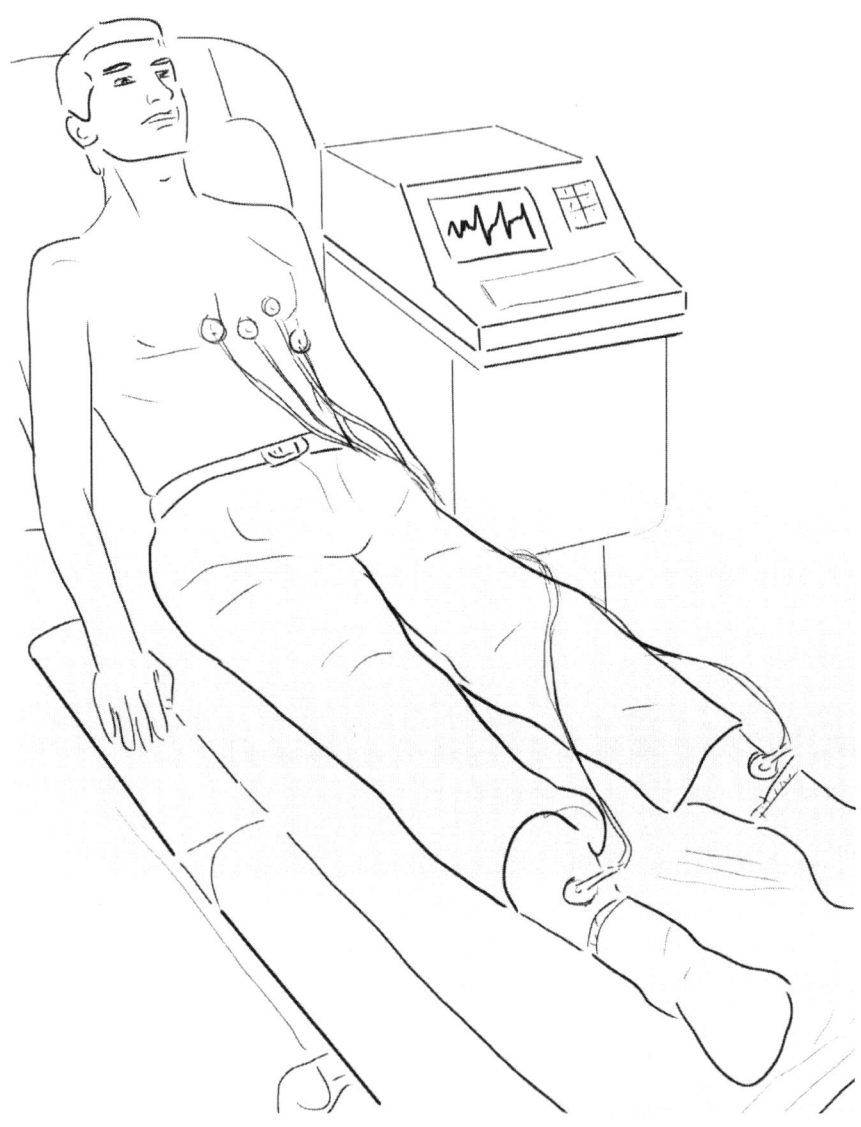

Igual que un centinela avisa de un posible peligro acechante, la DE eréctil de origen orgánico puede estar «avisando» de la posibilidad de que existan otra patologías no diagnosticadas, fundamentalmente de origen cardiovascular. En este sentido puede ser conveniente la realización de un estudio de la función cardiovascular.

Para entender esta relación DE/enfermedad cardiovascular, Prieto (2017) plantea 2 hipótesis:

a. Disfunción endotelial: es la primera manifestación de la enfermedad arteriosclerótica.

b. Tamaño arterial: el diámetro de las arterias cavernosas es menor que el de las arterias coronarias. Las arterias más pequeñas son más susceptibles a la oclusión por ateromatosis, por lo que la DE sería la primera manifestación.

En consecuencia, ante un paciente con DE se deben plantear siempre 2 posibilidades:

a. Pacientes en los que la DE puede ser un síntoma centinela.

b. Pacientes con enfermedad cardiovascular que, además, presentan problemas de erección.

Dada la gran incidencia que tienen las enfermedades cardiovasculares en las personas y la relación evidente que existe entre el sistema cardiovascular y la respuesta sexual humana, la DE es un problema recurrente en este tipo de patología, sobre todo en enfermedades como la cardiopatía isquémica y la insuficiencia cardiaca.

En la DE de origen cardiovascular influyen factores vasculares (arterosclerosis) y psicológicos (ansiedad), así como algunos de los fármacos que se utilizan en esta enfermedad, tales como betabloqueantes, hipolipemiantes, diuréticos, digoxina (Saiz Hidalgo, 2013). Por otro lado y como se ha referido anteriormente, debe tenerse en cuenta que la DE puede ser un síntoma centinela de enfermedad cardiovascular, es decir, un avisador que predice que detrás de esa DE puede existir un problema cardiovascular a tratar, sobre todo en menores de 60 años.

Algunos estudios refieren que hay casos de DE de origen orgánico que preceden el desarrollo de una angina de pecho unos dos o tres años y la aparición de eventos cardiovasculares entre tres y cinco después de la aparición de la DE.

La incidencia de DE tras un infarto agudo de miocardio se sitúa entre el 38 % y el 78 % (Documento de Consenso sobre Disfunción Eréctil, 2013).

En una revisión de múltiples estudios se constata que 48 meses después de un infarto, 1/3 de los pacientes padecía DE, produciéndose también una disminución del deseo sexual como consecuencia, entre otras cosas, del miedo psicológico a que pueda ocurrir algún problema si se realiza un esfuerzo sexual. Ello se debe a que muchas personas afectadas por insuficiencia cardíaca tienen verdadero miedo a que el corazón no responda, por lo que evitan la posible excitación sexual.

En la mayoría de los pacientes que han padecido un infarto, aparece un miedo a no ser capaz de resistir una relación sexual. En realidad, el esfuerzo coital se ha equiparado al necesario para andar 1 km durante 15 minutos y al de ser capaz de subir unas escaleras de 2 pisos. Andar 1 km es equivalente al gasto cardíaco en METS (unidad ergonómica del gasto cardiaco medido en cinta andadora) de los juegos eróticos y la penetración, mientras que subir 2 pisos equivaldría en METS al orgasmo. Es decir, que el gasto total de energía de una relación sexual completa se situaría entre 3,7 y 5 METS (De Busk *et al.*, 2000).

El nivel de actividad sexual para las personas que tienen o han tenido problemas de enfermedad cardiovascular está regulado por El Consenso de Princeton, establecido en el año 2000 (y revisado en 2005), que categorizó el riesgo cardiovascular ligado a la activad sexual y que divide a los pacientes en 3 estratos de riesgo (bajo, medio y alto) en función de sus comorbilidades. El grupo de bajo riesgo puede mantener relaciones libremente (más allá de 6 semanas tras un infarto no complicado), mientras que el grupo de riesgo alto necesitaría estabilización previa (MHO, estenosis aórtica severa, insuficiencia cardiaca NYHA III o IV, angina inestable...) y los de riesgo intermedio una evaluación cardiovascular (como, por ejemplo, DE sin síntomas cardiovasculares pero con 3 o más factores de riesgo, excluyendo género).

La incidencia de la DE tras un infarto de miocardio se sitúa entre el 38 y el 78 % por causa de factores vasculares (arterosclerosis), los consecuentes a la toma de fármacos postinfarto y los factores psicológicos (ansiedad de ejecución, fundamentalmente). De hecho, entre un 37 y un 58 % de los pacientes que han sufrido un infarto, necesitan ayuda psicológica sexual, ya que el miedo (a veces, verdadero pánico) a la excitación sexual les paraliza e impide tener relaciones sexuales. Y cuando las tienen, el miedo constituye un factor determinante en la vida sexual de tales pacientes, ya que la ansiedad de anticipación o ejecución mencionada múltiple veces en este libro por su importancia, se incrementa en el varón tras el infarto. Además, el varón no solo está atento a su pene, sino que extiende su autoobservación a otras partes diversas de su cuerpo, como pueden ser el pecho (está pendiente de si siente presión), el corazón (está pendiente de sentir su propio ritmo cardiaco) a la respiración (está pendiente de si se produce disnea). A ello hay que añadir la actuación y actitud erótica de la pareja sexual del varón cardiópata que suele renunciar al sexo por miedo a «que pueda pasarle algo a él» y tenga que asumirlo luego ella como si fuera culpable o responsable de tales posibles percances de salud que pudieran sobrevenirle a su pareja.

7.1.3 Hipertensión arterial

La hipertensión arterial (HTA) puede ser causa condicionante y en ocasiones, determinante de la DE. Es decir, puede actuar como factor predisponente y también como factor de mantenimiento de la misma. Recordemos que la erección es sangre que acude al pene a través de las arterias y vasos. La hipertensión arterial deteriora tales arterias dificultando el abastecimiento de sangre al pene. También producen efectos negativos en la erección los fármacos antihipertensivos.

Prevalencia:

- Muchos hipertensos tienen una hiperestimulación simpática que también contribuye a que entre el 24 % y el 47 % de ellos desarrollen DE.
- Entre un 8 % y un 17 % de hipertensos sin tratamiento padecen de DE.

- Un 26 % de varones mayores de 60 años presenta DE (Noguerol y col., 1996).
- La hipertensión arterial causa DE al 12 % dependiendo del nivel de presión sistólica, la edad y los tratamientos previos contra la hipertensión (Grimm *et al.*, 1997).
- En otro estudio realizado en la Comunidad Valenciana, sobre una muestra de 507 varones hipertensos, se encontró un prevalencia del 46,5 % (Cuéllar de León, 2000).

Efectos de la Hipertensión arterial en la DE:
- Produce pérdida de la elasticidad arterial.
- Daña el endotelio de los cuerpos cavernosos, disminuyendo el óxido nítrico necesario para la erección (Kelm at col., 1996).
- Aumenta el tono vascular.

Fármacos antihipertensivos que favorecen la DE:
- Diuréticos, bloqueadores beta, anti adrenérgicos (metildopa, clonidina, etc.).

Fármacos antihipertensivos que menos interfieren en la respuesta sexual:
- Inhibidores de la enzima convertidora de angiotensina, antagonistas de los receptores de angiotensina II, los bloqueadores de los canales del calcio y los dihidropiridínicos.

Hay dos tipos de situaciones en la HTA que podrían jugar un papel en la DE (Calvo Gómez, 2013). Una es biológica y propia del envejecimiento: la disminución de la elasticidad de las paredes vasculares arteriales. Otra es causada por el predominio del tono adrenérgico y la reducción del tono parasimpático, con disminución de la luz vascular de los vasos bulbocavernosos, lo que dificulta la relajación de la musculatura lisa vascular y el relleno de sangre de los cuerpos cavernosos. En este sentido, el posible aumento de endotelina en la luz vascular del óxido nítrico por el estrés oxidativo y el desequilibrio entre sustancias vasopresoras y vaso depresoras, desempeñan un papel fundamental en la modulación del tono vascular, tanto en la etiopatogenia de la HTA como en la génesis de la DE (Vane *et al.*, 1990; Rajfer *et al.*, 1992; Burnett, 1995; Kelm *et al.*, 1996).

Asimismo, la asociación de uno o varios factores de riesgo cardiovascular (diabetes, dislipemia, tabaquismo y consumo excesivo de alcohol), altamente prevalentes en los pacientes hipertensos, pueden contribuir a la patogenia de la lesión vascular, favoreciendo el desarrollo de DE (Saenz de Tejada *et al.*, 1989; Shabsigh *et al.*, 1991).

Para Calvo Gómez (2013), la prevalencia de la DE debe estudiarse dentro de un contexto poblacional que compare otras variables, entre ellas la edad, con la que guarda una clara relación, como evidenció Kinsey en su histórico trabajo *El comportamiento sexual humano* (1948), también conocido como Informe Kinsey. Posteriormente otros estudios (Morley, 1988) confirmaron la relación de la DE con los cambios propios del envejecimiento, así como con otras enfermedades (cardiovasculares, hormonales . . .).

La afectación de los diferentes agentes hipotensores en la DE no siempre ha estado bien documentada (Calvo Gómez, 2013), en parte por la naturaleza íntima del problema que hace que los pacientes no mencionen el problema de erección y los médicos sean también reticentes a «tocarlo» (suelen centrar obviamente sus objetivos en valorar exclusivamente la eficacia hipotensora del fármaco), sin tener en consideración que la DE secundaria al tratamiento antihipertensivo va a cuestionar (por incumplimiento) la efectividad terapéutica (Seagraves *et al.*, 1985; Wassertheil-Smoller *et al.*, 1991).

Para establecer una evaluación comparativa (Calvo Gómez, 2013), se debe preguntar a los pacientes hipertensos sobre su funcionamiento sexual antes de iniciar el tratamiento y posteriormente de forma periódica una vez prescrita la farmacología antihipertensiva.

De hecho, las cifras de los estudios refieren que hasta un 61 % de los pacientes tratados con fármacos contra la hipertensión padecen DE. Entre tales hipertensivos están a la cabeza los diuréticos, betabloqueantes y antiadrenérgicos (metildopa, clonidina, etc.).

Las antihipertensivos que menos influyen en la erección (Cabello, 2010) son los inhibidores de la enzima convertidora de angiotensina, los antagonistas de los receptores de angiotensina II, los bloqueadores de los canales del calcio y los dihidropiridínicos. Por ello, los pacientes hipertensos que sientan que a raíz de tomar el fármaco ha aparecido o se ha incrementado su problema de erección, pueden pedir a su médico de cabecera un cambio de fármaco siempre y cuando siga siendo eficaz para su problema de hipertensión. En muchas ocasiones, modificando el fármaco (buscar uno con mejor perfil de tolerancia sobre la erección) es suficiente para resolver el problema de DE (Calvo Gómez, 2013).

Hay que añadir que el paciente hipertenso suele ser una persona afectada por un grado de ansiedad y/o estrés elevado, con predominio del sistema adrenérgico que puede incidir en una menor producción de testosterona e influir negativamente en la función sexual (Smith, 1988). En este sentido, el asesoramiento y la educación del paciente pueden ayudar a reducir el estrés asociado a los problemas de erección consecuentes al uso de fármacos antihipertensivos (Calvo Gómez, 2013).

Finalmente, hay que añadir que la vida sexual de cada persona, su biografía erótica, su educación y sus relaciones sexuales hacen que cada caso requiera un análisis personalizado de sus circunstancias a la hora de combinar la terapia sexual con la toma de fármacos. No hay que olvidar que existen tantas sexualidades como personas diferentes hay.

7.1.4 Fármacos diuréticos

El efecto pernicioso sobre la erección que producen los diuréticos podría deberse al efecto hemodinámico combinado con la hipertensión y otros factores de riesgo cardiovasculares añadidos que provocarían una disminución de la presión arterial y del flujo en las arterias peneanas, con el consiguiente llenado defectuoso de los cuerpos cavernosos. Los diuréticos producen una disminución crónica del volumen plasmático circulante, lo que agrava el defecto hemodinámico (Calvo Gómez, 2013). En el caso de los diuréticos tiazídicos se ha referido que puedan tener un efecto directo sobre el músculo liso vascular, al condicionar una menor respuesta (Chang, 1991) a las catecolaminas.

7.1.5 Fármacos betabloqueantes

Los betabloqueantes disminuyen el impulso simpático central, alterando la vasodilatación de los cuerpos cavernosos y aumentando la sedación o la depresión, lo que puede conllevar pérdida del deseo sexual. El atelonol prescrito de manera prolongada disminuye los niveles séricos de testosterona (Suzuki *et al.*, 1988).

7.1.6 Fármacos antiadrenérgicos (alfabloqueantes)

La metildopa y la clonidina (antiadrenérgicos de acción central) se han asociado con DE (Calvo Gómez, 2013). La metildopa actúa como un falso neurotransmisor que reduce el impulso nervioso simpático y, posiblemente, también el deseo sexual, la erección y la eyaculación. En cuanto a la clonidina, aunque posee un mecanismo similar al de la metildopa y actúa como un agonista del receptor alfa-adrenérgico presináptico, las manifestaciones de disfunción sexual se han descrito con menos frecuencia que con la administración de metildopa (Kolodny, 1981; Bansal, 1988).

La DE y la disminución del deseo sexual parecen tener baja incidencia tras el uso de antiadrenérgicos de acción periférica, especialmente los bloqueantes alfa-1 como la doxazosina, que según el estudio THOMS reduce la presión arterial y mejora la DE (Grimm *et al.*, 1997).

7.1.7 Vasodilatadores

Los vasodilatadores directos como la hidralazina y el minoxidilo tienen entre sus efectos secundarios (aunque poco frecuentes) la DE y el priapismo (Documento de Consenso sobre Disfunción Eréctil, 2013).

Inhibidores de la enzima convertidora de angiotensina (IECAs) y Antagonistas de los receptores de la angiotensina II (ARA II)

Los inhibidores de la enzima convertidora de angiotensina (IECAs) y los antagonistas de los receptores de la angiotensina II (ARA-II) son los fármacos antihipertensivos que presentan un mejor perfil de seguridad y tolerancia, similar al placebo, y no causan DE. Son fármacos que pueden revertir la disfunción endotelial al evitar los efectos de la angiotensina II, prolongando la vida media del óxido nítrico y disminuyendo la degradación de bradicinina (IECA), con los consiguientes efectos vasodilatadores (Croog *et al.*, 1986; Fogari *et al.*, 1998).

7.1.8 Bloqueadores de los canales del calcio (BCC)

Son fármacos que aumentan la vasodilatación y disminuyen la presión arterial al reducir la entrada intracelular del calcio en el musculo liso vascular. Varios estudios (Gray *et al.*, 1993) demuestran que la disminución de la presión arterial asociada con el tratamiento prolongado con BCC induce una mejora en la función endotelial y en la conformidad vascular.

FÁRMACOS RELACIONADOS CON LA DISFUNCIÓN ERÉCTIL
Antihipertensivos (diuréticos, verapamilo, betabloqueantes, alfametildopa).
Antidepresivos (inhibidores selectivos de la recaptación de serotonina, antidrepresivos tricíclicos, litio).
Tranquilizantes (benzodiacepinas, fenotiazinas, butirofenonas).
Hipolipemiantes (gemfibrozilo, clofibrato).
Inmunomoduladores (interferón).
Citotóxicos (metotrexato).
Antiandrógenos.
Drogas de abuso (heroína, marihuana, cocaína, alcohol, etc.

Fuente: Rodríguez Sánchez L. Disfunción eréctil. Cuadernos de Urología Pierre Fabre, 72: pág. 25, 2018.

7.1.9 Fuga venosa peneana

a. Definición
    La fuga venosa es una patología vascular del pene consistente en la perdida repentina de la erección (apenas unos segundos

después de conseguirla). Digamos que la sangre que previamente ha entrado en el pene para producir la erección no se puede retener por obstrucción de las arterias peneanas o falta de presión. Se fuga y el pene vuelve a la flacidez y todo ello en pocos segundos.

Es una disfunción venooclusiva peneana. Suele darse en la vena dorsal del pene y suelen ser fugas venosas profundas las que alteran la hemodinámica del pene, ya que las fugas venosas superficiales o esponjosas (periuretrales) no se consideran significativas para el problema.

b. Prevalencia

Tiene una incidencia pequeña dentro de las causas vasculares (un 10 %), habitualmente asociada a una alteración arterial.

c. Características

La sangre que inunda los cuerpos cavernosos para formar la erección se fuga (de ahí viene el nombre) súbitamente, de forma tal que el varón sí consigue tener erección pero la pierde muy rápidamente, al momento (Detumescencia precoz). Provoca un problema de DE que puede ser parcial o total en los casos más graves. La clave del problema está en un fallo del mecanismo corporo-veno-oclusivo del pene. No confundir la fuga venosa con la insuficiencia venosa, la cual ocurre cuando las venas tienen problemas para retornar la sangre de las piernas al corazón.

d. Perfil de paciente

Pacientes jóvenes (menores de 40 años) que pierden la erección de manera fulminante y que padecen el problema casi siempre desde sus inicios sexuales.

Una queja repetida por estos pacientes es la caída fácil de la erección, por pérdidas momentáneas de la concentración, cuando usan condón o por cambios de posición durante la relación sexual que debe tomarse en cuenta durante el interrogatorio de los pacientes sospechosos.

En varios estudios (Wespes y col., 1998; Sohn y col., 2013) en los cuales se aplicó el cuestionario SHIM (Índice de salud sexual para el varón) este hallazgo implicó un menor puntaje en las preguntas Q3 (capacidad de mantener la erección al penetrar) y Q4 (capacidad de mantener la erección hasta el final).

Características clínicas del síndrome de fuga venosa dorsal (Wespes y col., 1998; Sohn y col., 2013):

El llamado «síndrome de fuga venosa dorsal» incluye los siguientes componentes potenciales:

1. Disfunción eréctil primaria o secundaria no estándar de más de 6 meses de evolución.
2. Erecciones rígidas, de corta duración o que caen con facilidad.
3. Pico de velocidad sistólica (PSV) mayor de 30 cc/s. (No existe enfermedad arterial).
4. Velocidad al final de la diástole=0. (No existe enfermedad venooclusiva generalizada, es localizada).
5. Fuga venosa dorsal profunda comprobada en el ultrasonido peneano de la prueba Eco-Doppler.
6. Erección del 75 % o mayor durante la prueba Eco-Doppler.

e. Tipo o clasificación.

Causa orgánica vascular y de origen primario (desde el comienzo de la vida sexual). También puede ser en ocasiones secundaria, pero no estándar.

f. Causas

Existe un alto número de patologías que pueden provocar que el mecanismo corporo-veno-oclusivo del pene falle. Entre ellas:

- Hipogonadismo: Es una deficiencia gonadal (falta de testosterona) que se produce cuando las glándulas sexuales producen pocas o ninguna hormona.
- Alteraciones de la túnica albugínea (casos de curvatura adquirida o por la enfermedad de la Peyronie.
- Cambios neurogénicos o alteraciones de la musculatura lisa del cuerpo cavernoso.
- Diabetes.

- Fractura o alteraciones de la túnica albugínea, que es la envoltura fibrosa de los cuerpos cavernosos del pene. Dicha fractura puede darse debido a un movimiento demasiado brusco durante el coito como consecuencia de los movimientos intravaginales (el pene al chocar contra la pelvis de la pareja en los movimientos intravaginales, se dobla bruscamente provocando que se rompan los tejidos internos del mismo).

No es un problema psicológico

No hay que confundir esta patología con los casos de pérdida de erección por razones psicológicas (por miedos, bloqueos, ansiedad sexual . . .), en los que la pérdida no es tan fulminante o brusca en tiempo como en la fuga venosa.

g. Pruebas diagnósticas

Prueba doméstica sencilla:

Existe una prueba sencilla que puede realizar el paciente en su casa para ver si hay indicios del problema:

Tumbado en la cama el varón consigue una erección (mediante autoestimulación, por ejemplo). Una vez llegado a lo que se puede considerar el punto de máxima erección, seguido se levanta y pone de pie o anda un poquito (5 o 6 pasos). Si apenas realizados estos movimientos pierda la erección de forma brusca en pocos segundos, estamos muy probablemente ante un caso de fuga venosa peneana.

Ecografía peneana en color Doppler (Eco-Doppler peneano): Posibilita ver el riego interno de las arterias peneanas, el flujo sanguíneo de los cuerpos cavernosos mediante la inyección en el pene de una sustancia farmacológica que produce erección. Permite diagnosticar el citado síndrome de fuga venosa dorsal profunda que puede explicar el origen de la disfunción.

La Cavernosometría y la Cavernosografía dinámica además de ser invasivas no se consideran objetivas ni fiables (Cabello, 2010).

7.1.10 Enfermedades neurológicas

Como he referido anteriormente, la respuesta sexual esta mediada por el sistema nervioso, por lo que en principio cualquier alteración neurológica puede influir de forma negativa en la erección.

Las alteraciones neurológicas son las responsables del 8,5 al 10 % de las disfunciones eréctiles (Herbaut y Wespes, 1990). Otros autores llegan a un 20 % (Padma-Nathan, 1988). Las patologías más frecuentes de origen neurológico son la diabetes y los traumatismos medulares.

7.1.11 Lesiones medulares

En España se producen entre 800 a 1000 casos de lesionados medulares al año.

El mayor porcentaje se produce en la franja de edad de entre los 20 y los 40 años; de ellos, casi el 80 % son varones y el 70 % son de etiología traumática (Sánchez Ramos, & Vidal, 2013).

Cuanto más baja a nivel medular es la lesión más problemas de DE van a presentarse. Aun así, tanto si la lesión es completa como incompleta, suele quedar afectada la erección, por lo que la mayoría de pacientes necesitarán algún tipo de tratamiento para la DE.

7.1.12 Enfermedades endocrinas

El hipogonadismo produce en muchas ocasiones DE, aunque se consiguen algunas erecciones por estímulos visuales. Pero también suele darse disminución del deseo sexual y de las erecciones nocturnas, por lo que la vivencia sexual suele quedar reducida.

Hiperlipidemia

Se sabe que el aumento del colesterol en sangre favorece un deficitario riego sanguíneo y el pene puede no ser ajeno a ello. Hay estudios prospectivos (Wei *et al.*, 1995) que apuntan a considerar que el incremento de lípidos puede servir como referencia predictora de futuros problemas de erección. Así y como recoge Cabello (2007), se considera que un incremento del colesterol de 1 mg/l. lleva aparejado un riesgo de 1,2 veces superior de DE.

Hiperprolactinemia

La etiología más común es la iatrogénica por fármacos con efectos antidopaminérgicos, particularmente los antidepresivos tricíclicos y los procinéticos digestivos tipo metoclopramida. Cuando es por un tumor hipofisario, suele ya manifestarse como macroprolactinoma, quizá por la frecuente tardanza en su diagnóstico. La hiperprolactinemia conduce a una DE por dos vías: dificulta la liberación de óxido nítrico a nivel del pene e inhibe la secreción de GnRH y de testosterona, originando un hipogonadismo secundario (Documento de Consenso sobre Disfunción Eréctil, 2013).

Una causa común es por sulpiride y otros antidepresivos. Cuando se retira el fármaco responsable (si ello es posible) desaparece la hiperprolactinemia y en consecuencia las manifestaciones clínicas derivadas. En cualquier caso, el diagnóstico se confirma por la elevación analítica de los niveles de prolactina, pero haciendo determinaciones duplicadas y realizando la extracción de sangre con catéter y en reposo. La administración de testosterona no corrige la DE. Esto solo se consigue normalizando las prolactinemias, bien eliminando la causa o bien por tratamiento farmacológico: cabergolina (0,25-2 mg/semana) o quinagolida (75 ug/día) (Documento de Consenso sobre Disfunción Eréctil, 2013).

Otras patologías

La DE que puede aparecer en las disfunciones tiroideas o suprarrenales es un signo menor en el cuadro clínico de estas patologías. Solo aparecen y no siempre cuando las disfunciones son severas por mecanismos sin esclarecer y probablemente múltiples (Documento de Consenso sobre Disfunción Eréctil, 2013).

Otras patologías que secundariamente presentan repercusión gonadal y que pueden ser causa de DE son las hiponutriciones graves, en las que se inhibe la secreción de GnRH por aumento de la actividad dopaminérgica y opiácea en hipotálamo y de la producción de CRH, las cirrosis hepáticas y la insuficiencia renal crónica avanzada. En la enfermedad hepática aparece descenso del deseo sexual y de los caracteres sexuales secundarios (Documento de Consenso sobre Disfunción Eréctil, 2013).

7.1.13 Alcohol

El alcohol actúa a 2 niveles: por una parte produce neuropatía y por otra alteraciones hormonales. El etanol y el acetaldehído producen un efecto tóxico sobre las células de Leyding, inhibiendo las enzimas responsables de la elaboración de hormonas. El eje hipotalamicohipofisario también se inhibe por el efecto directo del etanol y por el aumento de la concentración de estrógenos en sangre (Steenbergen, 1993). Como consecuencia de ello aparecerá atrofia testicular, baja testosterona y disminución en la producción de espermatozoides (Taniguchi y Kaneko, 1997). De todas formas, como refieren Cabello & Lucas (2007) retomando la vetusta consideración ya recogida por Master & Johnson en 1994, concentraciones bajas de alcohol (por debajo siempre de 3 copas de licor) pueden tener una cierta influencia sobre la erección, más que nada por la desinhibición mental que produce y la pérdida de represión. Ello ha hecho, como se sabe en el acervo popular, que muchos varones recurran al alcohol para ser más atrevidos o audaces en las relaciones sexuales, aún a riesgo de hacerse crónica su necesidad del mismo para relacionarse, sobre todo en perfiles de hombres inseguros en su autoestima sexual o/y personal.

7.1.14 Tabaco

Fumar es el factor de riesgo arterial más peligroso (Fosgerg, & Olson, 1979).

En un estudio realizado sobre una muestra aleatoria de 100 pacientes que consultaron por DE en el Instituto Andaluz de Sexología y Psicología, se comprobó que el 40 % eran fumadores (Cabello, & Lucas, 2002).

Cada cigarrillo produce (Cabello, 2010), por el efecto de la nicotina, una media hora de vaso espasmo arterial, por lo cual, si alguien está despierto unas 16 horas por día y fuma 30 cigarrillos diarios no permitirá descansar a sus arterias, que se mantendrán en contracción casi todo el día, lo que perjudica a los vasos del pene (los más pequeños del organismo) que necesitan dilatarse para lograr la erección.

El tabaco tiene un doble factor negativo. Por una parte la nicotina contribuye a una acción local directa sobre los mecanismos fisiológicos del músculo liso cavernoso, disminuyendo el aporte arterial al mismo e impidiendo el bloqueo del sistema venosoclusivo y, por otro, como factor de riesgo cardiovascular independiente favorece la creación de placas de arteriosclerosis.

Asimismo, para el mantenimiento del endotelio peneano son fundamentales las erecciones nocturnas (producidas involuntaria e inconscientemente por los sueños eróticos en la fase REM del sueño) y se ha demostrado (Hirshkowitz *et al.*, 1992) que la rigidez de la erección durante el sueño correlaciona inversamente con el número de cigarrillos fumados por día.

Sobre la base del estudio EDEM se ha evidenciado un incremento en el riesgo de DE como consecuencia del incremento del consumo de tabaco y alcohol: los fumadores de más de 40 cigarrillos al día multiplican el riesgo por 2,5 y cuando es por abuso del alcohol por 1,53.

7.1.15 Depresión

La depresión es un factor que influye en la DE. De entrada, es lógico pensar que un estado del ánimo depresivo o negativo es incompatible con el deseo sexual. Los estados depresivos son comórbidos con la DE en un sentido bidireccional. Es decir, la depresión produce DE y la DE puede producir también depresión. La incidencia de la disfunción eréctil transitoria en la depresión es del 90 %. Se sabe que los varones con depresión presentan menos erecciones nocturnas que aquellos que no la padecen. El tratamiento de la DE en varones con depresión requiere un «doble» enfoque terapéutico dado que pueden existir causas orgánicas y psicológicas. La causa orgánica viene desencadenada por el efecto de los fármacos antidepresivos, que suelen dar problemas de erección. Y la psicológica viene añadida porque el varón depresivo acaba obsesionado por su erección y vive la ansiedad anticipatoria psicológica durante el coito. Por tal hecho, en un buen número de ellos cuando se les retira el fármaco antidepresivo siguen teniendo una inhibición funcional. El abordaje terapéutico suele necesitar de la retirada del fármaco y de tratamiento con fármacos IPDM-5 (Inhibidores de la fosfodiesterasa tipo 5) como Sildenafilo, Tadalafilo o Vardenafilo. E incluso con terapia sexual para completar el abordaje de la ansiedad psicológica.

7.1.16 Insuficiencia renal

La insuficiencia renal no solo ocasiona problemas de sexualidad, sino también de fertilidad, ya que se altera tanto el número como la movilidad de los espermatozoides. Con frecuencia, los pacientes tienen que recurrir a técnicas de reproducción asistida.

Más de un 80 % de los pacientes con insuficiencia renal crónica presentan problemas de erección (Carson, & Patel, 1999), de los cuales un 47 % la padecen de forma severa (Vecchio *et al.*, 2012).

En la aparición de la disfunción eréctil en el fracaso renal son muchos los factores que influyen. Entre otros:
* Alteración de los componentes arteriales y venosos de la erección.
* Alteración del tono muscular.
* Disminución de la espermatogénesis por elevación de la procalcitonina y hormona luteínica.
* Anormalidades hormonales (descenso de testosterona).
* Enfermedades asociadas (diabetes, hipertensión, enfermedad coronaria).
* La polimedicación a la que están sometidos.
* Los factores psicológicos asociados a la enfermedad como depresión, estrés social o familiar, fatiga (Carson *et al.*, 2002).
* Desmotivación sexual, falta de deseo.
* Disminución del contacto y acercamiento físico por: presencia en el cuerpo del catéter de diálisis peritoneal, el aumento del volumen abdominal, presencia de la fístula arteriovenosa en brazo, pérdida de masa muscular, desánimo e hipotensión después del procedimiento (Ramírez, 2012).

- Factores psicológicos (el impacto emocional de las técnicas es más fuerte en la diálisis hospitalaria que en la domiciliaria).
- Factores sociolaborales (desempleo . . .).
- En la prevalencia del problema hay que señalar que las personas casadas o convivenciales presentan menos afectación que los solteros, en quienes la cifra se dispara a un 94 % (Vecchio *et al.*, 2012).

Existen pocos estudios que comparen la prevalencia de algún tipo de disfunción sexual con las diferentes modalidades de tratamiento de la enfermedad renal (hemodiálisis, diálisis peritoneal, diálisis domiciliaria). Aun así, parece ser que la capacidad para la excitación sexual es similar en las tres modalidades.

En un trabajo español reciente (Ahís y col., 2016) se aportó que un 55,4 % de los pacientes en tratamiento con hemodiálisis refirió tener problemas para disfrutar de la actividad sexual. Destacan estos autores en su trabajo que si bien los pacientes en hemodiálisis son los que consideran reconocer mayor el impacto en su vida sexual, son las personas en diálisis peritoneal los que admiten un mayor porcentaje de dificultades para disfrutar de la actividad sexual (62,55 %).

7.1.17 Causas urológicas de DE

(Este apartado ha sido realizado en colaboración con Roberto Llarena Ibarguren, urólogo/andrólogo. Jefe de Sección del Hospital Universitario de Cruces, Barakaldo, Vizcaya).

7.1.17.1 Enfermedades prostáticas y sus tratamientos

La próstata (el término de origen griego del que proviene significa «uno sobre otro») es, se sabe, un órgano interno glandular exclusivo del aparato reproductor masculino (las mujeres no tienen próstata) con forma de castaña, que se encuentra detrás del pubis, situada frente al recto, debajo y a la salida de la vejiga urinaria, que aloja la uretra. Contiene células que producen parte del líquido seminal que protege y nutre a los espermatozoides contenidos en el semen. La próstata se relaciona íntimamente con otras estructuras del aparato reproductor, como son los conductos deferentes y las vesículas seminales. Los conductos deferentes son unos tubos finos que van desde cada uno de los testículos hasta la uretra prostática. Se encargan del transporte de los espermatozoides. Las vesículas seminales son unas estructuras con forma de saco que están por encima de la próstata y detrás de la vejiga. Ambas estructuras vacían sus secreciones (líquido seminal y espermatozoides) en la uretra prostática mediante un conducto común, llamado conducto eyaculador que atraviesa la próstata, de donde toman los nutrientes necesarios para su motilidad y capacitación. De aquí saldrán al exterior junto con la secreción de la misma (líquido prostático), constituyendo el semen.

En lo que se refiere a enfermedades de la próstata que tengan que ver con problemas de DE hay que distinguir varios frentes: HBP, cáncer, fármacos y cirugía:

7.1.17.1.1 Hipertrofia o hiperplasia benigna de próstata (HBP)

La HBP es un crecimiento anómalo pero benigno del tamaño de la próstata, tanto de su tamaño, como de la porción por la que atraviesa la uretra, obstruyéndola, con repercusiones en la calidad de vida del paciente (aumento de la frecuencia urinaria, dificultades para orinar . . .). Es una enfermedad muy común en los hombres que empieza a manifestarse a partir de los 50 años. A los 60 años, aproximadamente, más del 50 % de los hombres padece HBP y entre los 70 y 80 años hasta el 90 % presenta alguno de sus síntomas.

En cuanto a la relación de la HBP con la DE hay estudios que refieren una afectación de hasta un 44 % de pacientes con DE si la HBP es severa y un 13 % si es leve. Existe unas clara asociación entre sintomatología del tracto urinario inferior, que se pueden cuantificar mediante cuestionarios como el IPSS, referido a la sintomatología y la probabilidad de padecer DE, medida con el test Función eréctil del IIEF.

7.1.17.1.2 Fármacos para la HBP

Los fármacos para el tratamiento de la HBP son básicamente de 2 tipos: los alfabloqueantes, cuya objetivo es relajar el componente muscular de la próstata y permitir con ello una mejor función urinaria en el varón, cuyo efecto secundario sexual más relevante es que producen falta de eyaculación (lo que se llama eyaculación retrógrada o seca) y los inhibidores de la 5 alfa reductasa (la reductasa es una enzima que trasforma la testosterona en dihidrotestosterona en el interior de la célula prostática, forma activa para su metabolismo y crecimiento, siendo necesaria para el incremento del tamaño de la próstata) que hacen que disminuya el tamaño de la próstata y con ello la mejora también de los problemas del tracto urinario), pero que tiene como contraprestación negativa que su efecto sexual secundario más importante es que pueden producir DE (5 %) y pérdida del deseo sexual en quien los toma.

Los fármacos alfabloqueantes disponibles son la alfuzosina, la tamsulosina y la silodosina.

Los fármacos inhibidores de la 5 alfa reductasa disponibles son el finasteride y el dutasteride.

7.1.17.1.3 Cirugía de la HBP

En lo referente a la cirugía prostática para el tratamiento de la HPB, según la técnica empleada varían los porcentajes de afectación. Así tenemos que:

La Resección Trans Uretral (RTU) produce un 13,6 % de DE como consecuencia (secundaria) de la intervención, ya que puede dañar pequeñas fibras nerviosas que inervan el pene. La Adenomectomía Prostática un 15,6 %. La Incisión Trans Uretral, que no conlleva excisión de tejido, sino tan solo la apertura del cuello vesical, un 4,6 %. El tratamiento con láser, que destruye el tejido hiperplásico, entre un 0,5 y un 4 %.

7.1.17.1.4 Cáncer de próstata

En cuanto al cáncer de próstata se sabe que solo el hecho de comunicarlo a los hombres su diagnóstico, puede suponer un impacto tan grande que a un 50 % de ellos les va a producir DE.

La Prostatectomía Retropúbica Radical suele ser la intervención más utilizada, ya sea abierta, laparoscópica o robótica (la más utilizada en la actualidad). Implica una exéresis completa de la próstata, lo que supondrá que un porcentaje de hombres entre el 60 y el 90 % sufrirá DE como consecuencia de la afectación de las bandeletas (paquete vasculonervioso que rodea la próstata y transmite órdenes sexuales del cerebro al pene) durante la cirugía.

EL PAPEL IMPORTANTE DE LAS BANDELETAS

Las bandeletas neurovasculares (su estructura anatómica tiene forma de banda o cinta, de ahí su nombre) son un paquete vasculonervioso que rodea la próstata y que transmite órdenes sexuales del cerebro al pene, siendo por lo tanto MUY IMPORTANTES en la obtención de la erección. Contienen no solo los nervios cavernosos, sino también parte del aporte neurovascular del recto, músculo elevador del ano, uretra, próstata y vesículas seminales. Son, por tanto, unas estructuras sumamente complejas, cuyo manejo quirúrgico requiere delicadeza y habilidad. Además, existe una significativa variación individual en la compleja anatomía de la pelvis masculina, ya que algunas pelvis son anchas, haciendo la próstata fácilmente accesible durante la cirugía, mientras que otras son profundas y estrechas, complicando el acceso a la próstata y, de paso, a las estructuras y tejidos que la rodean, entre ellas las mencionadas bandeletas.

Los 5 objetivos de una prostatectomía radical:

1. Extirpación completa del cáncer con márgenes quirúrgicos negativos.
2. Mínimo sangrado.
3. Ausencia de complicaciones perioperatorias.
4. Preservación de la continencia urinaria.
5. Recuperación temprana de la función eréctil.

El cumplimiento de los 3 primeros objetivos, en aras de una correcta cirugía oncológica, puede conllevar comprometer la preservación de la continencia urinaria y el mantenimiento o recuperación de la función eréctil. De hecho, en algunas ocasiones y según la topografía, el desarrollo de la cirugía del tumor, la consecución de una cirugía exitosa y sin complicaciones de tales objetivos, va a afectar a la preservación de la continencia y a la recuperación de la erección.

BANDELETAS VERSUS TUMOR CANCERÍGENO

(Mantener la erección versus eliminar totalmente el tumor)

En la cirugía de cáncer de próstata, el cirujano urológico se ve en la necesidad de extirpar la próstata, pero también en la circunstancia y objetivo de conseguir mantener intactas las bandeletas para preservar la función sexual del paciente. Al estar «adheridas» a la próstata, su preservación requiere técnica, conocimientos y prioridad de objetivos. De hecho, no siempre es posible conseguirlo, dado que la meta prioritaria del cirujano es eliminar totalmente la extensión del tejido canceroso y ello implica tener que prescindir en ocasiones de las mencionadas bandeletas dada la extensión del tumor o para prevenir su posible alcance y extensión a las mismas.

ADENOMA VERSUS CARCINOMA

No se debe confundir adenoma de próstata (tumor benigno de próstata) con carcinoma de próstata (tumor maligno o cancerígeno). En la intervención por adenoma de próstata (también denominada hipertrofia o hiperplasia prostática) lo que se extirpa es la parte de la próstata que ha crecido anómalamente (resección prostática por vía uretral, o adenomectomía prostática por vía abdominal, cirugía abierta). Mientras que en el carcinoma lo que se extirpa es toda la próstata (prostatectomia radical).

En forma gráfica nos imaginaremos una naranja. La parte interna, los gajos, serían la parte hipertrófica o hiperplásica, que provoca dificultad miccional. La parte externa, la cápsula o cáscara, es la localización y origen del cáncer. Durante la cirugía benigna solo se requiere la extirpación del tejido interno, mientras que durante la cirugía por cáncer se hará necesaria la extracción completa de la glándula.

7.1.17.1.5 Afectación en la erección tras prostatectomía por cirugía radical

Entre el 60 y el 90 % de los operados sufrirá de DE, variando estos porcentajes según la técnica quirúrgica y las características anatómicas y oncológicas del paciente.

El nivel de afectación variará en función de:
* Extensión del tumor.
* Preservación unilateral o bilateral de las bandeletas.
* El manejo o habilidad del cirujano.
* La técnica utilizada.
* El nivel de problemas de erección previos a la operación que tenga el paciente.
* La calidad, actitud y vivencia de la sexualidad que tuviera el paciente previo a la operación.

El cáncer de próstata no solo se trata con cirugía radical, sino que puede manejarse también con otras terapias como:

Radioterapia externa que producirá DE entre un 25 % y un 85 %.

Braquiterapia o Radioterapia intersticial (implantes radiactivos que se introducen dentro de la próstata) y que producirá DE a entre un 15 a un 25 %.

Medicación antiandrogénica, que busca la supresión de los niveles de testosterona, como pilar básico para el tratamiento medicamentoso del cáncer avanzado o metastásico que producirá DE en el 100 % de los casos. Hay que recordar que en ocasiones se asocia a la terapia radioterápica, para que esta sea más efectiva, en tumores más avanzados.

7.1.17.2 Enfermedades testiculares

En principio, tan solo la ausencia de ambos testículos, ya sea de forma congénita, por traumatismo o por atrofia infecciosa o por cáncer, en los que se producirán muy bajos niveles de testosterona circulante, puede originar DE. Pacientes con un solo testículo son capaces de mantener cifras circulantes de testosterona en sangre suficientes para mantener las funciones vitales, entre ellas, la correcta función eréctil.

EYACULACIÓN RETRÓGRADA O SECA

Consiste en que el semen no es expulsado hacia el exterior del organismo a través de la uretra, sino que se deposita en el interior de la vejiga. Ocurre como consecuencia de la cirugía por HPB, ya que al extirpar el tejido interior de la próstata, queda un hueco por debajo de la vejiga desapareciendo el esfínter interno, propiciando que en el momento del orgasmo, al líquido seminal le sea más fácil dirigirse hacia la vejiga. Esto da lugar a orgasmo secos (se siente placer pero no se expulsa semen). Conviene explicarlo y avisarlo al paciente. Aun así, muchos de ellos irán percibiendo una pérdida de intensidad en la sensación placentera, como consecuencia en parte de la desadaptación psicológica producida al no eyacular.

7.1.17.3 Enfermedades peneanas

Tanto las malformaciones congénitas peneanas, como el hipospadias (cuando el meato urinario no se localiza en el glande, sino en cualquier punto del conducto uretral), el epispadias (cuando el meato se localiza en la cara anterior o dorsal del glande peneano), el micropene congénito, o el pene enterrado en la grasa pubiana que puede simular un micropene, enfermedades inflamatorias del prepucio y glande, las fimosis puntiformes o anulares que impiden la retracción del prepucio y, sobre todo, la cirugía por cáncer de pene que requiere de la amputación del mismo. La enfermedad de La Peyronie o incurvación peneana, puede producir según el grado de incurvación, dificultad a la penetración así como dolor durante la erección, lo que conlleva en muchas ocasiones DE.

7.1.17.4 Enfermedades vesicales y uretrales

La cirugía por cáncer vesical cuando requiere una extirpación de la vejiga, que siempre conlleva la exéresis de la próstata, producirá los mismos efectos sobre la función eréctil que la cirugía prostática por cáncer.

Por supuesto que la extirpación de la uretra, al igual que la extirpación del pene, produce en todos los pacientes DE.

7.1.18 Trastornos neurológicos con repercusión en la funcionalidad vesicoprostática y en la función eréctil

Se pueden diferenciar dos tipos según el nivel causante:

7.1.18.1 Causas neurológicas centrales

Entre las que se encuentran, los tumores del sistema nervioso central o cerebral, las enfermedades degenerativas como el Parkinson, esclerosis múltiple o la esclerosis lateral amiotrófica, así como los trastornos vasculares como las hemorragias o los procesos isquémicos conocidos como ictus.

7.1.18.2 Causas neurológicas periféricas

Como los traumatismos que conllevan graves lesiones medulares y los padecimientos de la médula espinal, como tumores o procesos degenerativos.

7.1.19 Trastornos hormonales

Muchos trastornos de las glándulas hormonales, tiroides, hipófisis, o suprarrenales, conllevarán de por sí o por los tratamientos médicos o quirúrgicos que requerirán su alteración, DE.

7.1.20 Intervenciones farmacológicas

Muchos fármacos producen DE, por lo que es importante un buena recolección de los mismos en el momento de historiar al paciente. Entre los más frecuentes y habituales se cuentan:

Antihipertensivos, de todo tipo. Los diuréticos, inhibidores de los canales del calcio, como verapamilo o indapamilo, betabloqueantes, alfametildopa, etc.

Antidepresivos de tipo tricíclico, inhibidores de la recaptación de serotonina, litio, empleado en los trastornos bipolares, etc.

Tranquilizantes, como bensodiazepinas (diazepam entre otros, como más conocido), fenotiazinas o butirofenonas, etc.

Hipolipemiantes, como cualquiera de las estatinas, clofibrato, gem-fibrozilo, etc.

Todos los inmunomodulares, empleados en muchos padecimientos, tanto tumorales como no, el más conocido el interferón.

Citotóxicos y quimioterápicos empleados en el tratamiento de muchos tipos de cáncer.

Antiandrógenos y fármacos que anulan los niveles de testosterona, ya comentados.

Drogas de abuso, desde el alcohol hasta la marihuana, heroína, cocaína y demás, incluido el tabaco.

7.2 Causas psicológicas de DE

No hay muchos estudios que aborden la relación entre DE y los factores psicológicos. Dos de los más destacables dentro de la escasez de los mismos son el Massachussets Male Aging Study, que data de 1994 y el Nacional Health and Social Life Survey, que todavía es más antiguo (1965). En ellos se dedujo que existe una relación entre DE y factores psicosociales como depresión o estrés emocional.

CAUSAS PSICOLÓGICAS DE DISFUNCIÓN ERÉCTIL (DE)	
FACTORES PREDISPONENTES	FACTORES DESENCADENANTES
Factores cognitivos. Trastornos sexuales y de la identidad sexual. Baja autoestima. Miedo al compromiso. Miedo a la intimidad. Entorno familiar problemático. Inadecuada información sexual. Experiencias sexuales traumáticas durante la infancia. Inseguridad en el rol psicosexual durante los primeros años.	Conflictos de pareja. Infidelidad. Sentimientos de culpa. Estrés. Padecer también otra disfunción sexual. Problemas generales en la relación de pareja. Expectativas poco razonables sobre el sexo. Disfunción sexual en la pareja. Episodio aislado de fallo en la erección. Envejecimiento. Ansiedad como consecuencia de enfermedades orgánicas. Complejo de pene pequeño. Problemática laboral. Nacimiento de un hijo. Trastornos psiquiátricos. Medicación. Fracaso en la erección ante el inicio de una nueva relación pareja, tras años de inactividad coital como consecuencia de viudedad.
FACTORES DE MANTENIMIENTO	
Rol de rendimiento sexual. Rol del espectador. Rol de anticipación del fracaso. Problemas de comunicación en la pareja. Sentimientos de culpabilidad. Falta de atracción entre los miembros de la pareja. Complejos por la propia imagen. Escasez de preámbulos sexuales antes del coito. Miedos o fobias específicas (miedo a la intimidad, a la pérdida de control, al embarazo, a ser rechazado, al cuerpo de la pareja).	

7.2.1 DE y Círculo Ansiógeno de Rendimiento sexual

CÍRCULO ANSIÓGENO DEL RENDIMIENTO COITAL

Cuando un problema de DE se perpetúa en el tiempo, estos son los roles o papeles que normalmente se van a producir y que constituyen un círculo retroalimentado de ansiedad coital:

11. Rol de Rendimiento (autoobligación de resultados eróticos): es ese rol o papel que tienen la mayoría de los hombres en la cabeza y que hace que consciente o inconscientemente se sientan con el deber u obligación de satisfacer sexualmente a su chica.

12. Rol de Autoobservación (Masters y Johnson (1970): Consiste en autoobservarse cuando se realiza el coito. Suele aparecer tras varios encuentros coitales en que ha habido fallos de erección. El varón se convierte en espectador de sus propios actos sexuales, preocupándose más de su propio pene que de los estímulos eróticos que la pareja sexual emita. En estas situaciones, el cerebro libera una mayor cantidad de noradrenalina, cuyo efecto constrictor sobre las arterias del pene y el tejido cavernoso, puede ser superior al efecto vasodilatador que genera el óxido nítrico liberado en las terminaciones nerviosas y vasos sanguíneos del pene en respuesta al estímulo sexual, provocando la pérdida de rigidez peneana, lo que demostraría el importante papel del cerebro en la respuesta sexual (Pomerol, 2010).

13. A veces, además de autoobservarse, es una especie de autoexamen. Fue Barlow (1986) quien observó los dos modelos diferentes de actuación ante la demanda sexual. Barlow comprobó que los sujetos sin problemas de erección, ante la demanda sexual de su compañera no se inhibían sino que se acercaban sexualmente a su pareja sin miedo al fracaso. Sin embargo, observó que los individuos con problemas de erección, ante la demanda de relaciones sexuales por parte de su pareja, tendían a evitar el contacto sexual.

14. Altruismo excesivo: El varón se deja llevar por la idea altruista o romántica de querer satisfacer a su pareja sexual como símbolo de su entrega y amor, por encima de cualquier otra consideración realista.

15. Rol de Anticipo del Fracaso: Cuando se repiten los encuentros coitales fallidos, el hombre ANTICIPA SU FRACASO SEXUAL con pensamientos previos del tipo: «seguro que fallo otra vez», «me va a volver a salir mal». Es decir, que alcanza un momento en que después de tantos episodios coitales fallidos, se impregna de una visión muy pesimista de sus propias posibilidades sexuales, terminando por pensar que «ya no va a volver a tener erección».

16. Falta de deseo sexual: Este fase no siempre aparece. De hecho, puede tardar meses en hacerlo (pero no es descartable) y consiste en que, como consecuencia de que el problema de falta o pérdida de erección se hace crónico, el paciente termina por no tener deseo sexual, llegando a un momento en que renuncia al sexo paulatinamente. Este proceso en realidad no es una falta de deseo sexual puro (Deseo sexual hipoactivo), sino un miedo a no intentarlo por temor al fracaso.

Existen muchos estudios que otorgan a la ansiedad un papel relevante en el desarrollo y mantenimientos de los problemas de erección (Van Lankveld, Van den Hout y Shouten, 2004). En un estudio realizado por Hurtado *et al.* (1997), sobre una muestra de 107 pacientes afectados de DE psicógena y mixta, la ansiedad de rendimiento aparece en un 66 % de la muestra y la anticipatoria en un 86 %. En otro trabajo (Farré y Lasheras, 2004) sobre una muestra de 184 pacientes, un 29,3 % de la muestra estaban afectados por un trastorno de ansiedad generalizada, mientras que un 46 % cumplían criterios propios de tener ansiedad cognitiva.

La erección peneana se encuentra modulada por el Sistema Nervioso Parasimpático (SNP), mientras que la ansiedad es activada por el Sistema Nervioso Simpático (SNS). Sobre la base de ello, la aparición de la ansiedad (activación simpática) inhibe la activación periférica, dificultando el llenado y retención de sangre en el pene y, por tanto, el desencadenamiento de la erección (Sánchez, 2010).

La espiral de ansiedad que supone el Circulo de Rendimiento Coital en el paciente (querer cumplir sexualmente, ser espectador de su propia respuesta sexual, altruismo sexual excesivo, anticipar su fracaso) se activa cada vez que el varón vuelve a repetir intentos coitales desesperado por obtener denodadamente la erección, lo que mantenido en el tiempo genera un incrementa aún más fuerte del Sistema Nervios Simpático, inhibiendo aún más la respuesta eréctil e incrementado la frustración de la persona (Labrador, 1994).

Este desánimo es lo que hace que algunos pacientes terminen por renunciar a los intentos coitales, apareciendo una aparente falta de deseo sexual que le hace renunciar al encuentro coital, más por miedo a volver a fallar que porque realmente haya tenido una pérdida del deseo sexual en general (Deseo Sexual Hipoactivo). Esto lleva al caso de que alguna pareja sexual de estos pacientes, considere que el hombre ya no la desea o ha perdido el deseo sexual. No es así, el varón sigue teniendo deseo sexual y le gustaría realizar el coito, pero tras muchos fallos renuncia a intentarlo (Seco, 2019). Cuando se presentan en la consulta, alguno de ellos, al preguntarle por su problema, refiere falta de deseo sexual (he perdido las ganas de sexo), pero no debe despistarnos. En realidad no es un caso de Deseo Sexual Hipoactivo (DSH), sino de erección, que es por donde debemos empezar a abordarlo.

7.2.2 Características diferenciales de la DE de origen psicológico

Edad: Suele darse en pacientes jóvenes (menos de 50-55 años).

Aparición: Suele ser situacional (no se da en todas las situaciones eróticas).

Curso o evolución: Es variable o irregular.

Erección extracoital: Suele ser buena o normal.

Problemas psicosexuales: Existe una historia (a veces larga) de problemas psicosexuales relevantes.

Problemas de pareja: Son primarios, es decir, están en el origen del problema, pudiendo ser la causa de la DE.

Ansiedad anticipatoria: Primaria (puede ser la causa de la DE).

Para algunos autores como Hartmann (1998), las causas de una disfunción eréctil psicológica se dividen en 3 grupos:

1. Factores inmediatos.
2. Acontecimientos vitales traumáticos que hayan ocurrido recientemente.
3. La existencia de una cierta vulnerabilidad desarrollada durante la infancia o la adolescencia.

Aun así, las disfunciones eréctiles de origen o carácter psicológico pueden darse como consecuencia de una gran variedad de factores, siendo la concatenación de varios de ellos lo que suele precipitar la aparición del problema.

7.2.3 Factores predisponentes

Suelen ser sucesos, acontecimientos o circunstancias que, fruto de la experiencia vital, de la educación sexual recibida (factor este muy importante en la configuración de la sexualidad de la persona), de la propia personalidad de cada cual o de situaciones difíciles, pueden generar estados traumáticos que en determinadas épocas de la vida y según las circunstancias que viva la persona, pueden producir problemas de erección.

7.2.3.1 Factores cognitivos

Los componentes y estilos cognitivos que caracterizan a cada persona, las ideas previas que tengan sobre el sexo, los prejuicios y, sobre todo, el funcionamiento sexual que esperan de sí mismos con base en experiencias negativas propias, sentimientos de culpa o, simplemente, a lo que creen que hacen los demás, van a condicionar la actuación sexual del varón.

En este sentido, las creencias erróneas sobre la vivencia sexual posibilitan que el varón malinterprete su realidad sexual. Varones que consideran «que el hombre debe procurar siempre el orgasmo de la mujer» o «que si no la satisface, ella puede irse con otro», son ejemplos de pensamientos equívocos que favorecen la ansiedad de rendimiento sexual.

7.2.3.2 Trastornos sexuales y de la identidad sexual

Parafilias, problemas de orientación sexual o de identidad sexual pueden generar episodios de DE.

7.2.3.3 Baja autoestima

Sentirse válido, reconocido, valorarse a sí mismo, es importante para cualquier actividad vital. La erección está asociada en el inconsciente colectivo al rendimiento, la masculinidad, el poder y la potencia. Muchas personas no comulgan con tales ideas, pero han sido influenciadas negativamente por tal educación errónea. Cuando una persona no se siente válida ante sí misma y presenta una serie de complejos, le va a resultar muy difícil enfrentarse al sexo si tiene además el convencimiento previo de que la erección tiene que ser la medida de su masculinidad y rendimiento sexual. Debajo de muchos hombres con problemas de erección subyace previamente una falta de autoestima sexual que, por desgracia, se incrementará tras los reiterativos fallos de erección.

7.2.3.4 Miedo al compromiso

Algunos varones no quieren implicarse en una relación de pareja, sienten verdadero pavor ante un compromiso relacional. Ello hace que cuando perciben que una chica quiere relaciones de continuidad afectiva, se muestren inseguros sexualmente y empiecen a tener problemas de erección, hecho que no les ocurre con chicas que no buscan tal compromiso.

7.2.3.5 Miedo a la intimidad

A través de las relaciones sexuales nos exponemos afectivamente, las emociones aparecen y se crean apegos y vínculos. Muchos hombres tienen verdadero miedo a mostrar sus sentimientos, a abrirse a otra persona, piensan que quedan a merced de ella, que pueden ser dañados o heridos. Sienten miedo ante el contacto sexual y se bloquean a nivel de erección, sea en el inicio o durante la propia penetración. La DE en estos casos suele ser reflejo de ese miedo, síntoma de la inseguridad a dejarse conocer, a mostrarse como se es.

7.2.3.6 Entorno familiar problemático

La forma en que un niño percibe las relaciones de sus padres, su propia relación con ellos, van a ser transcendentales en la determinación de su nivel de vulnerabilidad ante las dificultades sexuales e interpersonales posteriores. Si ha existido tensión o falta de afecto hacia el niño, con carencia de calor humano o muestras evidentes de desafecto emocional, el niño dispondrá de un mal bagaje para afrontar sus relaciones intersexuales. No olvidemos que un niño es, en gran parte, reflejo de lo que ve en sus padres. Autores como Nettelbladt y Uddenberg ya describían en 1979, en un estudio realizado sobre 58 varones suecos casados, que aquellos que padecían algún tipo de disfunción sexual en el momento del estudio, recordaban haber tenido escasa relación afectiva con sus padres durante su infancia. Evidentemente no siempre que ha habido carencias afectivas infantiles se reflejan en dificultades sexuales posteriores. También debemos ser cautos a la hora de interpretar testimonios basados en experiencias pasadas, dado el posible sesgo o distorsión que la memoria puede conllevar a la hora de interpretar tales vivencias pasadas, como refiere Keith Hawton (1985).

7.2.3.7 Inadecuada información sexual

Los modelos educativos desde los cuales nos han formado provienen de modelos normativos, permisivos o represivos. El modelo más saludable, el comprensivo hacia el Hecho Sexual Humano, suele brillar por su ausencia. Los modelos educativos recibidos influyen en la posterior evolución psicosexual del niño; si este contempla comentarios prohibitivos o represores cuando se habla de sexualidad, se está produciendo un posible caldo de cultivo de actitudes sexuales futuras en la misma línea. Si se transmite a una persona joven, en edades de formación y aprendizaje, la idea de que el varón siempre debe satisfacer sexualmente a la chica, estamos delegando en ese chaval la idea equivocada de una excesiva responsabilidad sexual que puede predisponer a un posible problema de DE en el futuro de ese chico. Está confirmado por múltiples estudios que una educación sexual inadecuada puede afectar en la actitud y comportamiento eróticos de hombres y mujeres. Aunque un buen número de pacientes refiere estar satisfecho con la educación sexual recibida, la mayoría también reconoce que es abiertamente mejorable.

7.2.3.8 Experiencias sexuales traumáticas durante la infancia

La DE no es ajena a traumas sexuales infantiles. Los estudios habidos hasta ahora, mencionan que los efectos posteriores son más devastadores si la experiencia habida estuvo asociada a amenazas, abuso de fuerza, sentimientos negativos intensos o persistentes y si se produjo a una edad en que se tenía ya más conciencia de los efectos de la conducta, favoreciendo una mayor culpabilidad e incremento de la ansiedad de rendimiento en el desarrollo sexual posterior.

7.2.3.9 Inseguridad en el rol psicosexual durante los primeros años

La ausencia de seguridad o agrado con el propio cuerpo o sexo puede predisponer a futuras dificultades eróticas. Las actitudes familiares hacia la sexualidad de un niño pueden ser un factor influyente en el desarrollo sexual de este. Si a un adolescente se le hace percibir su sexualidad de una manera incómoda o negativa, tal insatisfacción puede persistir en la vida adulta de ese joven, que lo reflejará en una pobre autovaloración sexual llena de recelos e insatisfacción hacia la propia conducta sexual. Un adolescente necesita sentirse valorado y aceptado por los demás para que él mismo aprenda a quererse. No debemos olvidar cuanta inseguridad genera la etapa adolescente con sus cambios e inestabilidades. De ahí que todo apoyo que se le preste en el desarrollo de su sexualidad va a representar un crecimiento positivo para él.

7.2.4 Factores precipitantes o desencadenantes

Los factores desencadenantes son aquellas experiencias o situaciones que desencadenan el problema. Su efecto puede tener mayor intensidad cuando se produce en personas que ya tienen previamente algún otro factor predisponente.

7.2.4.1 Conflictos de pareja

Las desavenencias en la relación de pareja constituye una de las causas más comunes de inadaptaciones eróticas y puede ser un factor tanto predisponente, desencadenante como precipitante de DE. En lo referido a ser factor desencadenante, una mala relación de pareja fomenta discusiones, tensión, crisis emocional. La hostilidad, la manipulación, el desapego afectivo y el resentimiento son factores que impiden tener una relación sexual satisfactoria.

Una crisis de pareja puede desencadenar inseguridad sexual en ambos miembros de la pareja. La DE puede ser el síntoma de la inseguridad sexual y emocional del varón. La DE puede ser tanto causa como consecuencia de un conflicto de pareja.

7.2.4.2 Infidelidad

El descubrimiento por parte del varón de que su pareja le es infiel, aparte del daño emocional que le genera, supone un gran mazazo a su autoestima sexual. La infidelidad suele ser un precipitante claro de DE en el afectado, quien se cuestiona su autoestima sexual, posibilitando que tenga un comportamiento sexual más tenso, ansioso y precipitado al ser sabedor de la infidelidad ajena.

7.2.4.3 Sentimientos de culpabilidad

La culpa no es buena compañera de viaje para la erección. Impide ser libre ante la recepción de los estímulos eróticos excitantes y poder estar concentrado en las propias sensaciones placenteras. Mente y cuerpo van unidos. Si la mente está oscura por la culpa, el cuerpo no responde.

7.2.4.4 Estrés

El estrés excesivo puede incrementar la ansiedad de rendimiento coital, impidiendo al varón estar concentrado en los estímulos eróticos durante el coito.

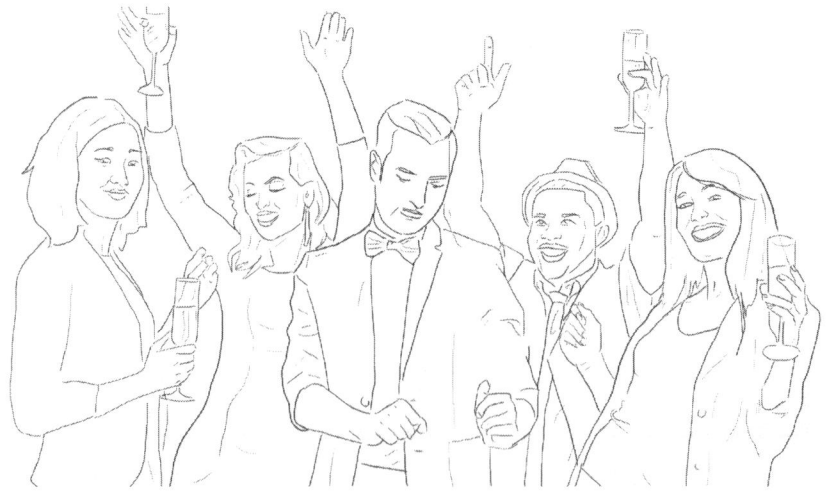

Hay una obsesión actual por el triunfo, la fama y el dinero, que unido al estrés laboral y al cambio de la mujer ha promovido una mayor aparición de casos de DE en el hombre.

7.2.4.5 Padecer también otra disfunción sexual

Un 17 % de varones con eyaculación precoz terminan teniendo DE en su intento por superar el problema eyaculatorio o como consecuencia del mismo. En otros casos, es aún mayor el porcentaje de varones (30 %) que padeciendo de falta de deseo sexual (Deseo Sexual Hipoactivo) acaban sufriendo DE, aunque también se da el caso contrario: que como consecuencia de la DE, el varón acabe perdiendo el deseo sexual.

7.2.4.6 Problemas generales en la relación pareja

Los conflictos de pareja o las desavenencias conyugales sin resolver son factores que pueden precipitar o desencadenar un problema de erección. Muchos varones, bajo el barniz de su aparente segura masculinidad esconden una clara susceptibilidad al fracaso erótico, afectando a su autoestima e inseguridad reflejada en los problemas de erección.

7.2.4.7 Expectativas poco razonables sobre el rendimiento erótico

Algunos varones, bien sea por falta de una buena información o/y educación sexual, por prejuicios previos o por desconocimiento, consideran que su rendimiento erótico debe estar a la altura del que suponen que tienen sus amigos o los hombres en general. Tal comparación mental hace que tengas ideas distorsionadas o sobredimensionadas de la respuesta sexual masculina, presentado expectativas poco razonables de la vivencia sexual, favoreciendo que en algunos casos aparezcan problemas de erección como consecuencia del desconocimiento y la sobre exigencia erótica.

7.2.4.8 Disfunción sexual de la pareja

El hecho de que la pareja sexual del varón tenga problemas de anorgasmia coital puede favorecer que el hombre acabe padeciendo de DE (y al revés también), como consecuencia de la presión directa o indirecta de la mujer sobre el hombre. La insatisfacción sexual de la mujer puede acabar «arrastrando» al varón a tener problemas de erección, ya que el hombre puede llegar a sentirse culpable o responsable de la insatisfacción erótica de ella.

7.2.4.9 Episodio aislado de fallo en la erección

Este apartado suele ser uno de los más repetidos en la casuística sexual: un fallo puntual en un encuentro coital puede desencadenar que el varón entre en el Círculo Ansiógeno de Rendimiento Coital, al favorecer la aparición de los roles de Autoobservación y de Anticipación del fracaso ante los siguientes encuentros coitales. De esta forma, lo que empezó siendo un fallo sexual aislado al que no se debería haber dado mayor importancia, acaba desencadenando un problema de DE. Desde esta perspectiva, un fallo sexual aislado puede ser el «pórtico» de entrada de un problema de erección.

7.2.4.10 Envejecimiento

La edad en sí no se considera un factor de riesgo de DE pero sí lo es el envejecimiento, lo que conlleva el paso de los años. Con el paso del tiempo se da una mayor prevalencia de DE por la mayor incidencia de enfermedades crónicas y el descenso de los niveles de testosterona. También ocurre que con la edad se necesita mayor estimulación erótica para lograr la erección y se tarda más tiempo en eyacular, dado que la fase refractaria de la respuesta sexual del varón es más larga con el paso de los años.

7.2.4.11 Ansiedad como consecuencia de enfermedades orgánicas

Como se ha referido anteriormente existen muchas enfermedades que pueden producir problemas de erección. Las reacciones psicológicas que suelen acompañar a cualquier enfermedad (ansiedad, miedo, pérdida de autoestima, inseguridad, incertidumbre . . .) son posibles elementos inductores de problemas de erección.

Para Farré, Fora y Lasheras (2013), estos procesos se presentan genéricamente en todos los pacientes que presenta DE de causalidad orgánica, por lo que la decisión a tomar respecto a la necesidad o no de atención psiquiátrica, vendría condicionada por el nivel de influencia o relevancia de los mismos en la disfunción sexual que se esté tratando.

Cuando algunos pacientes son informados de la futura afectación sexual (problemas de erección, disminución del deseo) que va a suponerle su enfermedad (diabetes, por ejemplo), se activa en ellos una ansiedad anticipatoria que les hace estar excesivamente pendientes de la llegada de tal momento.

Como he referido anteriormente, las intervenciones quirúrgicas como la prostatectomía suponen un alto grado de DE, pero el solo hecho de saberlo produce afectación directa sobre un buen número de varones.

En este sentido es importante saber elegir el momento y la forma de informarles, no solo del futuro problema sino también de los remedios y recursos existentes.

7.2.4.12 Complejo de pene pequeño

Hay personas que son víctimas de la vivencia del pene pequeño, se sienten acomplejados e incapaces de actuar con naturalidad, sobre todo cuando son encuentros esporádicos. Están tan pendientes de que la chica repare en el tamaño de su pene, que no actúan con naturalidad, no se concentran en los estímulos eróticos propios del encuentro coital. Cuando estos varones encuentran una pareja estable suelen sentirse aceptados y se olvidan del tamaño.

7.2.4.13 Problemática laboral

En mi experiencia profesional he sido testigo de varones que iniciaron su problema de erección al perder el trabajo que tenían. El funcionamiento sexual para muchos hombres es parte de su valía como personas, de su masculinidad o de su capacidad viril, tal y como ellos lo conciben y entienden. Al perder el trabajo que ejercían creen que ya no son nada, repercutiendo en su funcionamiento sexual. El estrés consecuente a una situación prolongada de inactividad laboral contribuye al mantenimiento del problema.

7.2.4.14 Nacimiento de un hijo

Después del parto suele producirse un desinterés sexual en la mujer. A los factores hormonales se unen otros como depresión, cansancio, ansiedad induciendo tal inapetencia. Psicológicamente la mujer suele sentirse realizada (también sola y pesimista), olvidándose del marido o pareja y a veces hasta de sí misma, por lo que ni siquiera se plantea su propia apetencia sexual. Paralelamente, el hombre, aparte de sentirse desplazado, se encuentra con un largo período de abstinencia sexual. En mi experiencia he tratado a pacientes que referían el comienzo de un problema de erección tras el nacimiento de un hijo, como consecuencia de un tiempo prolongado de abstinencia sexual tras el parto.

Navarro y Climent (2013) analizan el caso de un paciente tratado por ellos que refería el inicio de su problema de erección tras ver la cicatriz de su pareja sexual tras el parto, pensar que podía hacerla daño vaginal y empatizar con los problemas que le causó el parto a ella.

Asimismo, en mi casuística profesional he tratado a varios pacientes que situaban el inicio de su problema de erección a raíz de presenciar el parto en el paritorio, especialmente la vulva de su mujer durante el transcurso del mismo, produciéndoles una respuesta fóbica hacia el coito que les hizo renunciar a la realización del mismo durante un periodo largo de tiempo y problemas de erección al retomarlo.

7.2.4.15 Trastornos psiquiátricos

Las enfermedades psíquicas, en general, disminuyen o quitan el deseo sexual y producen DE. Pero los fármacos que se utilizan para el tratamiento de las mismas constituyen fundamentalmente la causa de aparición de DE en los enfermos psíquicos como consecuencia de sus efectos secundarios. Así tenemos cifras que refieren que entre el 50 % y el 70 % de personas con depresión presentan trastornos de la esfera sexual (Angst, 1998; Bonierbale *et al.*, 2003), agravados por la toma de fármacos antidepresivos (Balon *et al.*, 1993; Montejo-González *et al.*, 1997). La depresión, por tanto, es un riesgo para la DE, con un riesgo relativo de 1,81 (Araujo *et al.*, 2000), siendo más frecuente en hombres con problemas afectivos (Mitchell and Popkin, 1983). La relación entre DE y depresión es, además de compleja, bidireccional, al retroalimentarse ambas (Pomerol, 2010).

En la esquizofrenia, el porcentaje de incidencia es del 46,7 %. La ansiedad y las fobias relacionadas con temas sexuales también favorecen la aparición de DE.

Los psicofármacos contribuyen de forma importante a la aparición de DE. Así tenemos los antidepresivos, los antipsicóticos y los ansiolíticos. Entre los antidepresivos, los Inhibidores Selectivos de Recaptación de Serotonina (ISRS) la producen en un 29,5 % de media, la clomipramina en un 50 %, la velanfaxina en un 36 % y la risperidona en un 44,2 %.

7.2.4.16 Medicación

Además de los psicofármacos y los utilizados para enfermedades prostáticas, existen numerosos medicamentos que desencadenan DE. Así tenemos, los antihipertensivos, los de actuación hormonal, los que incrementan los niveles de prolactina, los quimioterápicos utilizados para el tratamiento del cáncer.

7.2.4.17 Fracaso en la erección ante el inicio de una nueva relación de pareja, tras años de inactividad coital como consecuencia de viudedad

En mi experiencia profesional he constatado varios casos de hombres (generalmente varones ya jubilados) que habiéndose quedado viudos y tras años de permanecer sin tener relaciones sexuales coitales, al conocer a una nueva pareja se encontraban desubicados eróticamente en su funcionamiento sexual por la larga inactividad coital, teniendo problemas de erección. Otros factores de DE también recogidos en varones enviudados son por sentimientos de culpa (sensación de traicionar a la pareja fallecida) o por temor a no ser aceptados por el entorno social o familiar al echarse una nueva pareja (Pomerol, 2010).

7.2.5 Factores de mantenimiento

Como su mismo nombre indica, son circunstancias o aspectos que generan un círculo vicioso que contribuye a mantener o perpetuar la DE ya iniciada previamente. Varios de ellos forman parte del Círculo Ansiógeno de Rendimiento Coital (Rol del espectador, Ansiedad de rendimiento, Anticipación del fracaso). Los problemas de comunicación entre los miembros de la pareja es otro factor que incide notoriamente en el mantenimiento de la DE.

7.2.5.1 Rol de rendimiento sexual

Todo varón lleva dentro consciente o inconscientemente el deseo de satisfacer a su pareja sexual, de «cumplir sexualmente». Tal papel, rol o meta, conlleva una ansiedad de ejecución asociada al rendimiento sexual. Ello supone una presión constante en muchos hombres que les impide actuar con naturalidad durante el coito y les hace ser proclives al fallo sexual y, lo que es peor, a dramatizar posteriormente tal fallo de erección.

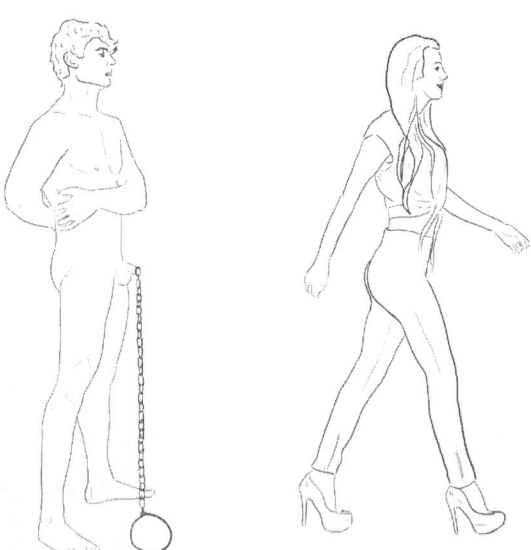

Para muchos varones el rendimiento sexual es como una losa. Sé libre: que el pene y la erección no sean una losa para ti. Recuerda que la erección no lo es todo y que el coito no es la única forma

220

de obtener y dar satisfacción sexual. Elige, busca, disfruta y acepta otros recursos.

7.2.5.2 Rol (o actitud) del espectador

Consiste en que, cuando un varón descubre que tiene un problema de erección, sea de la causa que sea, desarrolla un rol de autoobservación o espectador ante sí mismo, convirtiéndose en un espectador de su propio funcionamiento sexual, estando más pendiente de su pene que de disfrutar de los estímulos sexuales provenientes de la pareja sexual. El Rol del Espectador (Masters & Johnson, 1970), denominado posteriormente como Autoobservación por Abraham y Porto (1979), viene a ser un mecanismo de defensa que desarrolla la persona con problemas de erección que, paradójicamente, contribuye a mantener (incluso a incrementar) el problema. Hay que matizar que, obviamente, no todos los varones con problemas de erección desarrollan tal mecanismo.

7.2.5.3 Rol de anticipación del fracaso

Cuando el varón con DE tiene una serie de episodios de erección fallidos, llega un momento en que cree que ya no va a ser capaz de conseguirlo. Esa convicción se instaura en él de tal forma que, cada vez que va a hacer el acto sexual, piensa que va a fallar, negativiza el intento. Le puede la ansiedad y el miedo asociado a pensamientos negativos del tipo de: «ya no soy hombre», «estoy viejo», «soy un fracasado sexual», «igual me deja mi mujer».

De esta forma, se instaura definitivamente el problema de DE. Tal actitud, denominada rol de anticipación del fracaso o ansiedad anticipatoria, contribuye a mantener el problema.

7.2.5.4 Problemas de comunicación en la pareja

Que la pareja se comunique adecuadamente es fundamental. Evita malentendidos, discusiones y favorece acuerdos, sean estos tácitos o hablados. Saber comunicar es un arte, tanto en la vida cotidiana como en el amor y el sexo. Si aparece un problema de erección, una buena comunicación es vital. Hombres y mujeres reacciona de manera diferente ante un problema sexual. El varón suele asustarse, se repliega a su caverna, se cierra en banda, aislándose. No se enfrenta al problema. Mientras que la mujer, cuando lo tiene, suele ser más valiente, buscando alguna solución. Cuando aparece un problema de erección, algunas mujeres consideran que es por culpa suya («ya no le atraigo», «se habrá cansado de mí», «habré hecho algo que no le gusta», «tendrá otra»). Aclarar dudas, apoyarse mutuamente y pedir ayuda deberían formar parte de un clima de óptimo entendimiento emocional y lúcida comunicación, pero hombres y mujeres suelen hablar «lenguajes sexuales diferentes», lo que dificulta el entendimiento. Si la comunicación entre los miembros de la pareja no es fluida, el problema de DE tiende a mantenerse en el tiempo.

7.2.5.5 Sentimientos de culpabilidad

La culpa es un factor recurrente en muchos conflictos conyugales, afectando a hombres y mujeres. Algunos varones se sienten culpables por episodios de infidelidad, de desvaloración por parte de su pareja o por considerar que no se han implicado emocionalmente lo suficiente en su relación. Ello hace que vivan permanentemente bajo la culpa, lo cual repercute en su espontaneidad sexual, favoreciendo episodios fallidos de erección como consecuencia.

7.2.5.6 Falta de atracción entre los miembros de la pareja

La atracción entre los miembros de la pareja no dura siempre. Múltiples factores pueden afectarla: monotonía, desapego emocional, discusiones convivenciales, deterioro físico, enfermedades. Con el paso de los años se pierde deseo sexual y no es infrecuente que puedan aparecer problemas de erección en el varón y falta de deseo sexual en la mujer.

También pueden incidir en la pérdida de atracción miedos o fobias específicas (a la pérdida de control, al embarazo, a sentirse rechazados o al cuerpo de la pareja). Así tenemos casos de varones que tienen verdadero miedo (fobia) a ser rechazados o a perder el control de su actuación sexual, impidiéndoles tener la concentración necesaria ante los estímulos sexuales que producen la excitación sexual necesaria para la erección y el control de la ansiedad bloqueante.

En mi experiencia profesional también he conocido casos de varones que refirieron pérdida de atracción hacia su mujer tras los cambios físicos aparecidos en ella tras el embarazo.

7.2.5.7 Complejos por la propia imagen

En la época actual la imagen es clave para todo. En el mundo globalizado en que vivimos la imagen es fundamental. Las relaciones son estereotipos repetidos en los que la felicidad está asociada a iconos de belleza, dinero y poder. Muchas personas no están a gusto con su imagen y se sienten incapaces de atraer, de seducir, de relacionarse. Algunos de ellos cuando se atreven a relacionarse arrastran sus complejos, se manifiestan sexualmente ansiosos y creen no ser capaces de estar a la «altura sexual necesaria», por lo que en muchas ocasiones tienen fallos de erección.

7.2.5.8 Escasez de preámbulos sexuales antes del coito

Durante los años jóvenes la mayoría de varones no suele necesitar apenas estímulos eróticos para conseguir una erección, suelen ir directamente a la penetración, sin apenas estímulos eróticos previos.

Muchas mujeres suelen quejarse de que su pareja va «directa al grano», no realiza apenas juegos o preámbulos sexuales previos a la penetración, que la mujer echa en falta. Un buen número de chicas necesitan un acompañamiento afectivo que acompañe al sexo y suelen solicitarlo a su pareja sexual. La mayoría de chicos que cambian tras el requerimiento de sus chicas, no tienen problema alguno ni de actitud ni de erección al alargar el juego sexual. Pero he tratado casos de varones que, malacostumbrados durante muchos años a «ir directos a la penetración coital», han tenido problemas de erección al intentar ralentizar la llegada de la penetración.

7.2.6 Conclusiones sobre los factores causantes de DE

Causalidad multifactorial

La DE tiene un origen multifactorial con implicaciones de factores orgánicos, psicológicos y conductuales. Los avances en las técnicas diagnósticas han permitido constatar un mayor número de disfunciones eréctiles de origen orgánico. Aun así, es evidente que los factores relacionales y la actitud ante la sexualidad siguen jugando un papel importante. De hecho, aunque la causa inicial de un problema de erección haya sido orgánica, prácticamente siempre se produce el añadido de la carga psicológica en el paciente manifestada en la ansiedad de ejecución coital. Este hecho ocurre sobre todo cuando el problema se hace crónico perpetuándose en el tiempo, ya que el varón intenta examinarse en cada encuentro sexual, haciéndose recurrente tal actitud. Si, además, la comunicación en la pareja no es óptima puede dar lugar a malentendidos (la mujer pueda pensar que tiene otra relación o que ella ya no atrae al varón) incrementándose aún más las dificultades por solucionar el problema. Desde esta perspectiva, la mala comunicación entre la pareja será también otro factor mantenedor del problema de DE.

La evidencia clínica actual se encamina a constatar que cada vez son más numerosos los casos de DE de causalidad multifactorial, dada la complejidad transversal de posibles factores orgánicos, psicológicos y relacionales que la afluyen, aunque cada caso pueda matizarse como predominantemente orgánico o predominantemente psicológico, sin olvidar que existen tantas sexualidades como personas y que la experiencia y vivencia sexual no deja de ser, por tanto, una cuestión manifiestamente personal.

8.

Diágnostico y evaluación

8.0 Introducción

Si bien hay casos de DE claramente significados como psicógenos y otros obviamente como orgánicos, cada vez es más constatable la existencia de casos mixtos de DE. Así lo venimos comprobando en los últimos años los expertos a la hora de realizar la correspondiente evaluación de los problemas de erección, percibiendo cómo, en no pocos casos, se concatenan múltiples factores causantes tanto orgánicos como psicógenos que predisponen, precipitan o mantienen el problema. En búsqueda de las posible causas recurriremos a elaborar la historia clínica del paciente para descartar o confirmar los posibles factores orgánicos o/y psicógenos desencadenantes del problema, con la realización de las pertinentes pruebas vasculares y hormonales, siendo fundamental dar relevancia a su historia sexual, aquella que contempla la biografía sexual del consultante, sus relaciones sexuales y de pareja, el inicio de los síntomas, cómo y cuándo empezaron, el curso evolutivo de los mismos, si existen o no erecciones nocturnas, matutinas, masturbatorias o solo coitales, los pensamientos y cogniciones que han acompañado a la vivencia del problema, así como sus expectativas de funcionamiento (para comprobar si son excesivamente autoexigentes) y el papel de la pareja sexual en cada episodio fallido. El nivel de autoestima e inseguridad en su papel sexual, los fármacos que esté tomando (antidepresivos, hipertensivos . . .) y el consumo o no de drogas actual o durante periodos de su vida, son

225

asimismo otros factores que pueden aportarnos algunas claves explicativas del problema.

8.1 Valoración psicológica y sexológica en DE

Para una buena precisión diagnóstica es importante conocer el nivel de comunicación existente con la pareja sexual, cómo afecta el problema a la relación de pareja, así como precisar el nivel del problema de erección, ya que no tienen el mismo diagnóstico un fallo eréctil puntual (DE leve) que la repetición continua de episodios eréctiles fallidos, ni tampoco si tales fallos ocurren en todas las situaciones (DE generalizada) o solo en algunas circunstancias (DE situacional).

Es muy importante también, digamos que fundamental, conocer y confirmar si el paciente tiene erecciones mediante la masturbación, porque tal aseveración ayudaría notoriamente a descartar o minimizar posibles causas orgánicas. Estas variables y otras muchas nos permiten a los expertos precisar el tipo y grado de problema, su origen y el distinto enfoque clínico a aplicar.

Existen tres tipos básicos de disfunción eréctil: la de origen orgánico, la de origen psicológico y la de causalidad mixta. En función del tipo encontrado se aplicarán diferentes recursos para su tratamiento. Por ello es importante esclarecer lo mejor posible el origen de los factores causantes del problema.

En el ámbito de la consulta profesional, una buena entrevista clínica realizada por el experto puede aportar el 80 % del diagnóstico. En ella se comprobarán aspectos médicos, psicológicos y relacionales. El urólogo/andrólogo confirmará o descartará causalidad orgánica. Puede que necesite derivar a algunos pacientes a otros especialistas médicos (radiólogo, cardiólogo, endocrinólogo . . .). Y el psicólogo/sexólogo confirmará o se hará cargo de los pacientes de causalidad psicógena.

La DE primaria es excepcional (Cabello, 2007), siendo casi siempre de causa congénita (hermafroditismo, escrotalización del pene, etc.).

La DE secundaria es la más frecuente de aparición, pudiendo ser psicológica, orgánica o mixta.

La DE psicológica más frecuente de aparición en consulta y también la más emblemática por sus características es aquella en la que el paciente presenta erecciones matutinas (al despertarse), también mientras duerme y durante la automastubación, pero no las consigue, las consigue mal o las pierde antes o durante el coito. Tales características son el perfil psicológico más paradigmático del paciente afectado por una DE de causalidad psicógena. Un síntoma característico de tal disfunción es que el varón empiece la relación sexual con una erección suficiente pero la pierda justo antes de penetrar o apenas lo ha hecho. Ello obedece a la inseguridad que está sintiendo en el momento de realizar el coito, las cogniciones negativas sobre su funcionamiento que le pasan por la cabeza antes y durante el mismo, y la incapacidad de concentrarse en los estímulos eróticos que posibilitan la erección.

El correlato neuronal que acompaña la pérdida de erección durante la penetración cursa con el incremento del tono simpático que hace que cese la erección (Bechara, 1997; Kaplan *et al.*, 1998).

La DE de origen orgánico no suele ser frecuente en individuos jóvenes, apareciendo a partir de edades maduras (>50-55).

Hay que volver a recordar por su significancia que casi todas los casos de DE de causalidad orgánica, si se alargan en el tiempo acaban convirtiéndose en mixtas como consecuencia de la aparición del componente ansiógeno en el paciente.

8.2 Historia psicosexual

a. Descripción y evolución del problema
    ¿Qué es lo que te pasa?
    Aparición y curso evolutivo (inicio, evolución situación actual)
    ¿Cuándo empezó tu problema de erección (la primera vez)?
    ¿Su aparición fue brusca, progresiva o intermitente?
    Duración del problema
    ¿Y la última vez que te falló, cuándo fue?

b. situaciones eróticas en las que ocurre

¿Te ocurre en todas las situaciones eróticas?

¿Te ocurre en todos los lugares (cama, coche . . .)?

¿Te ocurre con unas chicas sí y con otras no?

Relaciones extramaritales. Posible afectación sexual y conyugal

c. Masturbación en distintos formatos

¿Te ocurre durante la masturbación (con revistas, internet, vídeos, fantasías)?

¿Te ocurre cuando ella te masturba?

d. Contactos bucogenitales

¿Te ocurre durante la fellatio (contacto bucogenital)?

e. Erecciones matutinas (al despertarse)

¿Tienes erecciones al despertarte?

f. Erecciones nocturnas (mientras duermes)

g. Durante la noche se suelen producir sueños eróticos nocturnos, conscientes o inconscientes, se recuerden o no se recuerden.

¿Suele tener erecciones nocturnas?

h. Atribución del problema (autoexplicación)

¿Atribuyes el problema a algún factor? ¿Cuál crees tú que es la causa? ¿Y por qué crees que te sigue pasando?

i. Autosoluciones propias o domésticas

¿Has intentado alguna solución no profesional por tu cuenta? ¿En qué ha consistido?

j. Vivencia de roles sexuales ansiógenos

Rol de autoobservación o espectador

¿Estás expectante de tu funcionamiento sexual durante el coito?

Rol de fracaso anticipatorio (tener expectativas anticipadas negativas)

¿Cuándo vas a realizar el acto sexual, piensas que vas a fallar?

k. Afectación de otras fases del ciclo sexual

(Pérdida de deseo sexual)

¿El problema de erección ha hecho que pierdas deseo sexual o sigue igual?

(Eyaculación precoz)

¿El problema de erección ha afectado a tu respuesta eyaculatoria? ¿Eyaculas precozmente?

(Vivencia insatisfactoria del orgasmo)

¿Tienes sensación de que tu orgasmo es diferente? ¿Se ha empobrecido o sigue igual?

(Frecuencia sexual)

¿Desde qué te ocurre el problema, ha disminuido tu frecuencia sexual coital?

l. Relación de pareja. Afectación

¿Crees que tu problema es consecuencia de una crisis o desavenencia con tu pareja?

¿O crees que ocurre al revés y tu relación de pareja ha empeorado como consecuencia del problema de erección?

m. Alcohol

Nivel biográfico de consumo

n. Tabaco

Nivel biográfico de consumo

o. Drogas

Nivel biográfico de consumo

p. Vivencia del problema, propia y de la pareja

¿Qué representa para ti el problema?

¿Cómo te sientes?

¿Qué piensa del problema tu pareja sexual?

¿Cómo lo vivencia ella?

q. Relación de pareja. Nivel de satisfacción general

¿Estás satisfecho en tu relación de pareja? Valoración.

¿Crees que ella está satisfecha? Valoración.

¿Cómo valoras tu nivel de comunicación sexual con tu pareja?

¿Cómo valora tu nivel de comunicación general con tu pareja?

r. Confianza en la terapia y expectativas en la solución

¿Conoces la terapia sexual?

¿Qué esperas del tratamiento?

¿Qué espera tu chica?

s. Conocimiento previo del tratamiento

¿Tienes alguna idea previa o conocimiento de cómo son los tratamientos?

t. Otros profesionales consultados. Valoración de las expectativas vividas.

¿Has consultado tu problema con otros profesionales?

¿Qué ocurrió con los tratamientos prescritos? ¿Estás satisfecho?

8.3 Grados y tipos de Disfunción Eréctil. Clasificación

TIPOS DE GRADO DE INTENSIDAD DE UN PROBLEMA DE DISFUNCIÓN ERÉCTIL
- DE leve: cuando usualmente se logra y mantiene la erección. - DE moderada: cuando ocasionalmente se logra y mantiene la erección. - DE severa o completa: cuando nunca se logra la erección.

DISFUNCIÓN ERÉCTIL. CLASIFICACIÓN GENERAL
SEGÚN EL MOMENTO DEL INICIO: - Primaria o de toda la vida: la DE ha existido desde el inicio de las relaciones sexuales. - Secundaria o adquirida: la DE apareció después de un periodo de actividad sexual normal.
SEGÚN LA CAUSA: - -Orgánica o biogénica: causada por anomalías o lesiones vasculares, neurológicas, hormonales o cavernosas. - -Psicológica: por motivos psicológicos (ansiedad, depresión, conflictos de pareja, baja autoestima, miedo, complejos . . .). Funcionalmente es debida a la inhibición central del mecanismo eréctil, en ausencia de un daño físico. - -Mixta: causada por la combinación de factores orgánicos y psicológicos. - -Idiopática (de causa desconocida).
SEGÚN EL CONTEXTO: - General: Se da en todos los contextos eróticos (no se limita a darse en ciertas clases de estimulaciones, de situaciones o de parejas). - Situacional: el problema se limita a darse en ciertas clases de estimulaciones, de situaciones o de parejas.
SEGÚN EL GRADO: - Leve: el hombre usualmente consigue y mantiene la erección. - Moderada: el hombre ocasionalmente logra y mantiene la erección. - Severa o grave: el hombre nunca logra la erección.

8.4 Diferenciación DE orgánica/psicológica/mixta

DIAGNÓSTICO DIFERENCIAL PSICÓGENA/ORGÁNICA		
Características	DE Psicógena	DE Orgánica
Edad	Menos de 50 años	Mayor de 50 años
Comienzo	Agudo	Gradual o progresivo
Tiempo de evolución	Menos de 1 año	Mayor de 1 año
Aparición	Situacional	Permanente
Erección extra coital	Buena	Escasa
Curso	Variable	Constante
Problemas psicosexuales	Larga historia	Secundarios
Problemas de pareja	Al inicio	Secundarios
Ansiedad y miedo	Primarios	Secundarios

En los problemas de erección y a pesar de la presencia nada infrecuente en muchos casos de un solapamiento evidente de causas tanto psicológicas como orgánicas, es conveniente por útil y práctico empezar su abordaje diagnóstico intentando discriminar si el origen es psicológico u orgánico, porque dependiendo de ello el enfoque inicial del tratamiento va a ser distinto y condiciona la elección del especialista a tratar el problema, ya que en consecuencia a tal consideración si la causa es orgánica (o predominantemente orgánica), va a proceder que sea el andrólogo (médico especializado en Andrología) o el médico sexólogo (médico especializado en sexología) quien aborde el problema inicialmente, mientras que, si se trata de un problema de DE de origen psicógeno (o predominantemente psicógeno), será el sexólogo-psicólogo (psicólogo especializado en sexología) quien deba llevar el caso.

Disfunción eréctil de origen psicológico

1. Ocurre (en general) en pacientes jóvenes o de mediana edad.
2. Comienza inesperada o bruscamente.

3. Es situacional (la falta o perdida de erección no ocurre en todas las situaciones eróticas).
4. En la masturbación es posible tener erección y que no exista el problema de erección.
5. Existen erecciones matutinas al despertarse.
6. Existen erecciones nocturnas (durante el sueño).
7. No consigue la erección antes de penetrar o/y cuando la consigue la pierde apenas introduce el pene.
8. Evolución del problema: de forma irregular. No es constante. Se alternan mejorías con empeoramiento.
9. Pueden existir posibles problemas psicosexuales que estén favoreciendo la disfunción eréctil y enquistados desde hace tiempo en la personalidad del varón, favoreciendo la DE.
10. Los problemas de pareja están (o pueden estar) en el inicio del problema, no son secundarios al problema de erección.
11. Existe ansiedad anticipatoria de origen primario.

En el campo de la causalidad psicológica es donde más seguridad existe en el diagnóstico. Es decir, las causas de origen psicológico, fundamentalmente la ansiedad de ejecución, es fácil de constatar su existencia. De hecho, sabemos que se da en un alto porcentaje de casos de DE. Incluso aparece en muchos casos de disfunción eréctil que tienen un origen orgánico manifiesto, haciéndolo como factor psicológico añadido al componente orgánico ya existente.

Disfunción eréctil de origen orgánico

1. Ocurre, en general, en pacientes maduros (mayores de 50-55 años).
2. Su aparición es permanente. Ha venido para quedarse (la falta o pérdida de erección ocurre en todas las situaciones eróticas).
3. Su inicio es progresivo.
4. En la masturbación el varón también tiene problemas de erección.
5. Al despertarse no suele tener erecciones matutinas o si las tiene suelen ser flojas.
6. No suelen darse las erecciones nocturnas (durante el sueño).

7. La evolución del problema es regular o constante. No suelen existir picos o fases de mejora.
8. Si existen problemas en la relación de pareja, no son el origen de la disfunción eréctil. Sí pueden ocurrir como consecuencia (secundarios) a la DE.

Es, sin embargo, en el campo de las causas orgánicas y en su efecto sobre la erección donde más complejidad puede existir a la hora de buscar o descartar su influencia en el problema. Para ello, existen varios tipos de pruebas que pueden ayudar a descartar dicha causalidad orgánica, sobre todo de tipo vascular.

Las pruebas diagnósticas para descartar causalidad orgánica en un problema de DE se realizan cuando se considere necesario confirmar la sospecha de problemas vasculares u hormonales y también cuando descartado el componente psicógeno, el paciente sigue teniendo problemas de erección.

Consideraciones evaluativas relevantes:

a. Evolución del problema de erección (pasa de situacional a generalizado).

Algunos pacientes con DE de causalidad psicógena que no presentaban inicialmente problemas de erección durante la automasturbación (sí los tenían en el coito), pasan a tenerlos también durante la masturbación al utilizarla de manera reiterada y un tanto obsesiva para comprobar expectantes si son capaces de mantenerla o repetirla ante sí mismos. Digamos que se autoestimulan no por placer sino como comprobación y refuerzo, y terminan complicándose.

Tal actitud obsesiva e imprudente la siguen extrapolando a otros comportamientos eróticos (besos, juegos eróticos, coito . . .), convirtiendo un problema de erección puntual o situacional en generalizado y crónico.

b. La mayoría de los hombres con problemas de erección presentan una vivencia quebrantada de su autoestima sexual y personal. La aflicción que acompaña tal fracaso hace que dramaticen aún más su problema, de forma y manera que suelen tender durante la entrevista a subestimar sus propias erecciones (Beck,

& Barlow, 1986). Es preciso por ello contar con un posible sesgo a la hora de objetivar el relato de sucesos fallidos que manifiesten durante la entrevista.

c. Ello puede adquirir mayor relevancia en la constatación de la existencia o no de erecciones nocturnas y matutinas (al levantarse), cuestión importante para descartar causalidad vascular, especialmente si existiesen las matutinas, lo que apuntaría inicialmente a descartar causalidad vascular (Segreaves *et al.*, 1987).

d. La presencia de erecciones nocturnas descarta un proceso vascular grave.

e. La presencia de erecciones nocturnas descarta también un posible déficit de testosterona, ya que esta activa el sistema central de excitabilidad (Bancroft, 1999).

f. Como refiere Cabello (2007), las erecciones nocturnas tienen un papel importante como mecanismo oxigenador de los cuerpos cavernosos, al mismo tiempo que facilitan la síntesis de óxido nítrico (ON) tan necesario para la erección (Kim *et al.*, 1993).

g. Parece ser que durante la noche (fase REM del sueño) se suelen producir media docena de erecciones (Karakan, 1970).

h. No hay que olvidar que la toma de fármacos (psicofármacos especialmente) que afecten a la fase REM del sueño, van a inhibir las erecciones nocturnas producidas en dicha fase.

8.6 Disfunción eréctil mixta (10 ejemplos)

Las disfunciones eréctiles que llamamos mixtas conllevan una mayor complejidad diagnóstica. Un problema de DE puede ser consecuencia de una conjunción de factores: predisponentes, precipitantes y de mantenimiento, de forma y manera que en un mismo paciente pueden confluir perfectamente varios factores que están contribuyendo al problema.

Veamos tal complejidad a través de ejemplos basados en casos reales que han pasado por mi consulta:

1º Ejemplo. Paciente de 47 años con un déficit hormonal que inicia una nueva relación de pareja.

Una persona tiene un déficit hormonal de testosterona libre que es el causante inicial de su problema eréctil, pero tras romper con su anterior pareja inicia una nueva relación. En parte, por el déficit hormonal, pero también por la emoción de un nuevo amor y el miedo a fallar en la recién estrenada relación, le aparece un problema de DE. Este varón, cuando se le soluciona su problema de testosterona, puede que siga padeciendo de DE como consecuencia de la ansiedad de rendimiento añadida.

En este caso, tenemos que su problema de erección es consecuencia de la concatenación de varios factores:

Factor predisponente: un déficit hormonal de testosterona.

Factor precipitante: inicio de una nueva relación de pareja.

Factor de mantenimiento: Ansiedad de ejecución sexual.

2º Ejemplo. Paciente de 59 años operado de prostatectomía radical que como consecuencia de la misma presenta un miedo evidente a no funcionar.

Se juntas varios factores:

Factor predisponente: saber que la extirpación de la próstata presenta un alto nivel de casos de DE.

Factor precipitante: la propia operación en sí.

Factor de mantenimiento: el miedo que tiene a no volver a funcionar.

3º Ejemplo. Paciente de 38 años que como consecuencia de una depresión le prescriben fármacos antidepresivos que le provocan pérdida del apetito sexual y episodios fallidos de erección.

De nuevo intervienen varios motivos que se unen e inciden negativamente en la erección:

Factor predisponente: la depresión.

Factor precipitante: los efectos secundarios del fármaco.

Factor de mantenimiento: la ansiedad psicológica causada por el rol del rendimiento coital.

4º Ejemplo. Paciente de 50 años, hipertenso, bebedor habitual y fumador que llevaba un año con problemas intermitentes de erección. Pierde el trabajo y a partir de tal momento se siente poco hombre, considera que su mujer le mantiene económicamente, desciende su autoestima personal y comienzan a incrementarse sus problemas de erección.

Factor predisponente: La hipertensión, el alcohol y el tabaco.

Factor precipitante: La pérdida de su puesto laboral.

Factores de mantenimiento: el alcohol, el tabaco, la hipertensión, la baja autoestima sexual y la ansiedad de rendimiento sexual.

5º Ejemplo. Paciente de 22 años operado de hipospadia (anomalía congénita por la que el meato urinario no se localiza al final del glande, sino en otra parte del mismo). A partir de la misma (aunque fue operado con éxito) empieza a tener problemas de erección con varias chicas. Es un chaval de color y considera que su pene «no tiene el tamaño ni está a la altura de lo que se espera de su raza».

Factor predisponente: Un prejuicio o idea equivocada: pensar que por ser raza negra hay que tener un pene grande y un alto rendimiento sexual.

Factor precipitante: la operación para corregir su meato urinario.

Factores de mantenimiento: la ansiedad de rendimiento sexual que presenta el paciente porque «quiere estar a la altura sexual de lo que se espera de él».

6º Ejemplo. Paciente de 69 años con diabetes crónica.

Factor predisponente: endocrinopatía que le va deteriorando la vascularización del pene.

Factor precipitante: a partir del momento en que el flujo vascular ya no es el adecuado o los impulsos nerviosos no llegan bien como consecuencia de la neuropatía diabética. Ello ocasionaría el inicio del problema de erección.

Factor de mantenimiento: el propio déficit vascular o neurogénico unido al factor ansioso psicológico de saber o tener conciencia de que la diabetes a la larga genera problemas de erección (lo lógico es que lo sepa y esté bien informado de ello). Cuando empiezan los problemas de erección, ese varón va a empezar a pensar; «llegó mi hora, se acabó lo que se daba». Aquí se dispara en su mente la ansiedad de ejecución por ver si funciona (Círculo Ansiógeno de Rendimiento Erótico Coital). A su vez, ese miedo ejecutorio va a incrementar el tono adrenérgico en el pene empeorando aún más las cosas y cerrando el ciclo final en la instauración definitiva de la DE.

7º Ejemplo. Paciente de 45 años que ha consumido cocaína, alcohol y hachís durante 10 años y tenido múltiples relaciones ocasionales. Tras un año de abstinencia en drogas, conoce a una chica de 40 años con la que desea estabilizar su vida. Pero se encuentra con que no es capaz de conseguir erección en múltiples intentos.

Factor predisponente: Abuso de drogas que a la larga dan problemas de erección.

Factor precipitante: el deseo y necesidad del hombre por estabilizarse emocionalmente con una pareja y el miedo a decepcionarla. Aparición del miedo a la ejecución y al fallo eréctil, así como la incertidumbre de que la chica siga con él.

Factor de mantenimiento: el muy probable deterioro orgánico neurovascular por consumo intenso de drogas y el Círculo Ansiógeno de Rendimiento Erótico-Coital.

8º Ejemplo. Paciente de 47 años con una gran inseguridad sexual y baja autoestima que descubre que su esposa le es infiel con un anterior novio. Deprimido acude al psiquiatra. Le recetan antidepresivos que unido al sentimiento de fracaso y rabia le inducen un problema de erección.

Factor predisponente: inseguridad sexual, desvaloración personal, el impacto de la infidelidad.

Factor precipitante: la infidelidad y la toma continuada de antidepresivos.

Factor de mantenimiento: la ansiedad de ejecución y la inestabilidad creada en la relación.

9º Ejemplo: Paciente de 38 años. Nunca ha tenido relaciones sexuales coitales. Excesivamente protegido por la figura materna, se muestra muy acomplejado y con deficiente autoestima sexual. Siempre ha necesitado pornografía para la automasturbación, apareciendo en su biografía 3 intentos de coito fallidos con 3 diferentes mujeres. Conoce a una chica de la que reconoce sentirse muy enamorado con la que inicia una relación estable correspondida, pero con la cual es incapaz de tener erección a pesar del apoyo emocional que recibe por parte de ella.

Derivado vía urología al psicólogo-sexólogo por su, en principio, aparente perfil de causalidad psicógena, es tratado por este con terapia sexológica que no consigue los resultados esperados a pesar del apoyo de la chica, tanto acompañándole a la consulta como en la realización de las prescripciones clínicas a realizar en pareja.

Sopesando el sexólogo la posibilidad de causa o causas orgánicas, vuelve a ser derivado al Servicio de Urología, apareciendo tras analítica y Resonancia Nuclear una hiperprolactinemia.

Factor predisponente: Prolactinemia e inseguridad sexual en una persona muy acomplejada.

Factor precipitante: Incremento niveles hormonales de Prolactina y ansiedad de rendimiento coital.

Factor de mantenimiento: La Prolactinemia y la ansiedad de rendimiento coital.

10º Ejemplo: Paciente de 73 años, viudo desde hace 4 años. En tratamiento por hipertensión desde hace 10 años. A raíz de la muerte de su esposa entró en depresión, siguiendo tratamiento antidepresivo. Ha conocido a una mujer de la que dice sentirse enamorado, pero no es capaz de realizar la penetración tras múltiples intentos. Durante los 4 años de viudedad apenas recurrió a la masturbación (aparcó el sexo durante esos años).

Factor predisponente: Hipertensión y fármacos para su tratamiento. Fármacos para la depresión tomados durante años. Años sin sexualidad coital ni apenas automastubación.

Factor precipitante: la aparición en la vida del paciente de un nuevo amor.

Factor de mantenimiento: Ansiedad de rendimiento o ejecución. Frustración por no poder tener una relación de pareja.

A pesar de gran avance producido en los últimas décadas en el campo del diagnóstico y evaluación de la DE, seguimos sin conocer en profundidad cómo interactúan entre sí muchos de los múltiples factores tanto orgánicos como psicológicos que predisponen, precipitan y mantienen un problema de DE.

Como queda reflejado, un problemas de DE puede empezar por una causa orgánica (una diabetes) pero acabar presentando también un componente psicológico. Y, al revés, puede tener un origen psicológico (una depresión), pero aparecer posteriormente una hipertensión arterial). También puede darse el caso de un inicio psicológico (estrés) y un mantenimiento psicológico posterior (una depresión como consecuencia del problema de erección). Y tampoco son infrecuentes los casos en que, como consecuencia de una extirpación total de próstata (inicio orgánico), continúe un mantenimiento también orgánico (las consecuencias de la prostatectomía) y también psicológico (el miedo a no volver a funcionar).

Se puede decir con toda seguridad que de forma inevitable en todas las disfunciones sexuales masculinas, aunque tengan un origen orgánico, con la evolución del problema acaba apareciendo también un componente psicológico añadido como consecuencia del rol del rendimiento coital que todo hombre tiene interiorizado en su obsesión por satisfacer a la pareja sexual y a su propio narcisismo.

Las pruebas diagnósticas para descartar causalidad orgánica en un problema de DE se realizan cuando se considera que no hay causa psicológica evidente o, si la hubiera, se piensa que va acompañada de otra u otras causas de origen orgánico, y por lo tanto, conviene buscar o descartar tal organicidad.

8.7 Valoración médica en DE

(Este apartado ha sido realizado en colaboración con Roberto Llarena Ibarguren, urólogo/andrólogo. Jefe de Sección del Hospital Universitario de Cruces. Barakaldo (Vizcaya).

8.7.0 Introducción

Al ser los urólogos los especialistas que se ocupan de los problemas de salud del aparato urogenital masculino, es lógico y coherente que sean ellos quienes aborden fundamentalmente los problemas de erección de causalidad orgánica. Su formación urológica complementada con la andrológica, les posibilita la capacitación necesaria para acometer el diagnóstico y tratamiento de los casos de DE de causalidad orgánica, fundamentalmente urológica, y la facultad de derivar a los correspondientes especialistas cuando perciban que la organicidad puede atribuirse a otras causas orgánicas no propiamente urológicas (cardiológicas, endocrinológicas, neurológicas, etc.) o a causas psicológicas o sexológicas (psicológicas clínicas, sexológicas . . .).

El varón con problemas de erección siempre ha existido, pero en las últimas décadas se ha incrementado el número de varones demandantes de solución en las consultas urológicas. Los cambios sociales, la liberalización de las costumbres, el descubrimiento de los fármacos iPDE-5 (Sildenafilo, Vardenafilo, Tadalafilo y Avenafilo) y la influencia de los medios de comunicación han puesto el tema en la calle. Al mismo tiempo, la urología/andrología ha incrementado notoriamente sus prestaciones diagnósticas y terapéuticas, posibilitando una mejora evidente en el cribado del problema y en su solución.

De hecho, se puede decir que la DE es seguramente y, a pesar de su complejidad estructural, la disfunción sexual que permite una mayor precisión a la hora de realizar un diagnóstico certero, dado el número significativo de pruebas e indicadores que permiten perfilar los factores causantes y con ello el adecuado abordaje terapéutico. En tal línea, actualmente se dispone de un buen número de medidores psicofisiológicos, neuroelectrofisiológicos y radiológicos que posibilitan indagar más objetiva y profundamente en la búsqueda de posible causas orgánicas de DE.

8.7.1 Historia médica

Es fundamental indagar sobre la existencia de los siguientes problemas:
a. Enfermedades crónicas: diabetes, HTA, enfermedad vascular periférica, trastornos endocrinos, etc.
b. Tratamientos farmacológicos que sigue el paciente y pueden estar asociados a la DE.
c. Consumo de tóxicos (tabaco, alcohol, o drogas).

d. Descartar trastornos afectivos (depresión, ansiedad, etc.).

e. Cirugía o traumatismos abdominales o pélvicos.

8.7.2 Exploración física

Para Cabello (2010), la exploración clínica debe ser «lo más exhaustiva posible» e incluir preferentemente los siguientes elementos y recursos:

En todo paciente con DE cuya etiología no esté definida, la exploración física debe ir encaminada a descartar:

*   Enfermedades vasculares: toma de la TA, frecuencia cardíaca, palpación de pulsos periféricos, presencia de soplos vasculares periféricos (abdominales, femorales, etc.).
*   Enfermedades neurológicas básicas.
*   Endocrinopatías: palpación cuello (bocio), y mamas (ginecomastia).
*   Trastornos genitales: en este sentido la 1ª Consulta Internacional sobre DE de la OMS (París, 1999) definió la exploración física como prueba muy recomendada, debiéndose valorar desde el punto de vista uroandrológico los siguientes aspectos:

    a. Pene: morfología, elongabilidad, presencia de placas de fibrosis, presencia de fimosis, sensibilidad. Para comprobar la elasticidad del pene y descartar lesiones parenquimatosas secundarias a diabetes o déficits vasculares por ejemplo, se compara la medida del pene en reposo y tras un estiramiento manual. Existen para ello tablas fraccionadas disponibles que proporcionan información pertinente; los valores bajos sugieren posibles lesiones (Bondil *et al.*, 1990).

    b. Testículos: consistencia, tamaño, situación y volumen.

    c. Caracteres sexuales y estigmas de endocrinopatías.

    d. Exploración neurológica básica del nervio dorsal del pene, rama pudenda sensitiva y cordones posteriores. Se exploran el reflejo anal superficial (se realiza rozando la piel perianal y notando la contracción del esfínter anal externo), tono del esfínter anal y el reflejo bulbocavernoso (se introduce un dedo en el ano notando su contractura al pellizcar el glande), su normalidad indica la integridad de las raíces nerviosas sacras (S2-4) (Salinas y Virseda, 1998).

e. Próstata: cuando interese descartar patología prostática por la edad del paciente o previo al inicio del tratamiento con testosterona, se realizará tacto rectal con estudio del tamaño, simetría y consistencia de la glándula prostática.

8.7.3 Determinaciones analíticas

Con los resultados analíticos se detectan patologías asociadas que son causa de DE, tales como diabetes, dislipemias, o hipogonadismos. Los resultados del análisis de sangre pueden hacer necesarias investigaciones adicionales posteriores por parte de otros especialistas o tratamientos específicos como la corrección de déficits hormonales en los hipogonadismos.

8.7.4 Recomendaciones sobre el diagnóstico y tratamiento de la disfunción eréctil

RECOMENDACIONES SOBRE EL DIAGNÓSTICO Y TRATAMIEN-
TO DE LA DISFUNCIÓN ERÉCTIL DE CAUSALIDAD ORGÁNICA

(1ª Consulta Internacional sobre Disfunción Eréctil. París, 1999)

En 1999 tuvo lugar en París la 1ª Consulta Internacional sobre disfunción eréctil patrocinada por la OMS, con una amplia participación de expertos procedentes de 29 países. En esta primera consulta internacional se definió la clasificación de las pruebas diagnósticas para al DE en 4 grupos:

1. Muy recomendables: deben realizarse en todos los pacientes e incluyen:
Historia clínica completa.
Exploración física.

2. Recomendables: deben realizarse en la mayoría de los pacientes e incluyen:
Glucemia basal.
Perfil lipídico.
Determinación de testosterona libre como fracción activa (preferiblemente) o total, en varones mayores de 50 años o en varones más jóvenes, en presencia de síntomas o signos de hipogonadismo (disminución del deseo sexual, del volumen testicular bilateral y de los caracteres sexuales secundarios).

3. Opcionales: son determinaciones analíticas recomendadas en determinados grupos de pacientes. Su uso depende del criterio médico. Su solicitud ha de valorarse de forma individualizada y pueden ser indicadores del tipo de:
Hemograma.
Función renal (ante la sospecha de alteración renal).
Función hepática (ante la sospecha de alteración hepática).
LH: solo si la testosterona esta disminuida.
Prolactina: si la testosterona esta disminuida y/o hay disminución del deseo sexual.
THS y T4 libre: ante la sospecha de patología tiroidea.
Cortisol plasmático y/o libre en orina de 24 horas si se añaden manifestaciones de disfunción suprarrenal.
Con los 3 niveles precedentes descritos se habrá podido determinar, en la mayoría de las ocasiones, cual es la causa más probable de DE de origen orgánico. Si no fuera así o el paciente solicitara llegar al diagnóstico etiopatogénico último, se remitiría al paciente al nivel especializado para completar el estudio diagnóstico.

4. Especializadas: tienen valor en determinados pacientes y deben ser aplicadas únicamente por especialistas (cardiólogos, psiquiatras, neurólogos, endocrinos . . .).

8.7.5 Historia médica urológica

1. Enfermedades del pene: enfermedad de Peyronie, traumatismos peneanos, secundarios tras intervenciones por hipospadias o fimosis.
2. Enfermedades testiculares: anorquia, atrofia testicular.
3. Enfermedades traumáticas pelvianas y perineales, que comprometan la inervación peneana o la lesión de las arterias pudendas.
4. Quimioterapia y Radioterapia: ocasiona alteraciones vasculares y gonadales responsables de DE.
5. Cirugías previas urológicas:
   a. Orquiectomía bilateral.
   b. Corporoplastias para la corrección de enfermedad de La Peyronie, o con injertos sobre la túnica albugínea, y tratamiento del priapismo que ocasione fístula arteriovenosa.
   c. Prostatectomía y cistoprostatectomía radicales.
6. Cirugías abdominales:
   a. Cirugía colorrectal radical.
   b. Cirugía de bypass aorto-bifemoral.
7. Sintomatología del tracto urinario inferior.
   a. Los varones con sintomatología del tracto urinario inferior presentan una mayor probabilidad de padecer DE (2,74 veces superior a los que no presentan sintomatología). Son por ello susceptibles de ser estudiados.
8. La búsqueda de síntomas y signos como fatiga, depresión, pérdida del deseo sexual, relacionados con alteraciones hormonales (alteraciones de la testosterona, melatonina y/o DHEA) del varón en relación con la edad, pueden incluir problemas de erección. Es otro de los indicadores que el urólogo/andrólogo debe estudiar en sus pacientes mayores de 50 años.

8.7.6 Historia sexual

La elaboración de la historia sexual va a permitir complementar la historia clínica, incrementando notoriamente la posibilidad de confirmar o descartar causalidad orgánica o causalidad psicógena, apuntalando con ello el diagnóstico del tipo de DE. Si la causa o causas del problema fueran orgánicas, son los urólogos/andrólogos a quienes corresponde abordar el problema. Pero si apareciesen motivos psicológicos predominantes como origen de la disfunción eréctil, será derivado el paciente al psicólogo/sexólogo para su abordaje.

Con tal perspectiva, en el apartado de historia sexual es importante analizar:

1. Si el problema es primario (de siempre) o secundario tras un período de normalidad.
2. Como ha sido su inicio (brusco o progresivo).
3. Como ha sido su curso o evolución (irregular o progresivo).
4. e le debe preguntar también por la calidad de la erección (rigidez) y si es capaz de mantenerla un tiempo o la pierde. Si puede producirla solo con fantasías sexuales o visualizando películas eróticas.
5. Si tiene erección en otras situaciones eróticas diferentes al coito (con otras parejas, en masturbación . . .).
6. Si tiene erecciones matutinas (al levantarse por la mañana).
7. Si las tiene durante el sueño.
8. Si tuviera erecciones en automasturbación y no en coito, evidenciaría una causalidad psicógena clara.
9. Determinar si la DE puede venir derivada de un problema de eyaculación precoz.
10. Si presenta deseo sexual normal o está disminuido o ausente (para descartar causas hormonales, relacionales o psicológicas).
11. En algunos pacientes la capacidad para mantener la erección puede sugerir fracaso del mecanismo corporo-veno-oclusivo.
12. Se debe investigar además la existencia o no de dolor o incurvación del pene en rigidez, ya que nos orientará hacia la presencia o no de la enfermedad de La Peyronie o incurvación congénita e investigar así si la dificultad del paciente para penetrar se debe el problema de la incurvación o a la falta de rigidez.
13. Si existen otras dificultades sexuales (eyaculación precoz, falta de orgasmo . . .).

14. Si existen problemas relacionales.

15. La satisfacción del varón (y de su pareja) con la frecuencia sexual.

16. Si no tiene pareja. Y si la tiene, si la considera o no estable. Y cómo pueden afectar dichos formatos a la erección del paciente.

8.7.7 Tipos de pruebas disponibles para un diagnóstico más preciso de causas orgánicas

8.7.7.1 Para descartar causas hormonales

(Determinación de niveles hormonales)

La influencia de los estados hormonales en la respuesta sexual ha sido constatada en la literatura médica por múltiples autores Skakkebaek *et al.,* 1981; Salmimies *et al.,* 1982; Bancroft, 1986). Sin embargo (Cabello, 2010), existe una gran variación en los datos que miden la influencia de los factores hormonales en la DE, según los correspondientes autores, variando la misma de un 6 % a un 37 %, según quien haya realizado el estudio (Carrol *et al.,* 1990; Whitehead *et al.,* 1994; Govier *et al.,* 1996).

Determinación de glucemia (para detectar diabetes dada la estrecha correlación entre diabetes y DE). Es imprescindible la determinación de los niveles de glucosa o, mejor aún, el análisis de la hemoglobina glucosilada (que valora el tipo de diabetes y su pronóstico).

Para Cabello (2010) las hormonas que se deben determinar son:

- TST (testosterona).
- LH (hormona luteotropa).
- PRL (prolactina).
- DHEA-S (dehidroepiandrosterona sulfatada).
- E2 (17 betaestradiol).
- Perfil tiroideo.

Se debe considerar que lo más importante es conocer los niveles de testosterona biodisponible, para lo cual es necesario analizar los niveles de proteína transportadora de testosterona (SHBG) y los de albúmina sérica.

En presencia de erecciones nocturnas no sería necesario investigar la testosterona ni la hormona luteotropa.

Proponiendo que tampoco sea necesario analizar el perfil tiroideo cuando no existan signos compatibles con hipertiroidismo (pérdida de peso, palpitaciones, temblor, inquietud . . .).

Y conociendo que si la prolactina es elevada los niveles de testosterona son bajos, por lo que se debe comprobar el nivel de esta.

8.7.7.2 Para descartar causas arteriales

8.6.7.2.1 Prueba de Inyección de fármacos intracavernosos (prostaglandina)

Es una prueba «clásica» en urología/andrología que consiste en inyectar fármacos relajantes de la fibra muscular lisa de los cuerpos cavernosos peneanos para inducir una erección. Está indicada sobre todo para identificar trastornos neurovasculares (Lue, 1990). La sustancia empleada es prostaglandina E1 (PGE1). No está desprovista de efectos secundarios, pero de los fármacos intracavernosos es el que ofrece más seguridad (Sarosdy *et al.*, 1989; Stackl *et al.*, 1988). La principal ventaja del test de inyección intracavernosa es la objetividad en la valoración de los resultados. Otro beneficio consiste en permitir evaluar la efectividad de un posible tratamiento farmacológico (Rodríguez, & Ezquerro, 2017). En los casos muy severos puede inyectarse una asociación de drogas vasoactivas (papaverina + fentolamina + prostaglandina E1) que producen una relajación más completa del músculo liso (Virag *et al.*, 1991). El procedimiento y sus posibles resultados son los siguientes:

1º. Si tras inyectar la prostaglandina aparece una erección inmediata, se descartan tanto una posible lesión arterial como una venosa (aunque sin excluir totalmente la existencia de alteración arterial peneana) pensando entonces en la posibilidad de que sea causa psicológica o neurológica. Aunque fuera una alteración arterial del propio pene, la prueba nos confirmaría la posibilidad de utilizar la inyección intracavernosa como terapia.

2º. Si no se obtuviera erección tras la inyección, es necesario volver a intentarlo en una segunda sesión pero con auto masturbación añadida por parte del paciente. Si diese de nuevo una respuesta negativa, se considerará que puede existir una causa vascular en forma de insuficiencia arterial o corporo-veno-oclusiva. Si diese una respuesta positiva al aparecer la erección, se dará por hecho en este caso que el mecanismo de funcionamiento vascular del pene es correcto.

Una vez descartado lo anterior, quedaría la posibilidad de que el problema fuera por causas de una alteración vascular moderada, neurológica o psicológica (Cabello, 2010). Para confirmar tales supuestos se debe proceder a la medición del potencial erectivo. Para ello, se puede recurrir a:

8.7.7.2.2 Medición del potencial erectivo espontáneo

La aparición de erecciones espontáneas es una buena señal que hace pensar que las posibles causas de una disfunción eréctil pueden ser psicológicas. Tenemos varias opciones para confirmar tal posibilidad:

a. Prueba de Tumescencia peneana nocturna (Pletismografía peneana) (Se realiza la prueba al paciente mientras duerme)

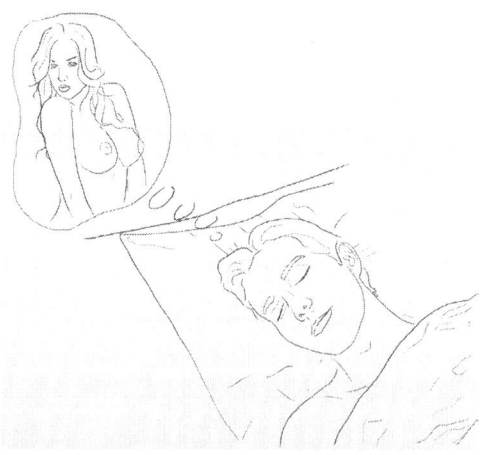

Entre los sueños nocturnos involuntarios no es infrecuente tener fantasías eróticas. En tales sueños, el inconsciente aflora y el deseo sexual campa a sus anchas. Si aparecen erecciones nocturnas durante tales episodios eróticos suele ser indicativo de que no existe causa orgánica vascular en el origen de la posible DE del paciente.

A lo largo da fase REM del sueño (también llamada fase de sueño paradójico y durante la cual se tienen los sueños más ricos) suelen darse 4 o 5 episodios de sueños eróticos que duran de 20 a 30 minutos, produciendo las correspondientes erecciones inconscientes e involuntarias. De todas formas, por qué esas erecciones se producen durante el sueño, sigue siendo un misterio. Una hipótesis es que la naturaleza ha desarrollado tal capacidad para poder mantener activo el sistema reproductivo y esté así preparado continuamente para la posible reproducción (Haba-Rubio, & Heinzer, 2018).

En 1965, fue Charles Fischer, médico del Instituto de Psiquiatría del Hospital Monte Sinaí de Nueva York, quien descubrió que durante la fase REM del sueño se producían erecciones peneanas en el varón y una respuesta similar en las mujeres (cuestión menos conocida a nivel divulgativo) con la tumescencia de los labios y del clítoris.

Durante el sueño soñamos y muchos de tales sueños son fantasías eróticas inconscientes. Como por la noche la parte cerebral que regula las normas y obligaciones está «aletargada», nos permitimos imaginar todo tipo de fantasías, eso sí, disfrazadas para poder sortear o engañar al superyó o parte normativa de nuestra personalidad. En tales sueños, el inconsciente aflora y el deseo sexual campa a sus anchas. Ante estos hechos, se parte de la idea clínica de que si aparecen erecciones durante tal fase inconsciente de sueño es señal de que no existe causa orgánica en el origen de la posible DE.

Como por la noche no se tienen las tensiones psicológicas del día (tener que cumplir sexualmente, el estrés, la preocupación por quedar bien en el sexo . . .), la erección espontánea puede aparecer con toda espontaneidad, lo que apuntaría a causalidad psicológica.

Por lo tanto, la medición de la tumescencia (erección) peneana nocturna (TPN) resulta eficaz para diferenciar entre trastorno de origen psicológico o vascular, aportándonos datos útiles a su vez para diferenciar entre trastorno vascular arterial o venoso. Durante años que no existía aparato inventado, había que conformarse con la respuesta de los pacientes a la pregunta de si tenían erecciones nocturnas o no, y si confirmaba que sí, se descartaban causas orgánicas de tipo vascular.

Con la aparición y descubrimiento de un aparato (el Rigiscan) capaz de medir y baremar tales erecciones, la prueba fue considerada fundamental durante décadas. Pero hoy día ha perdido cierta consistencia dado que pueden darse falsos positivos (no tener erección) y ser debido a episodios de depresión, psicológicos por lo tanto y no a causas orgánicas (Steiger *et al.*, 1993). Es decir, se comprobó que había un porcentaje (un 20 %) de casos de causalidad psicológica que no tenían erecciones nocturnas a pesar de tener un origen psicológico. Se tiene conocimiento actualmente de que algunos casos de erección floja o inexistente durante el sueño no se deben a una alteración de la tumescencia peneana, sino a un déficit en la plenitud del sueño durante la citada fase REM (Catesby, 1994).

Por ello, se aconseja acompañar la comprobación de las erecciones nocturnas con un aparato que monitorice las mismas. El Rigiscan (se acopla cómodamente a la pierna, teniendo dos anillos transductores que se adaptan a la base y extremo del pene, distendiéndose con las variaciones del tamaño y la rigidez del pene) es el aparato diseñado para tal fin, ya que permite medir los cambios de circunferencia peneana en centímetros y la rigidez expresada en porcentajes, así como el número y la duración de los citados episodios o eventos nocturnos. Se almacenan tales datos y se recurre a la informática. Si bien los indicadores de normalidad dependen de la edad del sujeto, en general, se considera normal si se demuestra la presencia de al menos un 60 % de rigidez en la erección registrada en el extremo distal del pene durante 10 minutos o más (lo que descartaría causalidad orgánica de tipo vascular). La prueba debe realizarse y repetirse durante al menos 3 días para poder contrastar valores tomados en diversas sesiones. El paciente debe concurrir a la clínica con ropa adecuada para pasar la noche (pijama holgado que no le apriete), luego de cenar levemente. Debe abstenerse de beber, fumar y tomar café 8 horas antes de la prueba, ni de ingerir tampoco en ese tiempo fármacos que le dificulten la erección (antihipertensivos, relajantes musculares, etc.). Lógicamente, antes de la prueba deberá ducharse e higienizar los genitales.

Lugares donde se realiza la prueba: Mayoritariamente en clínicas o consultas privadas.

De todas formas, como he referido actualmente, el Rigiscan está un tanto en desuso en los últimos años, habiendo perdido la vigencia que tuvo en su momento.

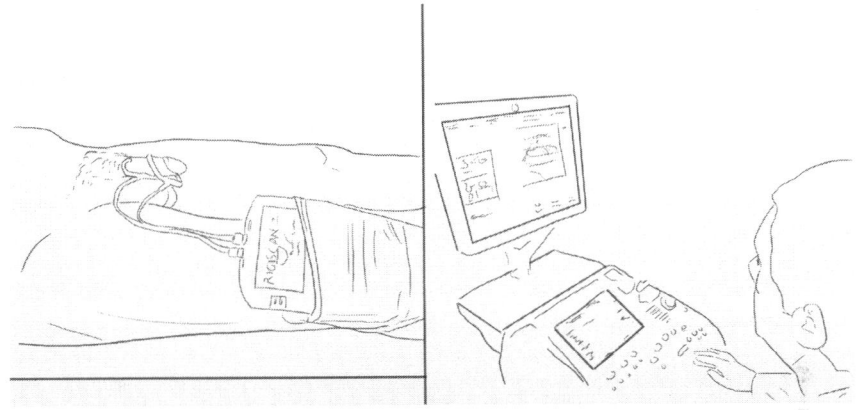

El Rigiscan es un aparato diseñado para medir las erecciones nocturnas inconscientes, ya que permite medir los cambios de circunferencia peneana en centímetros y la rigidez expresada en porcentajes, así como el número y la duración de los citados episodios o eventos nocturnos. Un programa informático ayuda en la decodificación de los datos para contribuir a un mejor diagnóstico. Actualmente, ha caído notoriamente su utilización.

En caso de no poder acceder al Rigiscan, existe un modo a la antigua usanza, más artesanal y barato, que consiste en lazar el cuerpo peneano con una tira de sellos de Correos, no muy fuerte. Si se produjeran erecciones nocturnas, la tira se romperá, mostrando la existencia de las mismas.

b. Prueba de Tumescencia peneana diurna o TPD (También llamado Test de Estimulación Visual)

Es la prueba anterior pero hecha de día, con el paciente consciente, no dormido y exponiéndole a estímulos eróticos visuales. Tal técnica se pensó al comprobar que el sueño no es imprescindible para comprobar si existe o no erección. Consiste en presentarle películas eróticas al paciente en sesión diurna al mismo tiempo que se le mide las erecciones con el Rigiscan. Con esta técnica se considera que hay un 80 % de seguridad en el diagnóstico (Sakheim *et al.*, 1987). De hecho, si presenta erecciones se puede deducir con un alto grado de seguridad que no hay causalidad orgánica. En cambio, si no las presenta no se puede descartar nada, ya que existen muchos factores conniventes a la prueba que pueden falsearla (Cabello, 2010) y habrá que buscar otras fuentes o pruebas para seguir descartando causas somáticas.

Ambas pruebas (tanto la TPN como la TPD) permiten considerar que el diagnóstico de causalidad psicológico es correcto en un 80 % de los casos.

Lugares donde se realiza la prueba: en general solo en consultas y clínicas privadas.

Pruebas radiológicas

Entre todas las técnicas radiológicas son de elección para el estudio de la DE las basadas en los ultrasonidos:

8.7.7.2.3 Prueba Duplex-Doppler

Permite la visión individualizada de los vasos sanguíneos, midiendo el diámetro de los mismos y la velocidad del flujo sanguíneo. De esta manera se puede asegurar la integridad vascular peneana. No resulta del todo fiable al nivel de estudiar las pequeñas arterias cavernosas.

8.7.7.2.4 Color Flow Doppler

Complementa al Duplex añadiendo una mayor capacidad de diferenciación de los pequeños vasos sanguíneos, siendo un método de elección incruento para la valoración arterial del pene (Benson, 1990). Si bien tanto la Asociación Americana como la Europea de Urología no recomiendan su uso rutinario, es la prueba menos invasiva y algunos autores la encuentran eficaz en un 80 % de los casos (Corona, Fagioli, Mannucci, Romeo, Rossi *et al.*, 2008).

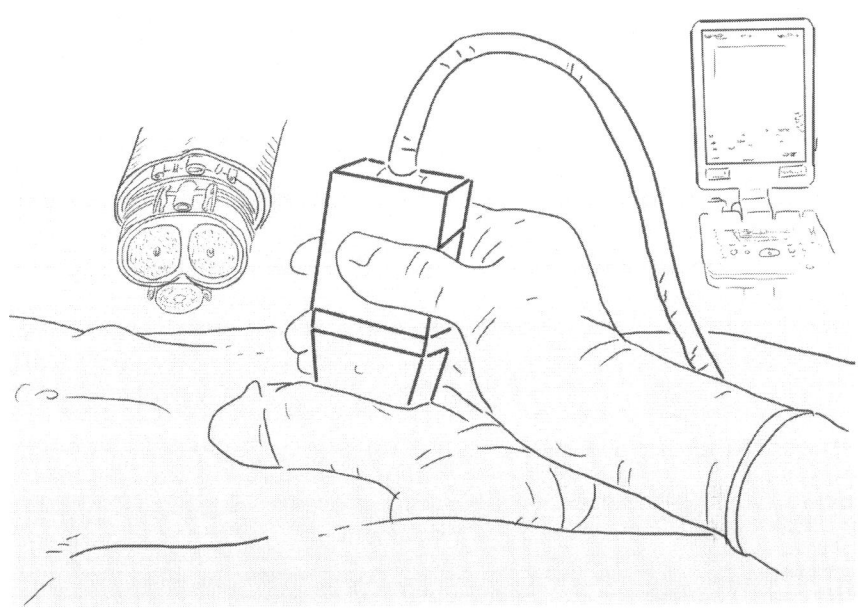

La prueba ECOGRAFÍA DUPLEX combina las imágenes de una ecografía con los ultrasonidos del Doppler, permitiendo una mayor objetividad en el diagnóstico.

8.7.7.2.5 Test Doppler (Eco-Doppler Duplex dinámico peneano)

Cuando está indicada la evaluación vascular, la prueba diagnóstica más reveladora es la ecografía Doppler dúplex dinámica (Lue, & Broderick, 2008; Chun, & Carson, 2001; Broderick, & Arger, 1993). Es además, la prueba menos invasiva para evaluar la DE de origen vascular. Combina la ecografía Doppler de ultrasonidos con una inyección intracavernosa (PGE1) que induce la erección, posibilitando de esta forma hacer más visible las arterias. Permite medir el diámetro de las arterias, las irregularidades de la pared arterial y la velocidad del flujo arterial antes y después de la inyección en el pene, es decir, antes y después de provocar la erección. Los parámetros utilizados para la evaluación vascular son los diámetros de las arterias cavernosas, la velocidad del pico sistólico (PSV), la velocidad diastólica final (EDV), el tiempo de elevación sistólica, el tiempo de aceleración de las arterias cavernosas y el índice de resistencia vascular. La PSV debe encontrarse por encima de 25 cm/segundo después de la inyección intracavernosa.

La estimulación sexual tiene una sensibilidad del 100 % y una especificidad del 95 % para seleccionar pacientes en los que sospechar arteriografía peneana anormal, porque refleja una insuficiencia grave de las arterias cavernosas. Sin embargo, una velocidad sistólica pico constantemente mayor de 35 cm/segundo se asocia con una arteriografía normal y define un flujo de entrada normal en las arterias cavernosas. En casos dudosos puede ser conveniente aplicar una nueva dosis de PGE1 para disminuir la incidencia de falsos fracasos venooclusivos. El estudio Eco Doppler-Duplex Dinámico permite un gran estudio del componente arterial, aunque la valoración del mecanismo venooclusivo puede no ser totalmente fiable ya que durante la realización de la prueba no hay seguridad total de que exista una relajación completa del músculo liso (Cabello, 2010).

Si el estudio ecográfico es normal, no hay necesidad de continuar el examen vascular. Si es anormal, para Benson, Aruny y Vickers (1993) debería realizarse una arteriografía y cavernosografía/cavernosometría de infusión dinámica solamente a los pacientes que se considerasen potencialmente tributarios de cirugía vascular reconstructiva.

8.7.7.4 Para descartar causas venosas

La valoración del estado venoso recurriendo tanto a la Cavernosometría como la Cavernografía solo se puede plantear cuando las pruebas mencionadas anteriormente (Duplex-Doppler, Color Flow Doppler y Test Doppler) no han dado resultados positivos y se trata de pacientes jóvenes en los que existe la posibilidad de una intervención quirúrgica correctora en caso de encontrarse sospecha de déficits venosos como pueden ser los casos de fuga venosa peneana (Cabello, 2007). Además, hay que añadir que ninguna de las 2 pruebas permite discernir si se tratara de un problema de fuga venosa estructural o solo funcional (Vardi y Sáez de Tejada, 1997).

Estas son las pruebas:

8.7.7.3.1 Cavernosometría dinámica y fármacocavernosografía

Consiste en provocar una erección perfundiendo suero salino en el pene, hablándose de fuga venosa cuando es necesaria una infusión superior a 180 ml/min para mantener llenos los cuerpos cavernosos, o bien, más de 30 ml para la persistencia de una presión intrapeneana de 90 mmHg.

8.7.7.3.2 Cavernosometría y cavernosografía con fármacos intracavernosos

Presenta menos riesgo para el paciente que la anterior al infundir menos cantidad de suero. Se inyectan 15 mg de prostaglandina y una perfusión de 15 ml/min. Si a los 5 minutos de la inyección no se mantiene una presión de más de 60 mm de Hg, hay indicación de fuga venosa (Wespes y Schulman, 1985).

Posibles efectos secundarios como consecuencia de la cavernosometría y la cavernografía:

- hematomas, en ocasiones importantes.
- Áreas cavernosas de tumefacción constante y prolongada, que en ocasiones pueden durar meses.
- Vértigo.
- Hipotensión.
- Priapismos.

De todas formas la cirugía venosa por disfunción venooclusiva solo es aconsejable en determinados casos puntuales, pacientes que previa y rigurosamente seleccionados cumplen unas condiciones adecuadas para ser intervenidos.

CIRUGÍA EN DISFUNCIÓN ERÉCTIL

En necesario que los pacientes proclives a una cirugía arterial, venosa o mixta del pene sean sometidos previamente a un diagnóstico riguroso y pormenorizado que les haga ser candidatos adecuados a recibir tal tratamiento.

8.7.7.4 Pruebas para descartar causas neurológicas

Los nervios del pene y las eferencias y aferencias del sistema nervioso central y periférico garantizan el correcto funcionamiento y la sincronización necesaria para una erección fisiológica eficaz. La DE de origen neurológico se produce como consecuencia de las alteraciones de las vías nerviosas tanto autonómicas como somáticas o la combinación de ambas y de los componentes cerebrales que inducen la erección.

Una eficiente entrevista clínica al paciente suele ser suficiente para descartar causalidad de tipo neurológico, no siendo necesario normalmente recurrir a las pruebas que a continuación se exponen. Los pocos casos en que suelen realizarse es a pacientes que han tenido algún tipo de accidente (coche, moto . . .) con lesión medular y afectación, en consecuencia, de la erección (Cabello, 2007). Son pruebas que presentan un limitado valor diagnóstico. Aun así, se expone a continuación unos conocimientos básicos sobre las mismas:

8.7.7.4.1 Medición del reflejo bulbocavernoso

Se basa en estimular la piel del pene eléctricamente a una frecuencia de un impulso por segundo, aumentando de forma progresiva la amplitud. Se inserta un electrodo en el periné que mide el tiempo de latencia, que debe ser de 40 milisegundos. Un tiempo superior indicaría una alteración de la médula sacra. Es una prueba que suele dar muchos falsos positivos (Herbaut y Wespes, 1990).

8.7.7.4.2 Medición de potenciales evocados

Consiste también en estimular con un electrodo la piel del pene y registrar la conducción mediante detectores puestos en el cuero cabelludo. Presenta poca especificidad (Whitehead *et al.*, 1994).

8.7.7.4.3 Biotensiometría

Sirve para valorar la función somatosensorial del nervio dorsal del pene.

La medición tanto de los reflejos bulbocavernosos como de los potenciales evocados solo evalúa fibras nerviosas grandes. Como en la irrigación del pene intervienen fibras nerviosas autonómicas de pequeño diámetro (de la misma medida que las fibras que intervienen en el calor y el frio), es más revelador medir los umbrales de temperatura del pene, cuyas alteraciones se corresponden con la alteración en la erección (Cabello, 2010).

> **PRUEBAS DE LIMITADO VALOR DIAGNÓSTICO**
>
> La cavernosometría, la cavernosografía, la angiografía, la medición de los potenciales evocados y la medición del reflejo bulbocavernoso son pruebas de limitado valor diagnóstico (Hilz *et al.*, 2000).

8.7.8 Cuestionarios útiles para conocer el grado posible de disfunción eréctil

Se han desarrollado varios cuestionarios para estandarizar el diagnóstico y grado de DE que pueda tener una persona con problemas de erección. Uno de ellos es el denominado SHIM (Índice de Salud Sexual para el Varón), un test que se puede autoadministrar con bastante fiabilidad, validado y traducido al castellano, que consta de 5 preguntas. Es un cuestionario sencillo de realizar y también una herramienta diagnóstica.

8.7.8.1 Índice de salud sexual para el varón (Cuestionario SHIM)

El Cuestionario SHIM tiene un elevado grado de sensibilidad (0,98), lo que significa que posee una elevada tasa de verdaderos positivos y también una elevada tasa de especificidad (0,88) (baja tasa de falsos negativos). Por ello, se puede decir que el Cuestionario SHIM es una herramienta bastante fiable en cuanto a la validez y fiabilidad de los resultados que ofrece.

ÍNDICE DE SALUD SEXUAL PARA EL VARÓN (Cuestionario SHIM)						
1. ¿Cómo clasificaría su confianza en que podría conseguir y mantener una erección?		Muy baja	Baja	Moderada	Alta	Muy alta
		1	2	3	4	5
2. Cuando tuvo erecciones con la estimulación sexual. ¿Con que frecuencia sus erecciones fueron suficientemente duras para la penetración?	Sin actividad sexual	Casi nunca/ nunca	Pocas veces (menos de la mitad de las veces)	A veces (aproximadamente la mitad de las veces)	La mayoría de las veces (mucho más de la mitad)	Casi siempre/ siempre
	0	1	2	3	4	5
3. Durante el acto sexual ¿Con que frecuencia fue capaz de mantener la erección después de haber penetrado a su pareja?	No intentó el acto sexual	Casi nunca/ nunca	Pocas veces (menos de la mitad de las veces)	A veces (aproximadamente la mitad de las veces)	La mayoría de las veces (mucho más de la mitad)	Casi siempre/ siempre
	0	1	2	3	4	5
4. Durante el acto sexual, ¿Qué grado de dificultad tuvo para mantener la erección hasta el final del acto sexual?	No intentó el acto sexual	Extremadamente difícil	Muy difícil	Difícil	Ligeramente difícil	No difícil
	0	1	2	3	4	5
5. Cuando intentó el acto sexual, ¿Con que frecuencia fue satisfactorio para Vd.?	No intentó el acto sexual	Casi nunca/ nunca	Pocas veces (menos de la mitad de las veces)	A veces (aproximadamente la mitad de las veces)	La mayoría de las veces (mucho más de la mitad)	Casi siempre/ siempre
	0	1	2	3	4	5

Después de realizar este cuestionario y según los puntos que se hayan obtenido, estos son los resultados que se deben comparar para valorar el nivel o grado de DE:

8.7.9 DE y Lesión Medular

Características

La erección del pene es una respuesta fisiológica en la que participan estructuras neurológicas, vasculares, endocrinas e interacciones psicológicas. Los nervios del pene y las eferencias y aferencias del sistema nervioso central y periférico garantizan el correcto funcionamiento y la sincronización necesaria para una erección fisiológica eficaz. La estimulación sensitiva y local de los genitales provoca la erección refleja mediada por el centro parasimpático sacro (S2-S3) de la médula espinal y los estímulos psicógenos percibidos, provocan la erección que podemos llamar cerebral o psíquica en las que están implicados el rinencéfalo, los núcleos talámicos y estructuras límbicas, siendo estos mensajes integrados en la región preóptica medial del hipotálamo (Andersson, & Wargner, 1995).

Funcionalmente el nervio pélvico es el fundamental para provocar una erección y del efecto contrario (la detumescencia) es responsable el simpático paravertebral.

La Disfunción Eréctil (DE) de causa neurológica se produce como consecuencia de las alteraciones de las vías nerviosas tanto autonómicas como somáticas o la combinación de ambas y de los componentes cerebrales que inducen la erección (Giuliano, Rampin, Benoit, Jardin, 1995).

La inervación somática es fácilmente valorable por estudios neurofisiológicos, pero la inervación autonómica es mucho más compleja y no ha sido siempre bien interpretada (Sánchez Ramos, & Vidal, 2013).

Virtualmente lesiones en cualquier punto de las conexiones nerviosas entre el cerebro y el pene, pueden afectar a los mecanismos fisiológicos de esta función. Las causas de DE por afectación nerviosa son variadas, siendo las vías nerviosas centrales tanto ascendentes como descendentes y los nervios periféricos, los que pueden verse afectados por múltiples causas como son las traumáticas, inflamatorias, vasculares, degenerativas, metabólicas, tumorales, compresivas o iatrogénicas, entre otras (Documento de Consenso sobre Disfunción Eréctil; Foro de la Salud del Hombre en DE. Pfizer. Madrid, 2002).

Al igual que ocurre en diferentes casos de DE de origen cardiológica u hormonal, referenciados en otros capítulos de este monográfico dedicado a la DE, es preciso volver a insistir en la importancia del problema de erección como órgano centinela o predictor de otras patologías, neurológicas en este caso, que permitirían un diagnóstico precoz de las mismas.

No todas las lesiones medulares son iguales. Según la clasificación neurológica de la (ASIA) American Spinal Injury Asociation, las lesiones medulares pueden ser completas (grado A) y lesiones incompletas grados B, C y D. Además estas lesiones pueden ser diferentes por el nivel metamérico de afectación (cervicales, dorsales, lumbares y sacras), así como lesiones transversas o longitudinales.

Según diferentes estudios, tan solo un 25 % de los varones con daño en su médula espinal tiene erecciones durante una relación sexual. Pero también se sabe que un 80 % de los varones con LM consigue algún tipo de erección bien sean reflejas, voluntarias o mixtas, aunque generalmente suelen ser insuficientes (a veces en rigidez, pero sobre todo en tiempo) para conseguir relaciones coitales satisfactorias (Courtois *et al.*, 1999).

Una vez producida la LM los complejos mecanismos que controlan la actividad sexual normal se verán alterados (erección, eyaculación, orgasmo . . .). Tales alteraciones van a ir acompañados de un desorden de la personalidad que se manifestará en baja autoestima, deterioro de la propia imagen, desconfianza hacia los demás, miedo al abandono; factores que van a tener en la mayoría de los casos más relevancia para el afectado que la función sexual. Obviamente se va a necesitar un abordaje multidisciplinar que incluya médicos paraplejistas, psicólogos, sexólogos, psiquiatras (Sánchez Ramos, & Vidal, 2013).

Fisiopatología

Cualquier alteración o enfermedad que afecte a las vías nerviosas tanto a nivel de los nervios periféricos, medular, de la cauda equina y cerebral pueden provocar DE (Sánchez Ramos, 2010).

Erecciones reflejas

En condiciones normales, la erección se produce por un estímulo sensitivo en los genitales a través de un arco reflejo que lleva el impulso nervioso desde el pene a la médula espinal (al centro parasimpático sacro S2-S4) y vuelve hacia el pene condicionando una erección refleja (Sánchez Ramos, Vidal, Jáuregui, 2001; Monga, Bernie, Rajasekaran, 1999).

LM Completa

En las LM completas desde el punto de vista neurofisiopatológico, cuando la lesión asienta por encima del segmento medular D10 sin estar destruidos los centros del control simpático y parasimpático y una vez superado el período de shock medular en la fase aguda de la lesión, el paciente consigue erecciones de características reflejas con estímulos manuales o roces en el pene (arco reflejo medular), que no suelen ser útiles para conseguir relaciones sexuales satisfactorias dado lo cortas que son en su tiempo de duración (Andersson, & Wargner, 1995).

Si la lesión destruye los segmentos D11-L2, es donde se observa el mayor número de casos de disfunción eréctil grave, aunque también pueden observarse erecciones reflejas (si el centro parasimpático no está destruido) y/o psicógenas, en función del nivel de la lesión y la extensión de las metámeras medulares afectadas (Andersson, & Wargner, 1995).

Cuando la lesión se sitúa en los segmentos lumbosacros (L3-S5), el paciente puede conseguir erecciones psicógenas al parecer provocadas por las fibras generadoras de erección del nervio hipogástrico, vía que se convierte en erectogénica cuando existe lesión del centro parasimpático sacro o de las vías que de este parten hacia el plexo pélvico. Este es un mecanismo compensatorio como consecuencia de una reorganización anatómica de las vías erectogénicas cuya configuración anatómica está todavía por descifrar, pero que se ven con mucha frecuencia en los pacientes lesionados con este nivel de lesión. De todas formas, estas erecciones serán de menor rigidez y, en general, más difíciles de mantener (Andersson, & Wargner, 1995).

Las lesiones medulares completas con afectación del centro sacro S2-S4 se presentan con unas características peculiares y son probablemente las lesiones que producen una disfunción eréctil más severa y de mayor complejidad en el tratamiento. Estas lesiones se caracterizan por la destrucción de las motoneuronas del músculo bulbocavernoso. Esto se refleja en la pérdida del reflejo bulbocavernoso y la denervación (evidente en la fase aguda de lesión) del músculo bulbocavernoso (Salinas, Martín, Virseda, 2003).

Cuando la LM es incompleta la respuesta varía en cada paciente (Sánchez Ramos, & Vidal, 2013).

Características clínicas

En función de la altura a que se encuentre la lesión medular y el daño que se haya producido (rotura completa o incompleta) así será la repercusión sobre el resto del organismo. Se suele pensar equivocadamente (Sánchez Ramos, 2007) que las personas que tienen menos movilidad tras la lesión, son las que presentaran una respuesta sexual más pobre, pero no es así. La afectación sexual dependerá de la repercusión que haya tenido en el centro parasimpático, parte del sistema nervioso situado en la zona sacra que inerva los genitales.

Para Sánchez Ramos, & Vidal (2013), el criterio diagnóstico para conocer el grado de DE del paciente es el siguiente:

• Suelen ser pacientes jóvenes.
• Precisar el tipo de clasificación neurológica de LM.
• Exploración minuciosa de la sensibilidad.
• Reflejo bulbocavernoso.
• Valoración urodinámica de la vejiga neurógena.
• Descartar alteraciones en la erección previas a la lesión medular (tanto psicógenas como orgánicas) que, de existir, pasarían a ser secundarias dado que la causa principal una vez instaurada la LM, sería neurológica.

- Estudiar los factores que pueden cambiar la respuesta eréctil en los pacientes con lesiones completas o incompletas a lo largo de su evolución, ya que pueden modificar el tipo de tratamiento que se venía utilizando.
- En pacientes con lesiones incompletas que no precisasen tratamiento, se deben descartar otras causas de DE a las que pueden ser receptivos (orgánicas, psicógenas, mixtas).
- Descartar que la DE sea iatrogénica y secundaria a intervenciones quirúrgicas que suelen ser relativamente frecuentes en estos pacientes (esfinterotomía, cirugía vesical, neo de vejiga, prostatectomía, etc.).
- Otros factores que pueden alterar la erección en la LM establecida son algunos tipos de fármacos de frecuente prescripción en pacientes afectos de LM (antipsicóticos, antidepresivos, antihipertensivos).
- En las lesiones establecidas, los cambios en la respuesta eréctil se suelen deber a causas vasculares (tanto factores arteriales como venooclusivos).
- Descartar hipertensión, diabetes mellitus, hiperlipidemia, tabaquismo como factores causantes de la insuficiencia arterial.

8.7.10 DE y psiquiatría

Para Farré, Lasheras y Fora, autores del apartado «Aspectos específicos de la DE en Psiquiatría» (perteneciente al Documento de Consenso sobre Disfunción Eréctil, 2013), la participación del médico psiquiatra en el abordaje de la DE se debería centrar en 3 tipos de pacientes, según el origen o causa de la DE:

1. Pacientes con DE psicógena o funcional.
2. Pacientes con DE mixta orgánica/psicógena.
3. Pacientes con DE y psicopatología activa.

Así lo describen y desarrollan:

1. Pacientes con DE psicógena o funcional

Son aquellos que aun teniendo aparentemente íntegros los mecanismos fisiológicos de la erección, el fallo eréctil se debe a una inhibición psicológica en la que pueden estar involucrados al menos dos mecanismos:

a. Como consecuencia del miedo (o anticipación) al fracaso coital, los estímulos provenientes de la corteza y los núcleos cerebrales transmitidos a la médula sacra inhiben la erección refleja.

b. Como consecuencia del excesivo estrés o la elevada ansiedad ante el coito, se produce un excesivo tono simpático con elevación de las catecolaminas circulantes que pueden incrementar el tono constrictor, contrarrestando los mecanismos de relajación del músculo liso cavernoso.

Ambos mecanismos pueden actuar en cualquier individuo, en ausencia de factores propiamente psicopatológicos.

2. Pacientes con DE mixta orgánica/psicógena

En este caso, se trataría de pacientes que en su problemática sexual de erección aúnan factores psicógenos y orgánicos. Los factores psicológicos pueden ser de varios tipos:

a. De mantenimiento

Serían casos de DE iniciados por un factor orgánico (fármaco que se retira o un problema de salud que se estabiliza) que luego desaparece, pero que sigue manteniéndose la disfunción (aunque haya ausencia del factor originario) por la inhibición funcional.

b. Agravantes

Casos en los que a pesar de existir un trastorno orgánico de base que afecta al mecanismo erectivo de forma parcial, son los factores funcionales los que agravan o dan severidad al mero factor orgánico.

c. Acompañantes

Reacciones psicológicas que suelen acompañar a cualquier enfermedad. Hablamos de pérdida de autoestima, miedo a las consecuencias de la actividad sexual (dolor o recaída tras una prostatectomía, por ejemplo) o a la creencia de que una enfermedad o cirugía son invalidantes para volver a tener una conducta sexual normal.

Para Farré, Fora y Lasheras (2013), estos procesos se presentan genéricamente en todos los pacientes que presentan DE de causalidad orgánica, por lo que la decisión a tomar respecto a la necesidad o no de atención psiquiátrica, vendría condicionada por el nivel de influencia o relevancia de tales procesos en la disfunción sexual que se esté tratando.

3. Pacientes con DE y psicopatología activa

Algunos trastornos psicopatológicos afectan directamente el mecanismo erectivo a través de alteraciones en el eje hipotálamo-hipofisario.

Otros como el TOC (Trastorno obsesivo compulsivo) o los trastornos psicóticos, alteran la vivencia y el comportamiento sexual de quienes los padecen.

En otros casos son los fármacos utilizados para tratar tales trastornos, los que originan los problemas de erección.

Cuando existen evidencias de que estos factores inducen o contribuyen en la causa o en el abordaje clínico de la DE, debe ser objeto de abordaje psiquiátrico.

Para Farré, Fora y Lasheras (2013), el psiquiatra debe tener en cuenta que un porcentaje notorio de sus pacientes puede ser susceptible de padecer problemas de erección. En tal línea consideran que se encuentran:

a. Los estados depresivos, donde el porcentaje de afectación puede estar entre el 18-35 % y, en los casos de depresión muy severa, alcanzar el 90 %.

b. La esquizofrenia, donde se ha informado de una incidencia del 46,7 % (Teusch *et al.*, 1994).

c. El tratamiento con psicofármacos, donde una media del 29,5 % de los varones desarrolla una DE al ser tratados con ISRS (Inhibidores Selectivos de la Receptación de Serotonina), siendo la paroxetina la que presenta una incidencia más alta (41,4 %). En cuanto a los antidepresivos tricíclicos, la clomipramina alcanza una afectación del 50 %. Y entre los antipsicóticos atípicos, la risperidona alcanza un 44,2 % de afectación en la erección (Bobes *et al.*, 2000; Hylan *et al.*, 1999).

Planteamiento diagnóstico

Para Farré, Fora y Lasheras (2013), el especialista en Psiquiatría debe llevar a cabo, además de la historia médica general del paciente, la siguiente evaluación:

a. Evaluación psicológica

   Valoración clínica de la posible afectación en el problema de erección de casos de ansiedad, depresión, fobias, TOC, trastornos de la personalidad.

b. Evaluación sexológica

   Historia sexual que contemple todos los posibles factores causantes (educativos, relación de pareja, otros disfunciones sexuales . . .), así como el análisis detallado del funcionamiento sexual actual, donde se buscará discernir si es de causa orgánica, psicológica o mixta.

Recursos, técnicas y estrategias para el tratamiento de la DE

9.0 Introducción

En los últimos años y gracias a los notorios avances que en los campos de la sexología y la andrología se han producido, nos encontramos con una gran disponibilidad de recursos terapéuticos para el tratamiento de la DE en sus diversas variables de causalidad, tanto cuando se trata de causas orgánicas como psicológicas o mixtas.

RECURSOS GENERALES PARA LA INTERVENCIÓN EN DISFUNCIÓN ERÉCTIL Koldo Seco, 2017	
Sexológicos	TERAPIA SEXUAL Estrategias: - Prohibición de la Cópula. - Focalización Sensorial. - Búsqueda y Exploración de los Deseos.
	Técnicas: - Técnica de ganar y perder erección. - Técnica de distracción. - Técnica de contención vaginal. - Técnica del cartero. - Técnica de rozamiento genital. - Distracción cognitiva. - Técnica del Bloqueo Dactilar. - Técnica de Aclimatación a la Cópula. - Técnica de Control del Músculo Pubococcígeo (PC). - Técnica de la Contención Vaginal. - Entrenamiento en Rehabilitación del Suelo Pélvico por Estimulación Eléctrica.

Psicológicos	– Técnicas de Relajación. – Terapia Informativa (Educación sexual: libroterapia, videoterapia . . .). – Terapia de pareja. – Técnica de Desensibilización Sistemática. – Técnicas de Autocontrol Emocional. – Técnicas Cognitivo-Conductuales: Reevaluación y reinterpretación de pensamientos y sentimientos asociados a la DE. Aprendizaje de identificación de: distorsiones cognitivas/ distracciones cognitivas. Entrenamiento en habilidades amatorias. Entrenamiento en asertividad. Técnicas de prevención de la recaída: disminución de la misma/garantizar los avances logrados. – Psicoterapia: Conflictos profundos. Temor a la pérdida afectiva. Traumas eróticos infantiles.
Médicos	Suspensión o modificación de medicación que entre sus efectos secundarios tiene el de producir DE.
	Farmacológicos: – IPDE-5: Sildenafilo/Tadalafilo/Vardenafilo. – Intracavernosos: PGE1Prostaglandina.
	Cirugía: – Prótesis de pene.
	– Tratamiento por ondas de choque.

9.1 Recursos sexológicos

Muchas de las técnicas son juegos tácticos (juegos porque llevan un contenido de entretenimiento y despreocupación, y tácticos porque sirven a una estrategia).

9.1.1 Técnica de Prohibición del coito

La prohibición de la penetración es una estrategia descubierta por Master & Johnson (1970), siendo la primera y una de las más relevantes que aportaron. Acompañará durante buena parte de la terapia a las otras estrategias. Es decir, sobre la base de la prohibición de la cópula y compartiendo estrategia con ella, se van añadiendo los diversos juegos tácticos que convivirán en armoniosa complicidad durante buena parte del recorrido terapéutico. Es una estrategia que a los profanos puede parecer irrelevante e incluso difícil de entender, pero desprovee a los pacientes de la obligación de «cumplir» con la penetración, lo que les supone un alivio al ayudar a disminuir la ansiedad ejecutoria del encuentro erótico. El hecho de prohibir la penetración intravaginal posibilita que la pareja, sobre todo el hombre, se olvide de «tener que cumplir», de la obsesión por satisfacer a su pareja y se concentre en otras zonas eróticas susceptibles de utilizar sexualmente.

9.1.2 Técnica de Focalización Sensorial

La Focalización Sensorial (FS) es una técnica conductual desarrollada por Master & Johnson (1970) y completada por Kaplan (1974), siendo revisada por Hawton en 1985. Propone la realización de una serie de ejercicios por parte de la pareja, con el objetivo de mejorar su intimidad sexual. Proporciona una forma estructurada y sistemática de tener intimidad sexual, permitiendo al hombre y a la mujer reconstruir gradualmente sus relaciones sexuales mediante una serie de pequeños pasos escalonados. Está concebida para ayudar a la pareja a identificar los posibles desajustes eróticos que favorecen una inadaptación sexual, promoviendo la búsqueda y desarrollo de unos patrones sexuales más saludables para la pareja.

La FS es un juego de caricias sin un objetivo sexual previo. Una forma de estar en intimidad corporal sin buscar la excitación sexual previamente, ni pretender que sea un preámbulo coital (el juego va acompañado de la prohibición de realizar la penetración). Digamos que es una técnica (también se puede considerar una estrategia) que tiene dos partes (Focalización sensorial I y Focalización Sensorial II). En las dos está prohibida la penetración. La única diferencia entre ellas estriba en que en la I está prohibido también acariciar genitales y pechos, mientras que en la II sí se pueden acariciar ambos.

Normalmente se aconseja que el juego lo empiece cualquiera de los dos miembros de la pareja y que en las posteriores repeticiones vayan alternando el orden de comienzo.

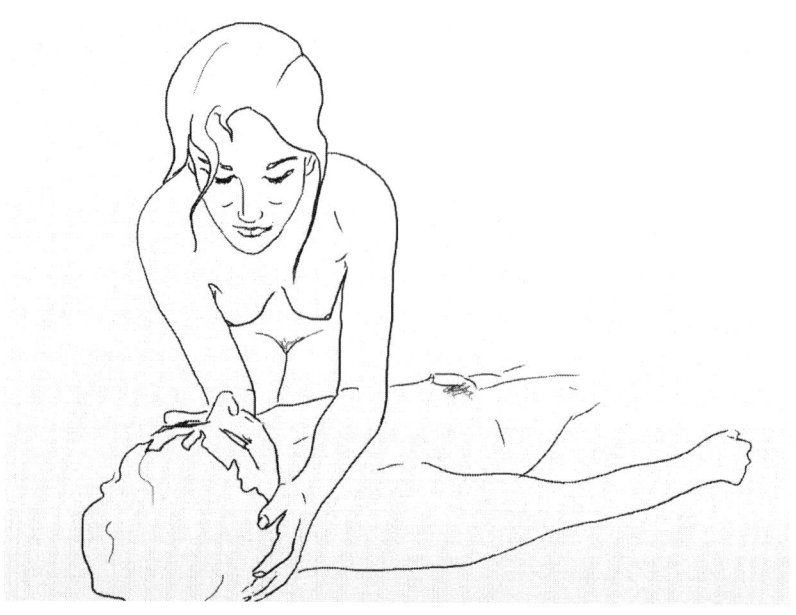

La focalización sensorial está diseñada para posibilitar el goce de una sensualidad relajada donde la caricia sea un fin y no un medio para la excitación.

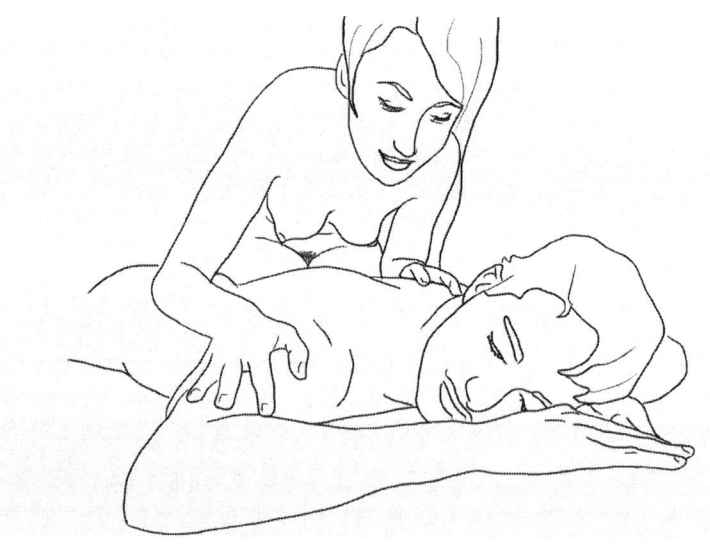

La Focalización Sensorial tiene entre otros objetivos: aprender a pedir caricias, intercambiar roles sexuales, olvidarse del rendimiento sexual, actuar sin ansiedad, disfrutar del aquí y ahora, enseñar a dar placer pero también a saber recibirlo. Aprender, en suma, a

concebir la sexualidad como un juego, nunca como una obligación a cumplir o un rendimiento sexual a producir. Defiende promover encuentros relajados que induzcan a exploraciones nuevas con sus consiguientes hallazgos.

LUGAR Y PREPARACIÓN DEL ENCUENTRO

La ansiedad es clave en muchos problemas sexuales, uno de ellos la DE. Para intentar paliarla, uno de los recursos domésticos más asequibles consiste en preparar y elegir adecuadamente el lugar de los encuentros sexuales donde se va a realizar la Focalización Sensorial. Sea dormitorio, salón u otra habitación, la clave es que sea un lugar cómodo, tranquilo, confortable y silencioso. La pareja puede contribuir a hacerlo más atractivo: añadiendo velas, fragancias, música agradable u otros elementos que favorezcan un encuentro sexual gratificante y permitan que la pareja esté distendida y receptiva para disfrutar con la caricia por sí misma. En suma, conseguir que el juego sensual no esté asociado a la penetración coital.

TÉCNICA DE FOCALIZACIÓN SENSORIAL: BENEFICIOS QUE PUEDE APORTAR

El juego de focalización sensorial es una de las técnicas troncales de la terapia sexual, dado el gran abanico terapéutico de elementos potenciales de mejora que ofrece. Así tenemos:

Posibilita gozar de una sensualidad relajada donde la caricia sea un fin y no un medio para la excitación.

Propone tener un contacto erótico mutuo carente de exigencias sexuales de rendimiento erótico.

Sugiere centrarse fundamentalmente no en las excitaciones, sino en las sensaciones.

Promueve buscar el deseo como base de cualesquiera forma de emoción.

Permite jugar en el mejor y mayor sentido lúdico del término.

Promueve descubrir el tacto en su amplia variedad de tipos y formas de caricias.

Facilita aprender a pedir placer.

Rompe el círculo ansiógeno de rendimiento sexual.

Propone disfrutar eróticamente del aquí y ahora.

Ayuda a responsabilizarse del propio placer.

Ayuda a explorarse eróticamente.

Posibilita el abandono (dejarse llevar) durante el juego erótico.

Permite darse permiso para gozar.

Favorece que la pareja se conozca mejor eróticamente.

Aporta la posibilidad de mejorar la comunicación erótica entre los miembros de la pareja.

Ayuda a descubrir el tacto en su amplísimo abanico (todo tipo y forma de caricias).

Desgenitaliza la relación erótica.

Contribuye a la exploración erótica mutua, facilitando un mayor reconocimiento de todo el cuerpo.

Facilita alternar con naturalidad y sin prejuicios los roles sexuales.

9.1.3 Técnica de perder y ganar la erección (llamada de compresión por M&J, 1970)

Durante la estrategia de Focalización Sensorial II sí se permite acariciar los genitales, pero aun así su esencia terapéutica estriba en que la pareja siga con la misma actitud que tiene la Focalización Sensorial I: que la caricia sea el centro de la actitud erótica y que no se obsesionen con los geniales. Cuando se han realizado varias sesiones exitosas de Focalización Sensorial II, se pueden repetir varias más, pero, en este caso, utilizando dentro del desarrollo de la Focalización Sensorial II la llamada «técnica de ganar y perder erección», también conocida como «aumento y disminución del estímulo sexual», propuesta por M&J (1970), que consiste en conseguir que el varón obtenga una erección intensa con caricias de la mujer suaves y sensuales en su pene, para una vez conseguida, dejarla perder. Por ello y para perderla, M&J propusieron que la mujer apretase el glande hasta que la erección desapareciese (de hecho la llamaron técnica de comprensión del pene). En 1975, Kaplan la admitió y utilizó de manera constante, solo que ella veía un tanto brusco para el varón que su pareja le hiciera perder la erección recurriendo a la comprensión del glande de su pene. Por ello, propuso simplemente dejar de acariciar el pene para perder la erección, sin necesidad de tener que comprimir el glande. La técnica de ganar y perder erección tiene como objetivo que el varón vea y entienda in situ que puede tener erección estando con su pareja, sin necesidad de tener que penetrar. También se puede prescribir de manera individual a realizar solo por el propio hombre, para ayudarle a favorecer la confianza en sí mismo.

9.1.4 Técnica de distracción cognitiva

El objetivo es evitar que el varón se obsesione con la ansiedad de rendimiento coital. «distrayéndose» con fantasías sexuales o pensamientos positivos.

9.1.5 Técnica de penetración sin movimientos (o contención vaginal sin movimiento)

El objetivo es que el varón vaya cogiendo confianza en la penetración intravaginal, pero sin realizar todavía movimientos coitales. Se pretende que el hombre se sienta seguro con el pene dentro de la vagina a través de la realización de un ejercicio compartido. Se trata de que la mujer guíe con sus manos el pene del varón introduciéndoselo en su vagina. Una vez producida la penetración vaginal, la pareja debe permanecer inmóvil y concentrada en las sensaciones placenteras que experimentan. El hombre no puede realizar movimientos intravaginales (solo si viera que decae o pierde su erección tendría permiso para realizar apenas unos pequeños movimientos ligeros para intentar no perderla).

La mujer debe contraer los músculos de su vagina para complementar la excitación sexual del varón. También puede la chica utilizar palabras eróticas o vocablos que puedan contribuir a la excitación sexual del hombre. Por su parte, el varón tiene la posibilidad de recurrir a fantasías eróticas para mantener la erección.

9.1.6 Técnica del cartero

Lleva tal nombre en referencia a la famosa escena erótica de la película *El cartero siempre llama dos veces* (dirigida por Bob Rafelson en 1981 y protagonizada por Jack Nicholson y Jessica Lange) en la que la pareja protagonista realiza el acto sexual sobre una mesa de cocina (en ausencia, obviamente, del marido de ella). La escena es mítica entre los amantes del cine por el erotismo explosivo que desprende. La posición física de la técnica recuerda a la posición de tales amantes cinematográficos sobre la mesa. Se trata de que el paciente se autoestimule hasta alcanzar la erección, mientras ella se encuentra en decúbito supino al borde de una superficie alta, una mesa o bien al borde de la cama, mientras él se apoya con las rodilla en el suelo o sobre un cojín.

Focalización sensorial versus Placereado

El término Focalización sensorial (sensate focus) fue inventado por los sexólogos Masters & Johnson (1970) y el de placereado (pleasuring) por la sexóloga Helen S. Kaplan. Ambas estrategias designan un formato de mejora en la erótica de la pareja alejado de la obsesión por la penetración coital.

EL SUELO PÉLVICO Y LA TÉCNICA DE CONTROL DEL
MÚSCULO PUBOCOCCÍGEO (EJERCICIO DE KEGEL)

El suelo pélvico (también conocido como periné o perineo) es el conjunto de músculos y tejidos conjuntivos en forma de rombo que se encuentran entre el pubis y el coxis, alrededor de los genitales y el ano. La técnica propone tonificar los músculos del periné, dado que se sabe que su acondicionamiento ayuda en el fortalecimiento de la erección (además de en el control urinario y eyaculatorio).

9.1.7 Técnica de control del músculo pubococcígeo (PC), también llamada «Ejercicios de Kegel»

El entrenamiento del músculo pubococcígeo (PC) es una variación de la técnica propuesta por el médico Arnold Kegel en 1948 (y recomendada por Masters & Johnson en 1966) para el tratamiento de la incontinencia urinaria en mujeres, pero aplicada en este caso al varón.

Se trata de conseguir identificar (en primer lugar) y manejar (en segundo lugar) el conjunto de músculos que forman lo que se denomina músculo pubococcígeo y que básicamente suelen ser el bulbocavernoso y el isquiocavernoso.

Varios autores como Henriksen (1962), LaPera y Nicastro (1966), y Ferguson *et al.* (1990) confirmaron que el acto de iniciar e interrumpir el flujo urinario durante la micción era muy efectivo para el tratamiento de la incontinencia urinaria, de la eyaculación rápida y del fortalecimiento de la zona perineal, zona relevante en la obtención de la erección.

De hecho, se sabe que fortaleciendo la musculatura perineal se incrementa la capacidad de erección. Es efectivo cuando el hombre aprende a relajar totalmente el músculo PC antes de la intromisión y cuando se utiliza en conjunción con otras técnicas cognitivas y conductuales. Esta técnica se alimenta del efecto inhibitorio natural de relajación de los músculos que están involucrados en la eyaculación. Es una técnica que también favorece el control eyaculatorio al mismo tiempo que monitoriza el nivel de relajación física.

Los ejercicios de Kegel deben ser hechos con la vejiga vacía y siguiendo un proceso progresivo a lo largo de varios días, para finalmente estabilizarse. Va encaminada a tonificar la musculatura pubococcígea, hacerla más consciente y aumentar la consciencia de la propia respuesta sexual.

El ejercicio básico para el control de los músculos pubococcigeos consiste básicamente en contraer el ano para retrasar el reflejo eyaculatorio.

El proceso de realización puede seguir este formato:

TÉCNICA DE CONTROL DEL MÚSCULO PUBOCOCCÍGEO (EJERCICIOS DE KEGEL)

1ª semana

Ejercicio:

a. Se empieza el primer día recurriendo a la micción para detectar los músculos: según se orina se contrae el ano para identificarlos.

b. Una vez detectados y con la vejiga vacía se contraen durante 10 segundos/cada vez, unas 10 veces seguidas. Se realiza este ejercicio unas 12 veces el primer día.

c. Y así durante todos los días de la semana, haciéndolos coincidir con la visita al baño para no olvidarse.

Objetivos

a.   Aprender a localizar los músculos PC.

b.   Favorecer sensaciones de los músculos PC.

2ª semana

Ejercicios:

a.   La semana siguiente se realizan los mismos ejercicios de la primera, pero, en este caso, fuera de la situación de micción.

b.   Se deberá tensar y relajar 10 veces durante menos de 1 minuto, al menos 6 veces al día.

c.   Se hará el mismo ejercicio pero asociado a fantasías eróticas otras 6 veces al día.

Objetivos

a.   Fortalecer los músculos PC.

b.   Simular movimientos orgásmicos.

c.   Fomentar la asociación de fantasías con movimientos musculares como maniobra de distracción frente a la ansiedad generada por el Círculo de Rendimiento Coital.

3ª semana

Ejercicios:

a.   Durante la 3ª semana, a lo largo de ella, se seguirá profundizando en el ejercicio de contracciones pero aumentando progresivamente la frecuencia de las veces que se realice el ejercicio al día (de 5 veces por día a 50 veces) y el número de las mismas por minuto (se empezará por 10 y se terminará la semana con 50 o 60 por minuto).

Objetivos:

a.   Fortalecer la musculatura perineal para mejorar la capacidad erectiva. Se puede utilizar también para mejorar el control eyaculatorio.

b.   También se sabe que ayuda a mejorar en la mujer la incontinencia urinaria y el prolapso vaginal.

9.2 Recursos psicológicos

9.2.1 Técnica de relajación

Sabemos que un buen funcionamiento erótico del varón depende, entre otros factores, de su estado de relajación fisiológica. Por ello, es conveniente que el hombre aprenda a manejar su ansiedad, la que acompaña al desempeño erótico y que suele estar alimentada, como ya se ha mencionado varias veces, por los diversos roles que integran el Círculo Ansiógeno de Rendimiento Amatorio (Rol de Rendimiento, Rol de Autoobservación, Rol de Anticipación del Fracaso).

Personalmente suelo utilizar la Técnica de Relajación de Jacobson. También se sabe que van bien el Entrenamiento autógeno de Schultz y el mismo Yoga.

TÉCNICA DE RELAJACIÓN PROGRESIVA DE JACOBSON
Origen y autor
Edmund Jacobson, médico estadounidense que en la década de 1920 creó una técnica de relajación que ha pasado a la historia con su nombre.
Base conceptual
Jacobson argumentaba que, ya que la tensión muscular suele acompañar a la ansiedad, se puede reducir la ansiedad aprendiendo a relajar la tensión muscular. Se trata, por tanto, de aprender a relajar progresivamente toda una serie de músculos del cuerpo para así favorecer que también progresivamente vaya desapareciendo nuestra ansiedad. La Relajación progresiva es una técnica de carácter fisiológico orientada hacia el reposo. Se trata de ir tensando primero y destensando seguidamente diversos grupos musculares de nuestro cuerpo para así posibilitar un progresivo abandono fisiológico primero y mental posterior. El entrenamiento en relajación progresiva de Jacobson favorece una relajación profunda sin apenas esfuerzo, permitiendo establecer un control voluntario de la tensión-distensión que llega más allá del logro de la relajación en un momento dado.

Es un método que posibilita reconocer la unión íntima entre tensión muscular y estado mental tenso u ansioso, demostrando claramente que liberando la tensión muscular se libera la ansiedad. Permite ir alcanzando estados de dominio y relajación de forma gradual, aunque continua.

(Preparación previa)

Se debe estar sentado en una silla cómoda o sofá (mejor que tengan apoya brazos). También se puede hacer acostado sobre una cama. Mantener los ojos cerrados durante la relajación para ayudar a concentrarse. Que haya silencio en la habitación o lugar donde se realice. Ponerse cómodo (ropa no apretada, zapatos sueltos o quitados). Disponer de 15 o 20 minutos, por lo menos. La técnica consiste en ir contrayendo y soltado diversos músculos y partes del cuerpo. Durante la contracción de cada parte del cuerpo el paciente debe concentrarse exclusivamente en esa parte correspondiente, olvidándose en ese momento del resto del cuerpo.

Desarrollo de la aplicación

Se empieza relajando el área de las articulaciones superiores (manos y brazos)

Manos

Se comienza apretando la mano izquierda, contrayendo los dedos (como si se quisiera apretar con fuerza algo que se tiene dentro de la mano). Hacerlo durante 20 a 30 segundos aproximadamente, poniendo la tención exclusivamente en esta contracción o tensión que se está realizando (olvidarse del resto del cuerpo). Pasado este tiempo, dejar de apretar los dedos, abrir la mano, extender los dedos y dejar la mano abierta reposando sobre el apoyabrazos. Seguido, hace exactamente lo mismo con la otra mano, la derecha, apretándola durante otros 20 a 30 segundos, concentrándose exclusivamente en esta parte del cuerpo, para seguidamente también abrirla y dejarla reposando en su correspondiente apoya brazos.

Se puede empezar por la mano izquierda o por la derecha, el orden no tiene importancia.

Si la silla no dispusiera de apoyabrazos, cuando se abran las manos se pueden dejar reposando sobre los muslos.

Brazos

Empezar con el brazo izquierdo: apretar el bíceps (cómo si se hiciera bola) durante 20 segundos. Notar la fuerte tensión que se genera en el citado músculo. Mientras se contrae el bíceps olvidarse del resto del cuerpo. Soltar el músculo bíceps pasados los 20 segundos y seguido dejar reposar el brazo sobre el apoyabrazos. Repetir el mismo proceso (exactamente igual) con el otro brazo.

Ojos

Apretar los párpados de los ojos durante 20 segundos. Soltarlos y dejarlos distendidos y relajados (pero seguir con los ojos cerrados).

Boca

Apretar las dientes (parte superior contra parte inferior) durante 20 segundos notando la tensión. Soltar la mordida y dejar relajados los dientes.

Labios

Apretar el labio superior contra el inferior durante 20 segundos notando la tensión. Seguido, soltarlos y dejarlos relajados.

Lengua

Apretar la punta de la lengua contra la parte alta del paladar durante 20 segundos y seguido . . . dejar de hacerlo y permitir que la lengua vuelva a su estado natural.

Hombros

Levantar los dos hombros hacia arriba durante 20 segundos. Pasado este tiempo dejarlos caer a su posición normal y olvidarlos.

Tórax

Inhalar aire por la nariz llenando los pulmones y no respirar durante 20 segundos. Pasado este tiempo expulsa el aire por la boca. Repetirlo 6 veces. Al final volver a respirar normalmente concentrándose en la respiración (como entra el aire, como sale . . .) y olvidarse de todo lo demás.

Estómago

Apretar el estómago hacia dentro durante 20 segundos. Seguido, soltarlo y observar cómo se relaja.

Muslos

Levantar la pierna izquierda y ponerla en posición horizontal. Una vez hecho esto, apretar el muslo durante 20 segundos. Seguido, soltarla y relajarla, dejando caer la pierna suavemente a su posición inicial. Repetir el mismo ejercicio con la pierna derecha.

Contar lentamente hasta 20

Empezar a contar lentamente hasta 20 (uno, dos, tres . . .). Según se va contando relajarse un poco más cada vez, abandonándote a las sensaciones de relajación placenteras.

Paisaje

Finalmente, imaginar que se está en un lugar que al paciente le encante o guste, sea porque ha estado alguna vez o porque le gustaría estar en tal lugar. Que el lugar lo elija el paciente a su gusto, pero que sea distendido, bello para él, placentero, que le relaje y guste. Durante 10 minutos debe imaginar que está en ese lugar (solo o acompañado, como lo prefiera).

Una vez pasado los 10 minutos el paciente debe volver al estado normal, olvidarse del paisaje, abandonarlo y promover que su mente vuelva a la realidad, al lugar en el que está haciendo la relajación (su casa, la oficina, la consulta . . .). Para ello debe empezar moviendo los dedos, estirar las manos, mover los brazos lentamente, abrir los ojos poco a poco, desentumecer el cuerpo y seguir permitiendo que poco a poco todo su cuerpo vuelva a su estado normal y su mente a la realidad del lugar en el que esté.

La relajación ha terminado.

9.2.2 Terapia informativa

Muchos de los problemas de la pareja suelen tener una base educativa, y a veces, simplemente informativa. Es decir, la pareja está mal informada sobre alguna cuestión básica e inducida por ello a funcionar inadecuadamente. La mejor forma de comenzar la terapia sexual es comprobando el nivel de información y educación sexual del varón y pareja. A pesar de que ya hemos comenzado el año 2022, a los que trabajamos en sexología no deja de sorprendernos el desconocimiento que sobre aspectos básicos de las relaciones entre los sexos se sigue teniendo.

Es conveniente, como norma, dedicar una sesión clínica para cubrir las posibles lagunas informativas del consultante y su pareja.

9.2.3 Terapia de pareja

9.2.3.0 Introducción

Es obvio que en no pocos casos de problemas de DE, hay un problema de pareja, a veces como causa, a veces como consecuencia. Y, en otros casos, hay contingencias en la relación de pareja que inciden en la DE.

Los problemas de erección en la mayoría de los casos pertenecen a la relación de pareja, y si esta presenta conflictos, crisis o desavenencias, pueden ser causa o consecuencia de la DE. Un hombre que se siente desvalorado o reprochado por su pareja puede sentirse incapaz de responder eróticamente. La erección puede verse afectada por múltiples emociones negativas, por una convivencia conflictiva, por una vivencia desfavorecedora de su erección. Una mujer resentida, decepcionada o desvalorada presenta poco deseo sexual y ello va a repercutir en su compañero. La falta de atracción, la desmotivación erótica y las discusiones son campo abierto para el desencuentro erótico y afectivo. En no pocas ocasiones, para solucionar un problema de erección hay que recurrir a terapia de pareja. En realidad, siempre que hacemos terapia sexual con una pareja estamos haciendo querámoslo o no terapia de pareja. La cuestión está en el grado de necesidad y en el manejo adecuado de los múltiples recursos que en sexología y psicología se disponen. Es evidente que todos los formatos conceptualizados como terapia de pareja tienen como objetivo analizar y tratar los conflictos surgidos en la relación de pareja, para conseguir restablecer, si es posible, un modelo de convivencia basado en el respeto, la igualdad y la capacidad de adaptación a las demandas cambiantes que toda relación de pareja mantenida en el tiempo suele conllevar.

9.2.3.1 Breve historia de los diferentes modelos terapéuticos existentes en el abordaje de los problemas de pareja

Si buceamos en los albores del comienzo de la terapia de pareja buscando sus raíces más vetustas nos debemos retrotraer al pasado siglo xx para comprobar que, al contrario de la historia de la terapia sexual, construida sobre el conocimiento y la experiencia de profesionales de formación biofisiológica como psiquiatras, fisiólogos, urólogos y biólogos, la historia de la terapia de pareja está basada en profesionales de campos como la psicología, la sociología e incluso trabajadores sociales (Landarroitajauregi, & Perez Opi, 1995).

Si bien el primer atisbo del origen profesional de la terapia de pareja debería adjudicarse al psicoanálisis, con su formato autodefinido como terapia psicodinámica (un formato de terapia psicoanalítica más corto en aplicación), ha sido la terapia conductual primero (principio de los años 70), la terapia sistémica (Bornstein y Bornstein, 1988) después y la terapia cognitivo-conductual (1990) los formatos terapéuticos que de manera más consistente y profesional han dado notoriedad al concepto terapéutico de terapia de pareja.

Existen diversos modelos de terapia de pareja con base en el paradigma teórico-práctico del cual parten. Algunas se centran más en los factores emocionales o sensaciones de la pareja, otras en aspectos como los roles, estructuras familiares o en aspectos cognitivos. Si bien existen múltiples formatos (y subformatos) podemos decir que son 4 los modelos básicos: el Humanista, el Psicodinámico, el Cognitivo/Conductual y el Sistémico.

La Terapia Humanista, una de las menos conocidas, está basada como su nombre dice en un enfoque humanista, desde el cual se intenta desarrollar y optimizar las potencialidades de la pareja. El objetivo estriba en desarrollar la individualidad de cada miembro de la pareja para incrementar la solidez de ambos.

La Terapia Psicodinámica (también se la conoce por Terapia Dinámica a secas), es una terapia psicoanalítica en formato de tiempo más reducido, pero que siguiendo la línea psicoanalítica intenta bucear en los posibles conflictos producidos en la infancia o en el desarrollo temprano de cada miembro, como causa de los problemas de la pareja en el presente. Se caracteriza por la importancia que da a la relación terapéutica paciente/terapeuta y al estudio de las fantasías conscientes e inconscientes de cada miembro, especialmente en lo que afecta a la relación. El análisis de los mecanismos tanto de defensa como de proyección son otros recursos que llevan el sello típico del enfoque psicoanalítico.

Otro formato de terapia de pareja es la Terapia Sistémica, basada en la Teoría de Sistemas. Si bien su origen está en la terapia familiar, de la que formó parte, se diferencia de ella en que no considera a la familia como el único foco factible de necesidad terapéutica, poniendo el objetivo en la dinámica de los procesos de comunicación y las interacciones entre los miembro de los diversos sistemas y subsistemas. En su aplicación como modelo de terapia de pareja contempla la relación de pareja como un sistema abierto en el que se intercambian roles, normas y relaciones, vinculando muchos problemas de la pareja con la capacidad de comunicación, la opresión de los citados roles que se hacen disfuncionales y la falta de libertad para expresar las diferentes necesidades que cada miembro demanda.

Finalmente, decir que un formato de terapia de pareja, de creación más reciente, es la Terapia Sexológica Sistémica, cuyos autores (Landarroitajauregi, & Pérez Opi, 1995) han creado un modelo terapéutico que no sigue la tradicional diferenciación dicotómica entre terapia de pareja y terapia sexual, sino que integra ambas proponiendo un viaje en clave de sexología clínica sobre los hechos centrales que relacionan sexo y pareja. Tiene obviamente como objetivo clínico a la pareja, el sistema diádico, pero propone un abordaje de la relación de pareja desde la sexología clínica sistémica, lo cual incluye el análisis de todas las áreas de la relación entre dos personas sexuadas, sexuales y eróticas como son: a) el contrato; b) la gestión del tiempo libre; c) los roles sexuales; d) los juegos colusivos; e) la satisfacción sexual. Aunque la pareja es el sistema humano mínimo (molécula sistémica) y necesariamente limitado a dos elementos (sistema diádico), se caracteriza como el resto de los sistema humanos más complejos, por ser abierto, sistémico e interactuante con su entorno externo (medio externo) y entre sus propios miembros constituyentes (medios interno).

Para Landarroitajauregi y Pérez Opi, la terapia sexológica sistémica plantea 5 claves desde las que trabajar terapéuticamente la relación:

1. Institución

A través de la institución se analiza el proyecto estructural de la pareja, que tiene 2 conceptos básicos: los límites y el contrato.

2. Vinculación

Compendia los elementos a través de los cuales se produce la cimentación vincular de la pareja. Son por tanto, los aspectos de ligazón nuclear de la pareja y son 3: el compromiso (como vínculo de garantía), la intimidad como vínculo de comunión y la sinergia como vínculo de ganancia.

3. Interacción

Permite analizar los aspectos sustanciales de la trama interactiva de la pareja e incluye a su vez 5 elementos: a) Comunicación; b) Negociación; c) Manejo de conflictos; d) Ocupación del tiempo en común; e) Interacción erótica.

4. Vinculación

Son los aspectos vitales por donde la pareja transitará e incluye otros subapartados: a) Relaciones de pareja; b) Juegos no conscientes); c) Roles sexuales; d) Interdependencia; e) Celos; f) Función parental; g) Interferencias extradiádicas; h) Diferencias sexuales.

5. Necesidades básicas

Son los aspectos teleológicos de la creación de la parea, los motivos por los que la pareja consideran que son y se han hecho pareja (expectativas como pareja, visión cultural y representación social que como pareja sienten).

(Para un mayor conocimiento en la aplicación de los pormenores de dicho formato, remito a los interesados/as al libro *Teoría de Pareja:*

Introducción a una Terapia Sexológica Sistémica (Esther Pérez Opi/ Joserra Landarroitajauregi, 1995).

9.2.3.2 Terapia Cognitivo-Conductual

La terapia de pareja más conocida y utilizada en general es la Terapia Cognitivo-Conductual, cuyos objetivos principales con las parejas es la reestructuración de cogniciones inadecuadas, la gestión de las emociones, la modificación de patrones de comunicación disfuncionales y el desarrollo de estrategias de resolución de problemas. Dicha terapia parte del modelo conductual al que posteriormente se ha añadido el modelo cognitivo.

9.2.3.2.1 Historia y aplicación de la Terapia Conductual de Pareja

(El desarrollo de este apartado sobre la historia y aplicación de la Terapia Conductual de Pareja que a continuación expongo, se apoya fundamentalmente en el libro de Labrador *et al., Intervención Psicológica en Terapia de Pareja* (2015). En este epígrafe recojo brevemente algunas pinceladas referidas a dicho modelo de terapia de pareja. Para un mayor conocimiento del mismo, remito a los interesados/as a dicho trabajo).

1. Las primeras aplicaciones de la terapia conductual al tratamiento de problemas de pareja fueron desarrolladas por Stuart (1969) y Weiss (1973), apareciendo ya en ellos muchos de los componentes luego ya clásicos y habituales hoy en día en la terapia de pareja:
   - El incremento de intercambios positivos o refuerzos entre los miembros de la pareja.
   - La disminución de los intercambios negativos.
   - Y la mejora en habilidades de comunicación y solución de problemas.
2. La obra de referencia del momento es Marithal Therapy. Strategies based on social learning and behavior Exchange principles (Jacobson y Margolin, 1979), que se convirtió en manual de referencia para la aplicación de la Terapia Conductual de Parejas (TCP).

3. Inicialmente se recogieron resultados muy positivos, con una eficacia del 60 % de las parejas tratadas (Jacobson, 1977, 1978b; Baucom y Hoffman, 1986; Gurman *et al.*, 1986; Jacobson, 1984; Jacobson, Schmaling y Holtzworth-Munroe, 1987).

4. Pero también estos estudios pusieron de relieve la existencia de limitaciones en los resultados de la TCP: no todas las parejas que acudieron a terapia obtuvieron buenos resultados (un tercio de las parejas no mostraron mejoría en su relación) y entre las que los obtienen el mantenimiento de resultados a largo plazo es variable y limitado. Así, por ejemplo, Jacobson *et al.* (1987) pusieron de manifiesto que un tercio de las parejas no mostraban mejorías en la calidad de su relación y Snyder, Wills y Grady-Fletcher (1991) encontraron que un 37 % de las parejas que habían acudido a terapia acabaron divorciándose.

9.2.3.2.2 Se crea la Terapia Cognitivo-Conductual de Pareja (TCCP)

1. Dadas las limitaciones vistas con la Terapia Conductual, se decide añadir a la misma componentes cognitivos (reestructuración cognitiva) para mejorar su eficacia, pasándose a denominar «Terapia Cognitivos-Conductual de Pareja» (TCCP) (Baucom y Epstein, 1990; Baucom, Epstein y Rankin, 1995; Epstein y Baucom, 2002; Floyd, Markman, Kelly, Blumberg y Stanley, 1995; Halford, 2001).

2. Estudios comparativos reflejan que el añadido cognitivo a la terapia conductual de pareja no la mejora. Así, Baucom *et al.* (1998) concluyen que ambos tipos de intervención (TCP con y sin componentes cognitivos) alcanzaban niveles similares de eficacia.

9.2.3.2.3 Se crea un enfoque de Terapia de Pareja Sistémico-Conductual

1. Bornstein y Bornstein (1988) incorporan aportaciones del modelo de terapia sistémica a la terapia de pareja, pero tampoco hay datos empíricos que demuestren el incremento de su eficacia.

    a. A)Se crea la Terapia Conductual Integrativa de Pareja (TCIP)

1. Jacobson y Christensen (1998) y Christensen y Jacobson (2000), con el fin de mejorar la TCP realizan varias aportaciones dando lugar a la Terapia Integrativa Conductual de Pareja (TCIP):

    a. Se centran en los motivos básicos del problema más que en conductas específicas.

    b. Buscan estrategias basadas en el control de las conductas por contingencias, en contraposición a las conductas gobernadas por reglas.

    c. Trabajan la aceptación emocional y la tolerancia hacia el otro.

2. De todas formas, los resultados son similares (Atkins *et al.*, 2005): 69 % con TCIP, frente a 60 % con TCP.

9.2.3.2.4 Conclusiones sobre la Terapia Conductual de Pareja

1. Según la APA, la TCP debe ser el tratamiento de referencia para los problemas de pareja por tener un apoyo empírico bien establecido.

2. La terapia de pareja focalizada en las emociones y la terapia de pareja orientada al *insight* pueden ser tratamientos útiles en los problemas de pareja.

3. Es posible que otros tratamientos psicológicos puedan ser útiles para los problemas de pareja, pero no han sido evaluados científicamente de la misma forma que los tratamientos listados previamente.

9.2.3.2.5 Programas de intervención en Terapia Conductual de Pareja

Existen diversos formatos de intervención conductual en el abordaje de los problemas de pareja:

9.2.3.2.5.1 Terapia conductual de pareja (TCP) (Jacobson y Margolin, 1979)

La TCP o terapia marital conductual fue diseñada por Jacobson y Margolin en el año 1979 y sigue siendo considerada la intervención de referencia en la actualidad (Chambless *et al.*, 1996, 1998; Pérez *et al.*, 2003). A pesar de que han surgido nuevas corrientes y variantes, se considera una de las intervenciones más interesantes debido a su eficacia y efectividad si se compara con otras intervenciones o con grupos control en los que no se aplica ningún tratamiento (Christensen *et al.*, 1999).

Parten los autores de considerar que los cambios conductuales provocarán cambios cognitivos, razón por la cual centran la intervención en el primer aspecto y no abordan el segundo de forma específica. La propuesta se objetiva en la aplicación de las técnicas de modificación de conducta, en especial, el uso de reforzamiento positivo, para obtener un cambio en los mecanismos de interacción y fomentar el desarrollo de las habilidades de comunicación y de resolución de conflictos (Labrador *et al.*, 2015).

9.2.3.2.5.2 Terapia de pareja conductual (Costa y Serrat, 1982)

Costa y Serrat son pioneros en España en la intervención en problemas de pareja. Trabajan con directrices clásicas de la Terapia Conductual de Pareja (modificación de conducta, entrenamiento en habilidades específicas). Consideran que el terapeuta debe asumir en las primeras fases una postura pedagógica, señalando las conductas que se han de adoptar y apoyando su realización. Su intervención se irá reduciendo de forma progresiva conforme avanza la terapia a fin de que la pareja sea capaz de seleccionar y poner en práctica las habilidades más adecuadas en cada ocasión (Labrador *et al.*, 2015).

9.2.3.2.5.3 Enfoque conductual-sistémico (Bornstein y Bornstein, 1988)

Su propuesta integra el modelo conductual con el modelo sistémico, buscando establecer un puente entre la teoría de sistemas y la TCP.

9.2.3.2.5.4 Terapia de conducta cognitivo-conductual-emocional (TCCE) (Baucom y Epstein, 2002

Consideran la mutua influencia e interdependencia de cogniciones, emociones y conductas. Aun así, implementan tratamientos adaptados a las características específicas de cada pareja.

9.2.3.2.5.5 Terapia de pareja (Cáceres, 1996, 2012)

Para que los cambios a obtener sean más duraderos propone iniciar la terapia promoviendo una atmosfera emocional adecuada entre los miembros de la pareja, para posteriormente trabajar los objetivos específicos. Para Labrador *et al.* (2015), en casos de situaciones muy limitantes o indicios de una resolución violenta de los conflictos, sería aconsejable empezar inicialmente enfocando directamente los problemas.

9.2.3.2.5.6 Nuevos desarrollos terapéuticos: terapia conductual integrativa de pareja (TCIP)

La terapia conductual integrativa de pareja (TCIP), desarrollada por Jacobson y Christensen (1996), se puede contemplar como una integración de la terapia conductual de pareja (TCP) con las aportaciones provenientes de las terapias de aceptación (Labrador *et al.*, 2015).

9.2.4 Técnicas para mejorar la autoestima

En el tema de la disfunción eréctil es fundamental reforzar la autoestima del varón (fundamentalmente) y de su pareja. Es la mejor forma de conseguir el cambio positivo de su actitud hacia el encuentro amatorio. Conseguir que se sienta capaz de manejar su erección. Para ello, utilizaremos las diversas técnicas que favorecen el aumento de la autoestima del cliente:

* Entrenamiento en Asertividad.
* Inteligencia Emocional.
* Técnica del Espejo.
* Retroalimentación Positiva.
* Análisis Compartido de la Imagen.
* Hábitos y manejo de la Conducta eficaz.

9.2.5 Técnicas en Habilidades de Comunicación para aumentar el entendimiento en la pareja

Todos los especialistas sabemos que una buena comunicación de pareja favorece una buena relación erótica. En un caso de la DE no es infrecuente que haya déficits de comunicación entre los miembros de la pareja.

Para favorecer la buena comunicación recurriremos a las múltiples técnicas que optimizan un buen entendimiento entre los miembros de la pareja. Para ello trabajaremos en diversos campos como:

1. Entrenamiento en compartir fantasías.
2. Planificación de expectativas.
3. Toma de decisiones compartidas.
4. Focalización sensorial.

9.2.6 Técnica de Desensibilización Sistemática

Merece especial mención la técnica de Desensibilización Sistemática (DS), clásica e icónica, ideada por Joseph Wolpe en 1958, quien consideró que la ansiedad estaba en el inicio (y en el mantenimiento) de los problemas sexuales al inhibir de forma recíproca los componentes de la respuesta parasimpática que provocan la excitación sexual. Según Wolpe, para eliminar tal ansiedad se debería de recurrir a algún procedimiento conductual directo, por lo que creó esta técnica, hoy de uso mayoritario en la resolución de muchos problemas sexuales (no solo DE, sino también de excitación sexual, vaginismo, dispareunia, anorgasmia coital y eyaculación precoz).

Basada, por tanto, en principios conductistas y, en particular, en el contracondicionamiento, está también indicada en el tratamiento de fobias, siendo un recurso que ha demostrado buena eficacia en el tratamiento de la DE al conseguir promover una disminución ansiógena en el manejo que el paciente realiza de su erección. La DS parte de una idea obvia: la exposición por parte del paciente al estímulo temido, da como resultado la extinción o disminución de la ansiedad que dicho estímulo produce, por efecto de habituación a la misma.

Por ello, y tras relajar al paciente previamente, se le hace imaginar de forma progresiva imágenes visuales de la situación temida (de la menos a la más temida) intentando controlar la activación emocional mediante el uso de estrategias de respiración, relación y visualización.

Los principios de la DS son:

a. Es posible aprender a diferenciar físicamente entre la tensión y la relajación.

b. Tensión y relajación son excluyentes. Es decir, si uno está tenso no puede estar relajado y al revés.

c. Tanto la tensión como la relajación implican aspectos musculares y si se relaja la musculatura, se reduce igualmente la tensión psicológica.

Lugar: al paciente se le enseña la técnica en la consulta. Posteriormente, deberá autoaplicársela en su domicilio.

Desarrollo:

Recordemos los pasos necesarios para su aplicación:

1o Adiestramiento en relajación muscular profunda

Se le enseña al paciente una de las múltiples técnicas de relajación existentes. La Técnica en Relajación de Jacobson ya descrita anteriormente es una de las más eficaces y sencilla de aplicar. El objetivo es entrenarle en el manejo de una respuesta antagónica a la ansiedad que le generan los diversos estímulos, en este caso, eróticos (besar, acariciar, penetrar . . .). El aprendizaje de una técnica de relajación le va a permitir al paciente un recurso antagónico a la ansiedad.

2o Establecer una escala cuantitativa que permita al terapeuta valorar el nivel de ansiedad subjetiva del paciente ante una serie de estímulos.

Una manera sencilla pero práctica de valorar el nivel de ansiedad que le generan una serie de estímulos eróticos al paciente, es indicarle que 10 es el nivel máximo que valoraremos al estímulo más ansiógeno para él, y 0 aquel que no suponga elemento ansiógeno alguno. A partir de aquí, el experto con ayuda del paciente hará una escala aproximada de la ansiedad que cada estímulo supone para el paciente.

3º Construcción de una jerarquía de estímulos ansiógenos que lo sean para el paciente, haciéndolo de menor a mayor ansiedad.

El terapeuta prepara previamente una lista de ítems o imágenes ansiógenas relativas a la DE, en orden ansiógeno de menor a mayor. Un ejemplo práctico de diseño de dicha jerarquía, en tal orden de menor a mayor, pudiera ser este ejemplo:

Acercarse al piso o lugar donde va a tener lugar los encuentros eróticos.

Entrar por la puerta.

Sentarse en el sofá.

Empezar a desnudarse.

Comenzar a acariciarse.

Besarse.

Acariciar diversas partes eróticas del cuerpo.

Buscar el preservativo.

Pensar en la penetración.

Acariciar pene/vagina.

Introducción del pene en vagina.

(Este paso último se puede subdividir a su vez también en diversos pasos o posturas sexuales en función de qué posiciones coitales le generan al imaginarlas al paciente una menor o mayor ansiedad).

4º Contraposición de la relajación a los estímulos provocadores de la ansiedad.

Este paso es la aplicación práctica y directa de la Técnica de Desensibilización Sistemática. Debemos exponer al paciente (previa relajación del mismo) a los estímulos eróticas que le alteran.

El proceso en consulta será:

a. Relajar previamente al paciente (Técnica de Jacobson).

b. Se le ordena que imagine progresivamente diversos estímulos eróticos de la lista que hemos diseñado juntos previamente. Cuando el paciente no sea capaz de imaginar un determinado estímulo erótico por la ansiedad que todavía le genera su imaginación, deberá indicárnoslo para trabajar con él un estímulo menos ansioso y volver en otra sesión posterior sobre ese estímulo problemático.

c. Obviamente, se requieren varias sesiones y se debe empezar por las más suaves, las que menos dificultad ansiógena implican para el paciente, para ir avanzando progresivamente y a lo largo de varias sesiones con toda la lista establecida. Lógicamente, al final de la lista estará la penetración intravaginal en sus diversas posturas.

Posteriormente:

En días posteriores y tras la realización de la técnica en la consulta, el paciente deberá aplicar la técnica en la situación real para conseguir su máxima eficacia.

9.2.7 Técnicas cognitivo-conductuales

Como ya se conoce, la terapia cognitivo-conductual es un conjunto de estrategias, técnicas y recursos psicológicos para el tratamiento de diversos problemas de índole psicológica.

La terapia cognitiva parte del axioma principal que considera que las personas sufren no por los hechos en sí, sino por la interpretación que hacen de los mismos. Su objetivo terapéutico será, por tanto, hacer ver al paciente las ideas erróneas o desacertadas que tienen de un hecho o de sí mismos, para cambiando tal visión conseguir mejorar su autoestima y el enfoque del problema.

Por su parte, la terapia conductista parte del axioma de que la conducta depende del medio y puede cambiarse. Su objetivo terapéutico es fomentar un cambio en el comportamiento partiendo de una serie de recursos empíricos.

Si bien ambas terapias parten de axiomas diferentes (la terapia cognitiva cree en la mente como origen y motor del cambio, mientras que la conductual parte de que la conducta no depende de la mente sino del medio), ambas terapias coexisten complementándose en un abordaje de los problemas desde una perspectiva más global al incluir aspectos cognitivos (ideas), afectivos (emocionales) y conductuales (conducta real o comportamiento evidente).

En esta línea de planteamiento conceptual, ofrece técnicas y recursos que pueden prestar servicio para cambiar o integrar comportamientos y pensamientos inadecuados sobre la DE en pacientes afectados por tal problemática erótica, y trabajar aspectos como la timidez en las relaciones afectivo-sexuales o el incremento de la autoestima sexual.

Algunas técnicas cognitivo-conductuales:
- Aprendizaje de identificación de: distorsiones cognitivas/distracciones cognitivas.
- Entrenamiento en habilidades amatorias.
- Entrenamiento en asertividad.
- Técnicas de prevención de la recaída: disminución de la misma/ garantizar los avances logrados.

9.3 Recursos médicos

(En el capítulo dedicado al tratamiento médico de la DE, aparece una descripción más detallada de los recursos médicos).
1. Fármacos inhibidores de la fosfodiesterasa 5 (IPDE-5): Sildenafilo, Tadalafilo, Vardenafilo y Avanafilo.
2. Fármacos intracavernosos (2º nivel de tratamiento de la DE). PGE1 (Prostaglandina).
3. Cirugía: Vascular y Protésica (Prótesis de pene). La prótesis que se acompaña de depósito y bomba insufladora permite pasar de erección a flacidez; la que no tiene depósito mantiene la erección permanente.
4. Tratamiento con ondas de choque.
   Voy a analizarlos:

9.3.1 Fármacos inhibidores de la fosfodiesterasa 5 (IPDE-5)

El descubrimiento de los fármacos IPDE-5 (El Viagra fue el primero) supuso una gran revolución. La utilización de los IPDE-5 es la primera opción o nivel de elección en el tratamiento de los problemas sexuales de causa orgánica. Los fármacos IPDE-5 son 4: Sildenafilo, Tadalafilo, Vardenafilo y Avanafilo.

a. Sildenafilo

Aparición en el mercado: 1998 (EE.UU.). Se comercializó con el nombre comercial de Viagra (Pfizer).

Se la considera una importante y segura herramienta terapéutica para el tratamiento de DE con independencia de la etiología.

Mejora: Entre el 70 % y el 90 %

Comienzo de los efectos: desde los 25 a los 60 minutos tras la toma del fármaco.

Vida media: De 4 a 5 horas, pero su eficacia puede durar hasta las 12 horas después de su administración. Se recomienda tomar Sildenafilo una hora antes de comenzar la actividad sexual. Resulta más eficaz tomada con el estómago vacío y evitando comidas muy ricas en grasa. El alcohol no interfiere en su acción.

Dosis disponibles. 25, 50 y 100 miligramos.

La mayoría de los pacientes prefieren la eficacia de la dosis de 100 mg (incluso con DE leve o leve-moderada. Por lo que es recomendable comenzar por dicha dosis.

Efectos adversos poco relevantes. Solo un 2,6 % abandona el tratamiento por tal motivo.

b. Tadalafilo.

Aparición en el mercado: 2005 (EE.UU.)

Vida media: 17,5 horas, pero puede ser eficaz hasta las 36 horas de su administración.

No le afectan la ingesta de alimentos ni el alcohol.

Su larga vida permite distintas vías de administración:

A demanda (lo elige un 57,8 % de los pacientes), es decir, tomarlo antes de iniciar la relación sexual.

3 veces/semana (lo eligen un 42,2 %).

A diario: 5 mg/día. Esta modalidad permite combinarla mejor con la terapia sexual a nivel clínico, ya que se elimina la autoobservación. La dosis diaria es también ventajosa para los pacientes con alta frecuencia sexual.

Muchos la llaman la «píldora del fin de semana» por la duración de sus efectos (36 horas).

c. Vardenafilo

Aparición en el mercado: 2003 (EE.UU.).

Disponible en dosis de 5, 10 y 20 mg.

Efectivo a partir de 30 a 60 minutos.

Puede perjudicarle una comida excesiva en grasas.

Vida media: 4 a 5 horas.

Eficacia: entre el 66 % y el 80 %.

d. Avanafilo

Aparición: 2014.

Al tener una gran selectividad por la PDE-5 y no interactuar con otras PDE presenta menos efectos secundarios.

Disponible: comprimidos de 50, 100 y 200 mg.

Su inicio es muy rápido: 15 minutos después de la toma.

Vida media: al menos 6 horas.

Es el iPDE-5 que menos cefaleas y rubor produce y no presenta dolor de espalda, alteraciones visuales, ni tampoco dispepsia.

La toma acompañada de alimentos puede retrasar el inicio de su acción.

Contraindicaciones:

Las contraindicaciones son muy parecidas en los cuatro:

Insuficiencia hepática grave.

Hipotensión arterial (<90/50 mm Hg).

Historia reciente de ACV o IAM.

Pacientes con disfunciones cardiovasculares graves (angina inestable o IC descompensada).

Pacientes en tratamiento con nitratos o donadores de óxido nítrico (contraindicación absoluta).

Pacientes con disminución primaria del deseo.

Pacientes con trastornos hereditarios degenerativos de la retina.

Efectos secundarios

Aunque se trata de fármacos muy seguros, en algunos pacientes se pueden presentar efectos adversos como:

Cefalea.

Congestión nasal.

Molestias gástricas.

Rubefacción facial.

CARACTERÍSTICAS DE LOS iPDE-5 (inhibidores de la fosfodiesterasa 5) DISPONIBLES EN ESPAÑA

FÁRMACO	SILDENAFILO	AVANAFILO	TADALAFILO	TADALAFILO DIARIO	VARDENAFILO	VARDENAFILO BUCODISPENSABLE
COMIENZO EFECTOS	Entre 25 a 60 minutos tras la toma del fármaco	A los 30 minutos de la toma	Entre 30 y 60 minutos de la toma	Se toma el fármaco 1 vez al día, todos los días	Efectivo a partir de 25 a 60 minutos de la toma	Entre 25-60 minutos de la toma
DURACIÓN EFECTOS	4 a 5 horas. Aunque puede llegar hasta 12 horas tras la administración		Eficacia de 17, 5 horas, pero puede llegar hasta las 36 horas desde su administración	Continuo	4 a 5 horas de duración de sus efectos	4-5 horas
DOSIS (oral) EXISTENTES (en mg)	25, 50 y 100 miligramos.	50, 100, 200	10, 20 miligramos	5 mg	5, 10 y 20 mg.	10
Cantidad máxima	30-120mg	30-45	120	120 mg (el estado estacionario se alcanza a los 5 días)	30-120 mg	30-120
VIDA MEDIA	3-5 horas	6-17 (en Europa) 5 h (en USA)	17.5 horas	17.5 horas	4-5 horas	4-5 horas
INTERACCIÓN CON ALIMENTOS RICOS EN GRASAS	SÍ	SÍ	SÍ	NO	SÍ	NO
INTERACCIÓN CON ALCÓHOL	NO	NO	NO	NO	NO	NO
EXCRECIÓN	Heces: 80 % Orina: 13 %		Heces:61 % Orina:36 %	Heces:61 % Orina:36 %	Heces: 91-95 % Orina: 2-6 %	Heces: 91-95 % Orina: 2-6 %

Cmáx: concentración plasmática máxima
Fuente: Referencia: *Revista Internacional de Andrología* (ASESA)

9.3.1.2 Ventajas terapéuticas de la utilización de los fármacos iPDE-5 de manera continuada

---

VENTAJAS TERAPÉUTICAS DE LA UTILIZACIÓN DE LOS FÁR-MACOS IPDE-5 DE MANERA CONTINUADA

Recientes estudios (Puigvert, Prieto, García, 2018) vienen a demostrar que el uso continuado (toma diaria del mismo) pero con menos gramos del fármaco IPDE5, abre nuevas perspectivas para aquellos pacientes en los que el uso a demanda (toma solo puntual para cada encuentro sexual) no había dado los resultados esperados, y todo ello sobre la base de:

1. 1. Incremento del Guanosín monofosfato cíclico

Tales estudios apoyan que la utilización continuada de Inhibidores de la fosfodiesterasa 5 (IPDE-5) contribuye a mejorar la función endotelial, independientemente de la existencia de factores de riesgo cardiovasculares, gracias al mantenimiento de una concentración alta de Guanosín monofosfato cíclico (GMPc) (Fusco *et al.*, 2010). La mejora se mantuvo incluso durante los 6 meses siguientes al abandono del tratamiento.

2. Aumento de la oxigenación vascular del pene

Ello se debería a que un tratamiento continuado con tales fármacos podría modificar la fisiopatología de la DE. Por otro lado, al incrementarse las erecciones nocturnas y espontaneas durante el día, el uso continuado de los IPDE-5 contribuirían a aumentar la oxigenación del área vascular del pene, mejorando la funcionalidad endotelial y protegiendo la función de los cuerpos cavernosos (Montorsi *et al.*, 2008).

3. Protección del músculo liso cavernoso del pene

Al mismo tiempo, al impedir que se degrade el Guanosín monofosfato, los IPDE-5 harían un papel protector sobre el musculo liso cavernoso del pene (Ferrini *et al.*, 2006).

4. Ventajas en prostatectomías y lesiones traumáticas del pene

Desde esta perspectiva, la utilización continuada de los IPDE-5 podría ayudar en problemas de erección tras lesiones traumáticas del pene, vasculares o tras una intervención de prostatectomía radical (Padma-Nathan, 2005).

5. Favorecimiento de una mayor naturalidad sexual en la pareja

Al mismo tiempo se ha comprobado también que los fármacos tomados de manera continua favorecen una mayor naturalidad en las relaciones sexuales, posibilitando en la pareja una vivencia mayor de espontaneidad en las mismas. Ello se debe a que al no tomarse a demanda sino de manera continuada a la misma hora del día, los pacientes y sus parejas no están pendientes del tiempo de espera para ver su efecto (Sontag, Ni, Althof, Rosen, 2014) ni tienen asociada en su mente (esto es la mejor ventaja psicológica) la pastilla con la erección, cuestión que no ocurre cuando el IPDE-5 se toma a demanda, en cuyo caso el paciente asocia su erección como respuesta directa y clara del fármaco.

9.3.2 Fármacos intracavernosos PGE1 (Prostaglandina)

El segundo nivel de abordaje de la DE de causa orgánica sería el recurso a los fármacos intracavernosos. Son medicamentos llamados así porque funcionan inyectándose dentro de los cuerpos cavernosos del pene. Aunque el médico enseña inicialmente al paciente cómo se realiza, será el propio paciente quien deberá aprender a autoinyectárselo en el pene. En aquellos pacientes en los que no funciona o están contraindicados los IPDE-5, los fármacos intracavernosos son la segunda opción médica.

En España, Alprostadilo (prostaglandina E1) es el único fármaco para uso intracavernoso (IC) aprobado por la AEMPS (Agencia Española de Medicamentos y Productos Sanitarios).

Suele dar resultados beneficiosos pero el nivel de abandonos por parte de los pacientes es alto, ya que muchos pacientes acaban cansándose del proceso y dejándolo. Lo abandonan en torno a un 40 % después de 3 meses de tratamiento y de un 70 a 80 % al cabo de tres años de estar utilizándolo (Cabello, 2010).

Utilización

1. Hay un estudio publicado por Baum, Randrup y Junot, en 2000 que refiere que un 69 % de los pacientes que recibieron prostaglandina a dosis bajas quedaron satisfechos, frente a una 75 % de los que recibieron terapia sexual.

2. En 1998 se comercializó en EE.UU. un formato de prostaglandina PGE1 no inyectable (Alprostadil), para introducirse a través de la uretra mediante un bastoncillo o aplicador. En España se autorizó en 2014.

3. En 2015 se comercializó en España alprostadilo en crema tópica. Se presenta en formato de 200 y 300 mcg que se depositan en el meato uretral. Va acompañado de un fármaco potenciador de la absorción.

9.3.3 Cirugía (vascular y protésica)

a. Vascular: Va encaminada a restaurar la vascularización del pene, pero es poco utilizada ya que salvo casos muy concretos no ha dado los resultados esperados.

b. Cirugía de prótesis.

La cirugía se debe consensuar con el paciente ya que es el último paso posible para solucionar el problema de erección, la última opción de tratamiento cuando las demás alternativas han fallado. Pero no hay que olvidar que la colocación de una prótesis requiere una cirugía importante e irreversible. Es decir, la extirpación y retirada de los cuerpos cavernosos del pene y demás tejidos peneanos, supone que ya no podrá volver a haber otra posibilidad de funcionamiento que la puramente mecánica (la prótesis de pene que se le coloque al paciente). Por ello, es importante informarle adecuadamente al paciente y a su pareja. En el capítulo dedicado al tratamiento de la DE para hombres con pareja, se explica más detalladamente el funcionamiento así como los tipos, ventajas y desventajas de los diversos modelos de prótesis de pene.

9.3.4 Otros tratamientos médicos: ondas de choque

a. Utilización en traumatología

En general, se puede decir que las ondas de choque son unas ondas de presión que se desplazan a través de un medio a la velocidad del sonido. A nivel médico, se utilizan desde 1980 para la fragmentación de los cálculos renales y uretrales. Posteriormente se han desarrollado para múltiples usos médicos. A diferencia de las ondas que se usan para fragmentar los cálculos (que son de alta intensidad), las que se utilizan para la DE tienen menos potencia, ya que son de baja intensidad.

Se vienen utilizando sobre todo en traumatología, especialmente en fisioterapia y rehabilitación para múltiples procesos inflamatorios como fascitis plantar o codo de tenista, en cuyos casos ayuda por sus efectos analgésicos y antinflamatorios.

b. b) Utilización en andrología

En los últimos años ha tenido un cierto impacto mediático su utilización en el tratamiento de la DE, especialmente las de origen vascular, partiendo de la idea de que contribuyen a revascularizar el pene al favorecer la afluencia de sangre al mismo, puesto que crea supuestamente nuevos vasos sanguíneos en el pene. Se aplican sobre el mismo pene a través de un aplicador (un manguito que sale del aparato), no produce dolor ni se necesita anestesia y se realizan varias sesiones en diferentes días.

Hay que decir sobre las ondas de choque que faltan estudios bien diseñados que demuestren que funcionan en el tratamiento de la DE. Además, hay una gran variación en cuanto a los tipos de aparatos utilizados que dificulta aún más la valoración objetiva de su eficacia. No está probado, en suma, que funcionen realmente.

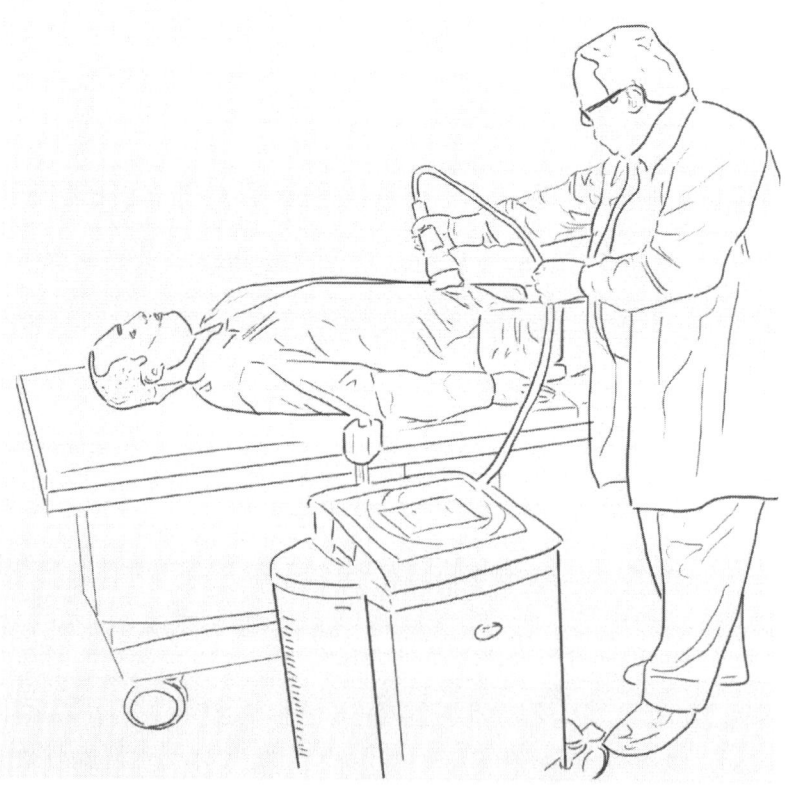

Un médico aplica ondas de choque sobre el pene de un paciente.

10.

Consejo y asesoramiento sexológico en la DE

10.0 Introducción

La sexología como intervención terapéutica en el abordaje de los problemas sexuales, ofrece 4 formatos escalonados de abordaje clínico:

1. La información sexual.
2. El consejo sexual.
3. El asesoramiento sexológico.
4. La terapia sexual.

1. Información sexual

   Es el material con contenidos sexológicos divulgativos que se trasladan al usuario o cliente por demanda de este o como parte de una estrategia de intervención en el ámbito del consejo, el asesoramiento o la terapia sexual.

2. Consejo sexual

   El consejo sexual es un paso más allá de la mera información, aportando un plus de consejo para el afrontamiento del problema del cliente.

3. Asesoramiento sexológico

   El Asesoramiento sexológico es todavía otro paso más avanzado y más allá por lo tanto del consejo sexual, en el sentido de que es una intervención clínica en la que se establece un proceso o programa con estrategias para promover cambios en el sujeto consultante (y pareja, si la tiene) y en el medio para contribuir a la resolución del posible problema consultado.

4. Terapia sexual

Es el último paso en el abordaje de las dificultades sexuales propiamente dichas, siendo el conjunto de técnicas, estrategias y recursos que son necesarios para la solución de un problema, normalmente una disfunción sexual. Incluye recursos terapéuticos tanto psicológicos (la terapia cognitivo-conductual, terapia breve . . .) como médicos (fármacos, cirugía . . .).

En línea aclaratoria consecuente a los conceptos anteriormente matizados, este capítulo está dedicado a la información y al consejo sexual (no al Asesoramiento sexológico ni a la terapia sexual propiamente dicha) y ofrece una visión de la relación que tiene la DE con una serie de factores que pueden inducirla, favorecerla, precipitarla o mantenerla. Estoy refiriéndome a factores como el desempeño sexual, la relación de pareja, los hábitos pocos saludables, la educación sexual, los cambios culturales y sociales (nuevos roles sexuales), el papel de la mujer. Por ello, se explica la influencia y relación que con la DE tienen factores como la vasectomía, la diabetes, la hipertensión, las cardiopatías, el envejecimiento, los preservativos, el tamaño del pene, las fantasías sexuales, la masturbación, el alcohol, el tabaco, entre otros, y pretende servir fundamentalmente como una base de información y consejo sexual básico a aportar a los pacientes. No debemos olvidar que una buena base de información sexual y unos consejos básicos bien fundamentados, son en muchos casos el mejor camino para iniciar la solución de muchos problemas de nuestros pacientes, que suelen acudir a nuestras consultas mal informados, condicionados por prejuicios y malentendidos que generan, favorecen o incrementan las problemáticas sexuales. La DE no es ajena, ni mucho menos, a la necesidad de tales aclaraciones. Sobre la base de tal argumento, he considerado idóneo incluir este capítulo dedicado al consejo y asesoramiento sexológico en DE.

a. DE y técnicas quirúrgicas

10.1 DE y vasectomía

La vasectomía, como se sabe, es un método anticonceptivo consistente en seccionar (cortar) y ligar (cerrar) los conductos deferentes o seminales (por donde pasan los espermatozoides) para evitar que el semen expulsado por la uretra lleve espermatozoides.

La intervención quirúrgica es sencilla y corta en duración. Bajo anestesia local, un médico urólogo hace una pequeña incisión en el escroto. Se sacan los conductos deferentes a través de la incisión, se cortan y se ligan, de forma que los dos extremos de cada conducto quedan anudados o separados entre sí. Una vez hecho esto, se vuelven a introducir de nuevo los conductos en el escroto. El sangrado es mínimo, aunque la herida suele necesitar algún punto reabsorbible. Como consecuencia, en poco tiempo el semen eyaculado no contiene espermatozoides.

Información y consejo sexual

La vasectomía puede ocasionar pequeños efectos secundarios de corta evolución como el citado sangrado o infecciones en grado menor. Pero no afecta a la erección. Lo que se corta es el acceso de los espermatozoides al semen expulsado por la uretra (el semen no solo lleva espermatozoides), pero no se corta ni interviene sobre ningún elemento que tenga relación con los mecanismos que determinan la erección (vasculares, neurológicos). Aun así, se dan casos de varones vasectomizados que posteriormente han solicitado ayuda profesional por problemas de erección. Representan una cifra baja de prevalencia, pero son casos registrados en la casuística profesional. En mi experiencia particular, he conocido 4 casos. Han sido pacientes que referían que su problema de erección era consecuencia (así lo creían) de la vasectomía a la que se habían sometido. Consideraban que a raíz de la intervención había comenzado su problema de disfunción eréctil. En todos los casos fueron consultas puntuales (una sola cita en cada paciente), meramente informativas, siendo el miedo a no funcionar durante el coito, el desconocimiento del paciente de la anatomía y fisiología masculina y el empoderamiento excesivo que del pene se tiene, lo que les había hecho dudar sobre su capacidad de funcionar tras haber sido operados. Desde el momento en que comprendieron la inexistente relación entre la DE de origen orgánico y la vasectomía, entendieron que su problema era «de cabeza», «autoinventado», por lo que al poco tiempo remitieron sus problemas de erección. Con la información aportada fue suficiente para que desapareciera en sus mentes el temor asociado a perder la erección por culpa de la vasectomía.

b. DE y educación sexual

10.2 DE y masculinidad

Durante siglos y a través de la transmisión cultural el macho humano ha ido configurando su sexualidad sobre la base de una masculinidad apoyada fundamentalmente en el pene y su capacidad de erección. La autoestima sexual del varón ha estado y sigue estando asociada en el inconsciente de la mayoría de los hombres al manejo hábil, presto y resolutivo de su respuesta peneana. Ello ha ido en detrimento del desarrollo de otra serie de habilidades amatorias alejadas de la potencia del llamado «miembro viril».

Información y consejo sexual

La erección es un mecanismo mágico, increíble, una consecuencia maravillosa de la evolución. Pero su funcionamiento es más frágil de lo que pudiera parecer a muchos hombres que han hecho de ella el símbolo de la masculinidad, la potencia sexual o el poder y que, cuando sufren un percance o fallo en la erección, quedan expuestos ante sí mismos como débiles, incompetentes e incapaces de satisfacer a su pareja y a su propio narcisismo. Es importante que el hombre no apuntale su hombría sobre la base de la erección y su funcionamiento. Existen otras formas y alternativas variadas de poder satisfacer a la pareja sexual que no exijan la exclusiva erótica de la erección, como son el manejo del clítoris mediante otras vías no peneanas o el punto G. Conviene no hacer de la capacidad de erección el centro de la vida sexual productiva del varón. Sensualidad y erotismo son dos conceptos amplios que ofrecen un montón de posibilidades creativas no vinculadas al exclusivo funcionamiento de la erección.

10.3 DE y pornografía

Más de 500 millones de páginas web muestran contenido pornográfico. Solo en EE.UU. su consumo mueve 2500 millones de dólares anuales. Una de cada siete búsquedas en la red está relacionada con la pornografía. Según las estimaciones de la Asociación Psicológica Norteamericana, entre un 50 % y un 99 % de los hombres consume pornografía. En lo referido al consumo pornográfico de las mujeres, la estadística está entre un 30 y un 86 %.

El problema de la pornografía y su relación con la sexualidad estriba fundamentalmente en que la pornografía está concebida (aparte de, como negocio, razón primera y obvia) para entretener, disfrutar y general placer, pero está siendo utilizada por muchos jóvenes como fuente de información sexual y, lo que es peor, en muchas ocasiones como fuente única de educación sexual. Esto lleva un peligro añadido: muchos chicos creen que el sexo real es «el que ven» en la redes *online*, piensan que las imágenes, escenas y vídeos pornográficas que Internet suministra son el «sexo real», el modelo sexual que van a encontrar y vivir en su realidad cotidiana, especialmente en edades tempranas o juveniles. En edades prematuras la personalidad no está todavía formada, existe inmadurez para codificar la concepción distorsionada de la sexualidad que Internet transmite. Cada vez se accede en edades más tempranas a las múltiples posibilidades que la red de redes ofrece. También se sabe que a menor edad del cibernauta y mayor intensidad de los de los estímulos pornográficos, mayor puede ser el impacto en los consumidores.

Así, tenemos que muchos chavales creen que el tamaño del pene debe ser tan grande como el que se ve en las películas porno, la erección tan continua y potente, el orgasmo igual de espectacular, la actitud sumisa de las mujeres igual que la que perciben en las citadas imágenes, la agresividad hacia las mujeres igual que la emana la pornografía. O, en otro nivel, la falta de los cortejos previos en las relaciones sexuales, la inexistencia de los preámbulos eróticos previos al coito, van elaborando un formato de actuación sexual alejado de los cánones del respeto a la mujer, al propio hombre, a la persona en suma. Ello se traduce en la aparición de múltiples panoramas eróticos relacionales de pareja dañinos: uno de ellos el varón ninguneando y despreciando a la mujer. Otro: la constatación manifiesta de una autoexigencia excesiva del propio varón sobre sí mismo a nivel de rendimiento sexual, que le genera una fragilidad erótica en el funcionamiento sexual. En consecuencia, muchos varones son víctimas de la captación de tales ideas y se autojuzgan sexualmente con demasiada severidad. Quieren estar «a la altura sexual» de las actuaciones sexuales que han visto en el porno y, cuando no llegan, se siente frustrados. Ello se debe a que interiorizan conceptos tales como que su erección «debe estar siempre disponible», que el hombre nunca falla y que todas las mujeres necesitan penes de gran tamaño para poder alcanzar el orgasmo. Como consecuencia, se dan casos de chicos que teniendo una baja autoestima y escasa o nula educación sexual, presentan problemas de erección por pretender imitar eróticamente a los actores o protagonistas que ven en las citadas películas pornográficas.

Otro problema secundario al alto consumo de pornografía es la habituación excitatoria que genera en algunos varones consumidores crónicos de la misma que, acostumbrados al alto nivel de excitación que suministra la pornografía, cuando tienen relaciones sexuales reales, no les basta con los estímulos eróticos normales para conseguir una erección total, sino que necesitan una carga extra más potente de estímulos eróticos para poder tener o/y mantener la erección durante el coito.

> La fuerza descomunal por su facilidad de acceso que supone la pornografía *online*, genera problemas a muchos chicos/as, sobre todo muy jóvenes, que si bien recurren a ella por razones eróticas fundamentalmente, se ha convertido en un modelo perverso de educación sexual para ellos/as, al reflejar actitudes y roles machistas, desigualdad de género y comportamientos sexuales alejados de una vivencia sana y respetuosa del sexo. A falta de buenos programas de educación sexual, la red de redes está siendo por desgracia el «malformador sexual» de varias generaciones.

Información y consejo sexual

La vivencia sexual trasmitida por la pornografía no es acorde con la realidad de la experiencia sexual corriente de la vida normal y generalizada. No conviene dejarse llevar e influir educativamente por las películas pornográficas ya que, además de obedecer a intereses comerciales, están concebidas para el varón exclusivamente, ofrecen una imagen peyorativa y sumisa de la mujer y transmiten una idea no real del sexo común y cotidiano. Una cosa es que las películas porno puedan tener una utilidad placentera y otra que sustituyan a la educación sexual como elemento informativo y formador de una sexualidad sana y saludable. Llegados a este punto, conviene volver a recordar la necesidad de implementar buenos programas de educación sexual, que contrarresten la influencia negativa de aspectos asociados a la pornografía. No viene mal tampoco recordar a los pacientes/clientes, que existen estudios que confirman que la pornografía puede ser altamente adictiva, que involucra áreas cerebrales que favorecen patrones adictivos propios de la adicción a sustancias tóxicas. Todo ello debe servir de acicate para que fomentemos en ellos una reflexión personal, un aviso de la prudencia que deben tener ante un consumo compulsivo de la pornografía, no tanto por la pornografía en sí, sino por los modelos o valores transmitidos.

Nota aclaratoria:

No pretendo estigmatizar al porno como algo absolutamente nefasto. De hecho, existen trabajos que demuestran o consolidan la idea de que el porno, bien utilizado, puede ayudar eróticamente a las parejas. Eso sí, parejas abiertas a ideas novedosas o, lo que es lo mismo, parejas que utilizan el porno como elemento potenciador de su sexualidad. Ello requiere actitudes abiertas, no intolerantes y, sobre todo, sumamente comunicativas. De hecho, no es lo mismo consumir porno de manera individual y sin que la pareja lo sepa, a hacerlo compartido en pareja. En el primer caso puede despertar desconfianza o una crisis de pareja, cuestión que en mi casuística profesional ya he constatado en varios casos tratados. En el segundo, incrementar el erotismo de pareja. Las cosas no son buenas o malas en sí, sino dependiendo de cómo se utilicen. Lo que pretendo con este apartado Porno/DE es dejar claro que en la adolescencia el porno puede suponer un aportación engañoso a la sexualidad de los adolescentes, en cuanto a potenciar modelos engañosos de referencia sexual para ellos. Lo que no quita que a muchos adolescentes el porno les suponga momentos eróticos placenteros. Que lo disfruten. Pero si va acompañado de programas de educación sexual que les ayuden a situar su sexualidad en la realidad, pues mejor, miel sobre hojuelas.

10.4 DE y fantasías sexuales

La fantasía sexual forma parte del placer sexual. En el campo de la vivencia erótica las fantasías sexuales constituyen un cosmos propio, personal e íntimo. En la adolescencia se utilizan como ensayo preparatorio de futuras acciones eróticas. En la edad adulta se pueden utilizar para incrementar o inducir la excitación sexual. El hecho de ser privadas y libres posibilita una gran libertad interior, donde el único límite es nuestra propia imaginación, la educación recibida y la valoración moral que cada persona tenga, quiera o pueda poner. Tradicionalmente se suele considerar que hombres y mujeres suelen tener fantasías sexuales diferentes. El chico suele ser más directo, prefiriendo buscar e imaginar aspectos eróticos claramente visuales (vulva, pechos, culos . . .) y vivenciados de una manera activa (ser seducidos o seducir, hacer o dejarse hacer) pero con poco argumento. Mientras que las chicas (en general) imaginan fantasías eróticas en las que su papel es menos visual, más emotivo, más romántico, más pasivo y, por supuesto, con más envoltorio argumental.

Las fantasías sexuales siempre han ocupado la mente de hombres y mujeres, pero los cambios sociológicos habidos en las últimas décadas han posibilitado una mayor libertad sexual, así como la incorporación de nuevas generaciones más liberadas eróticamente, incrementándose el recurso a ellas.

Algunos ejemplos de fantasías sexuales de los hombres son: ser sometidos, practicar el sexo oral (tanto dar como recibir), sexo lésbico entre dos mujeres, tríos, revivir experiencias sexuales anteriores que les hayan gustado mucho, imaginar coitos con conocidas, con amigas, con compañeras de trabajo, etc.

Algunos ejemplos de fantasías sexuales de ellas son: sexo con otros hombres, probar algo que se considera sucio (ser atada o atar a alguien, oír palabras malsonantes o decirlas), sexo en lugares públicos, practicar sexo oral, ser forzada a tener relaciones sexuales, ser prostitutas, etc.

En el campo de la sexología la fantasía sexual es un gran recurso clínico que los expertos aconsejamos y prescribimos a los pacientes, dada su potencialidad erótica y la capacidad que pueden generar para ayudar en bloqueos o déficits de la erección. Tiene un doble uso terapéutico: potenciar el deseo sexual y anular pensamientos negativos que suelen obstruir el normal funcionamiento sexual.

Información y consejo sexual

Las fantasías sexuales son buenas, ayudan a potenciar la libido o deseo sexual. Es importante no sentirse culpable por tenerlas. Y son positivas tanto para hombres como para mujeres. El cerebro es nuestro mayor órgano sexual y a través de él tenemos la maravillosa posibilidad de disfrutar de las fantasías sexuales, una gran arma erótica que no se debe desaprovechar. De hecho, la fantasía sexual es uno de los mejores afrodisíacos. En cuanto al hecho de compartirlas o no con la pareja, es una cuestión personal de cada uno y cada una. Puede ser altamente estimulante compartirlas con la pareja sexual, siempre y cuando sea motivante. Pero puede tener también un riesgo hacerlo ya que tal hecho y el contenido de las mismas pueden crear o inducir recelo o frustración en el otro miembro de la pareja. Otra alternativa es la posibilidad de hacerlas realidad en pareja pero con precaución, empezando por aquellas que consideramos pueden no crear susceptibilidad en nuestra compañera o compañero sexual.

Las fantasías sexuales son un gran recurso clínico en el tratamiento de la DE ya que pueden favorecer la erección, aumentando con ello la autoestima sexual.

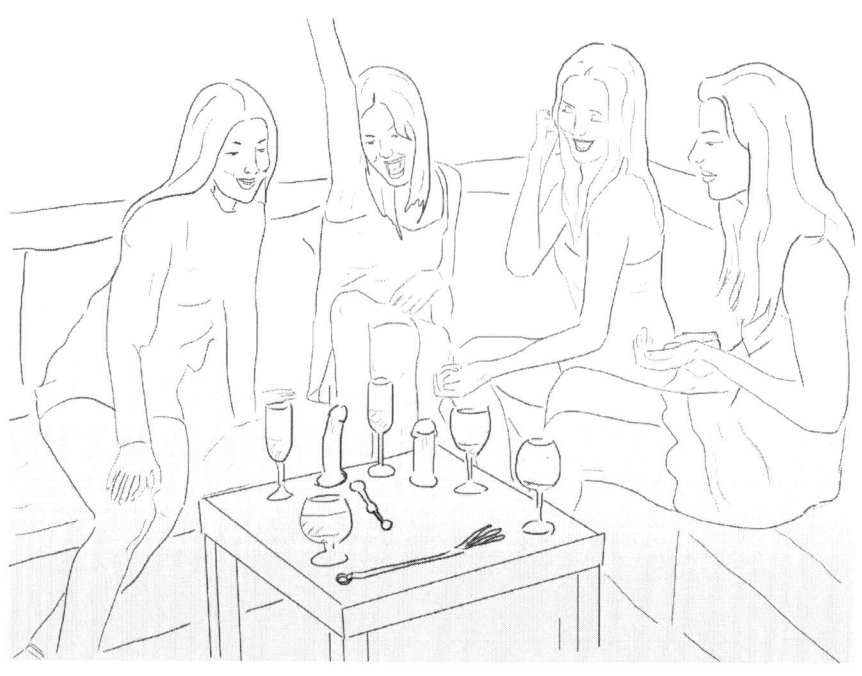

La penúltima revolución sexual pendiente: la de la propia pareja.

Las mujeres continúan con su revolución sexual: sesiones de Tupper-sex, libros eróticos, fiestas desinhibidas, etc. Aun así, los terapeutas sexuales seguimos tratando en consulta a mujeres a quienes a pesar de vivir en pareja les sigue costando todavía realizar cambios sexuales con su «chico» por miedo a que a este no le gusten, los rechace o se disguste. Ello es consecuencia de años de influencia en la mujer del modelo cultural romántico que se les ha transmitido, proclive a que la mujer sexualmente solo haga lo que al hombre le gusta o satisfaga. Ello impide que muchas mujeres sean libres sexualmente dentro de su propia relación de pareja y puedan desarrollar plenamente su erotismo. Por ello es muy importante que el varón no se cierre a los posibles cambios aperturistas que su pareja le proponga y, sobre todo, no desprecie ni desvalore la actitud de ella.

10.5 DE y masturbación

La masturbación existe desde la noche de los tiempos. Es conocida erróneamente también con el nombre de onanismo (de Onán, personaje bíblico que aparece en el Génesis. Era nieto de Abraham y el segundo hijo de Judá y Suá). En realidad, onanismo es el equivalente al *coitus interruptus*, si nos atenemos al texto bíblico literal origen del término:

> Y Judá (Dios) dijo a Onán: Ve a la mujer (Tamar) de tu hermano y tómala, para suscitar prole a tu hermano. Y Onán sabía que la prole no sería suya y sucedió que cuando entraba a la mujer de su hermano lo derramaba en el suelo para no dar prole a su hermano (Génesis, capítulo. 38. Versículo 8 y 9).

El origen del error fue un libro publicado en 1710 por un clérigo anónimo titulado *Onania o el atroz pecado de la autopolución*, que estaba publicado para promocionar la venta de un remedio que prometía curar los efectos del «atroz pecado» y que sirvió posteriormente como inspiración (González García, & González Botella, 1980) para otros libros sumamente críticos también con la masturbación, como el publicado en 1758 por Tissot, médico y asesor del papa, titulado *Onanismo: tratado sobre los trastornos que produce la masturbación*.

Detrás de tales ataques a la masturbación ha estado siempre la Iglesia que basándose en cómplices y falsos estudios de la ciencia médica (esta decía que producía debilitamiento locomotor, dolor cerebral, fiebre, impotencia, indigestión, ceguera, parálisis y otros muchos síntomas de salud perniciosos) ha legado un sentimiento de culpabilidad en muchos jóvenes a lo largo de décadas.

Tradicionalmente se ha considerado siempre que es el hombre quien más se masturba en comparación con la mujer. Aunque los tiempos están cambiando y su utilización varía según las edades y capas sociales, siguen existiendo grandes tabúes en la mujer a la hora de asumir la realidad de la masturbación. De hecho, en España, se calcula que a los 17 años de edad el 90 % de los hombres se masturba, mientras que la mujer no llega al 50 %.

La masturbación no produce problemas de erección obviamente, ni tiene por qué producirlos. Pero sí se da el caso de algunos hombres, chicos jóvenes fundamentalmente, que obsesionados con la masturbación hacen un uso excesivo de ella, provocando que al forzar la máquina sexual, tengan algún problema de erección. Son casos que he tratado en la consulta, chicos que se refugiaban en la masturbación, siendo incapaces de intentar relacionarse con chicas por miedo a fracasar sexualmente o ser rechazados. Engullidos en la soledad de su miedo incrementan el ritmo o frecuencia de masturbaciones forzando su organismo y provocando que en alguna ocasión no consigan la erección suficiente como consecuencia de intentar acortar de manera antinatural la fase refractaria o periodo de resolución de la respuesta sexual que todo hombre tiene, en pos de incrementar su frecuencia sexual y pretender demostrarse a sí mismo su valía sexual.

Información y consejo sexual

El autoerotismo o masturbación es divertido, liberalizador, sano. Hasta la Organización Mundial de la Salud ha reconocido a la masturbación como algo positivo. La masturbación no produce DE, pero es conveniente no obsesionarse con ella ni hacer de la misma una prueba de la masculinidad o potencia sexual. Desde el punto de vista clínico, además de servirnos como pauta diferenciadora en el diagnóstico de los pacientes con DE para saber si la causa es física o psicológica (según sean capaces de conseguir erección o no durante la misma), es también un recurso terapéutico muy prescrito y aconsejado por nosotros los expertos en los diversos tratamientos de las disfunciones sexuales, especialmente en la DE.

c. DE y hábitos no saludables

10.6 DE y alcohol

Como he referido anteriormente, el alcohol (Cabello, 2010) actúa básicamente en dos niveles: por un lado, produce neuropatía y alteraciones de la neurotransmisión cerebral y, por otro, desequilibrios hormonales. El etanol y el acetaldehído que son los componentes básicos de todas las bebidas alcohólicas, producen un efecto tóxico sobre las células de Leyding inhibiendo las enzimas responsables de la elaboración de hormonas. El eje hipotalámico-hipofisario también se bloquea por el efecto directo del etanol y el aumento de la concentración de estrógenos en sangre. A consecuencia de ello aparecerá atrofia testicular, bajos niveles de testosterona y disminución de la espermatogénesis (Steenbergen, 1993).

Información y consejo sexual

Sabemos que el alcohol es un depresor del sistema nervioso, que desinhibe y potencia las conductas, los pensamientos y el deseo sexual. También se puede decir que en un momento dado, al estar el varón «subido» por la capacidad estimulante del alcohol, se siente más atrevido y valiente en la realización de sus deseos sexuales, olvidándose de su responsabilidad de tener que satisfacer sexualmente a su pareja sexual (todo hombre, consciente o inconsciente, tienen en su cabeza un deseo innato por procurar el logro orgásmico a su chica). El alcohol, inicialmente puede favorecer el alivio de tal presión. Este hecho, es aprovechado en la cultura actual en la que vivimos por algunos sectores sociales que asocian alcohol con sexo y contemplan la seducción unida al alcohol como elemento desinhibidor o «quitavergüenzas». Este recurso generalizado en diversos segmentos de población, se incrementa aún más en algunos varones con problemas de erección que recurren al alcohol para atreverse a seducir a una chica o proponerle relaciones sexuales, considerando que cuando llegue la penetración van a estar más excitados y tener mayor erección, o al menos, el valor para enfrentarse al coito (quitarse la presión del rendimiento sexual). Se sabe que la ingesta de alcohol en pequeñas cantidades (concentraciones de alcohol muy bajas en sangre) puede inducir un incremento del deseo sexual y de la erección. Pero la realidad dice que llegado el momento no hay garantía de obtener el funcionamiento deseado. Además, con el paso del tiempo la ingesta de alcohol propicia una disminución de las neuronas hipotalámicas responsables de la producción de oxitocina, lo que tiene mucho que ver con la respuesta orgásmica masculina, de ahí la alta frecuencia de falta de orgasmo entre los bebedores crónicos. Finalmente, hay que añadir que se sabe y conoce que a la larga el alcohol es un elemento dañino con las arterias, lo que dificulta o impide la necesaria vascularización o irrigación sanguínea que el pene necesita para su erección.

   d. DE y desempeño de la erótica

10.7 DE y el uso del preservativo

El preservativo, y más aún hoy en día, en que ha mejorado su calidad, está constituido por un material que deja pasar todo tipo de percepciones (temperatura, presión, rugosidades . . .), posibilitando al mismo tiempo las prestaciones de sensibilidad, evitación de embarazos y enfermedades venéreas. En los últimos años hemos sido testigos del gran cambio y mejora experimentada en la fabricación de preservativos, tanto en su diseño como en la textura.

El condón no produce disfunción eréctil, pero sí debe decirse que no es infrecuente que en la consulta sexológica muchos pacientes refieran que pierden la erección al colocarse el preservativo. Les ocurre porque se ponen nerviosos pensando en la penetración, se bloquean al sentir miedo de no «poder cumplir» con la chica y al final tienen que desistir de intentar la penetración. En realidad, el condón no tiene la culpa de la inseguridad sexual de estos chicos, sino sus complejos, su baja autoestima o una autoexigencia excesiva sobre su rendimiento sexual.

Información y consejo sexual

Cuando el varón se autocoloca el preservativo es importante que mantenga viva en su cerebro la estimulación erótica necesaria para no perder la erección. Por ello, el hombre debe mantenerse concentrado en aquellos estímulos eróticos que más le exciten, sean reales o imaginarios. Al mismo tiempo, no debe permitir que acudan a su cerebro pensamientos negativos tipo: «voy a perder la erección», «no voy a ser capaz de penetrar», los cuales deberá sustituir por otros más positivos del tipo de: «sé que puedo hacerlo», «no voy a perder la erección». Asimismo y en caso de pérdida momentánea de la erección antes de la colocación del preservativo, el paciente debe autoestimularse de nuevo antes de colocárselo, fantaseando con los estímulos sexuales que más le exciten. Por ello, puede pedir o sugerir a su chica o pareja sexual que se coloque delante de él en posiciones eróticas provocativas, aquellas que más le «pongan a él», para posibilitarle que vuelva su erección.

Una de las que más funcionan es la chica enseñando sus genitales en posición de espaldas, inclinada hacia delante y con las manos sobre las rodillas, lo que permite que el hombre vea la vulva femenina sin ser visto por la mujer (así evita la mirada de la chica que puede inhibir al varón en su erección). Otro recurso que ha demostrado eficacia en conseguir que el chico recupere la erección necesaria para colocarse el preservativo es que la chica pareja sexual le muestra su vulva en posición frontal, pero siendo ella en este caso quien lleve la venda o pañuelo en los ojos. Y es que, un varón inseguro, suele ver incrementada su ansiedad cuando siente que es observado por la chica, incrementándose en su cabeza la sensación de sentirse examinado sexualmente. Un varón acomplejado sexualmente es tan susceptible al quebranto erótico, que puede llegar a malinterpretar como inquisidora lo que en realidad es una mirada natural de la chica.

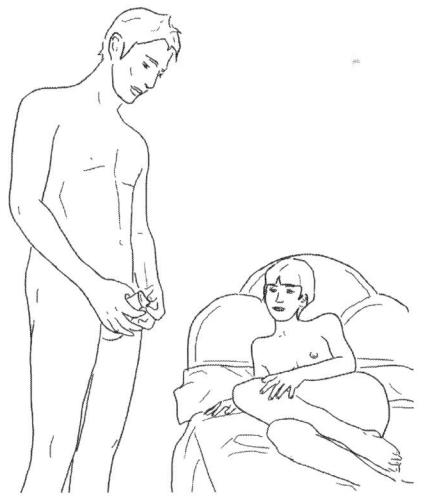

Algunos varones con baja autoestima sexual e inseguridad en su desempeño sexual suelen bloquearse y perder la erección en el momento de colocarse el preservativo, malinterpretando como inquisidora la mirada natural de la chica.

10.8 DE y falta de juego erótico previo al coito

Existe un porcentaje alto de varones que apenas dedican tiempo al juego sexual previo. Ello suele generar un déficit afectivo en la mujer que siente que su pareja va directo a la penetración. Durante un tiempo y coincidiendo con los años de juventud, muchos varones no presentan dificultad en su erección coital. Pero con el paso de los años puede llegar un momento en que deje de funcionar la fórmula «del aquí te pillo, aquí te mato» y, para entonces, algunos hombres necesiten tener que realizar preámbulos sexuales para «cocinar» su erección.

Información y consejo sexual

Conviene incluir en todo encuentro coital unos juegos previos, un preámbulo sexual que favorezca el juego erótico, la excitación sexual previa que posibilite que la mujer se siente querida y no un mero objeto sexual. A muchas chicas, sobre todo de parejas largamente convivientes, les cuesta desconectar de sus actividades cotidianas (atender a los hijos, hacer comidas, trabajo laboral . . .) para empatizar con su deseo sexual. Las preocupaciones y el estrés suelen absorber la energía y el encuentro erótico tener unas reglas distintas para ellos y ellas: el hombre con el sexo desconecta, mientras que la mujer necesita desconectar antes del sexo. Los preámbulos sexuales pueden representar el paso previo que ayude a la chica a conectar sus zonas cerebrales sexuales. Al mismo tiempo, van a servir para que el varón sea más receptivo a estímulos sensuales que incrementen su deseo sexual.

El sexo con preámbulos sexuales no es incompatible con otros encuentros sexuales en los que no los haya. De hecho, de vez en cuando pueden ser muy gratificantes para ambos miembros de la pareja, siempre y cuando ambos lo deseen y estén de acuerdo. Pero, por lo general, a un gran número de mujeres les encanta ser galanteadas con caricias previas, algo que les haga olvidar que el varón suele ir directo exclusivamente a la penetración. Muchos varones están excesivamente centrados en la penetración, presentando un déficit en su capacidad de descubrir el placer en otras zonas de su cuerpo. Todo el cuerpo es sensible y es una pena no disfrutarlo.

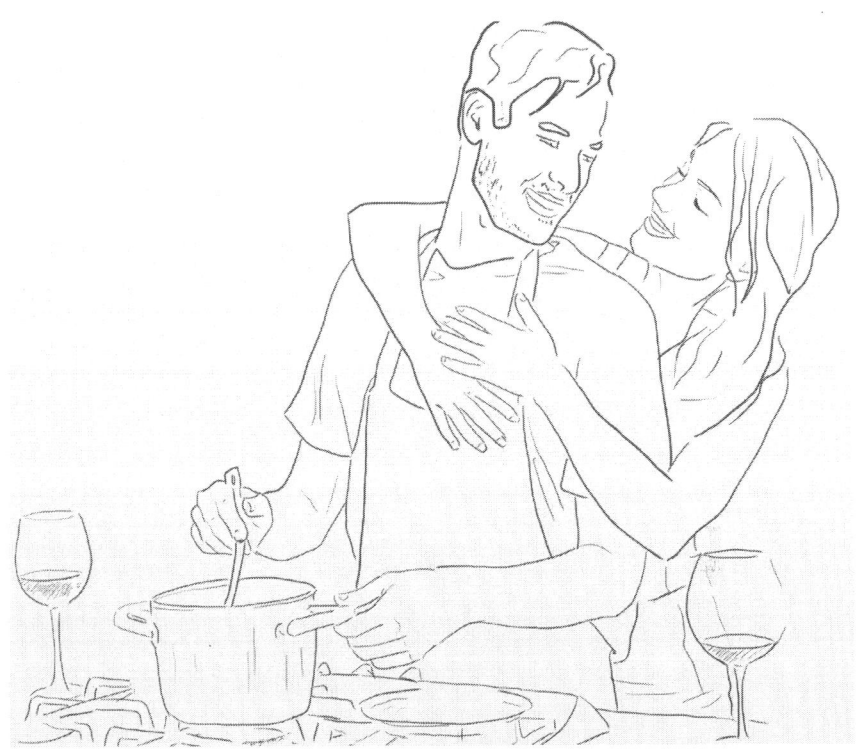

Para muchas mujeres los preámbulos eróticos previos al coito comienzan con la colaboración doméstica del varón, su complicidad emocional y una buena convivencia a lo largo del día. Cuando se dan tales condiciones, suelen tener una mejor predisposición al encuentro sexual.

10.9 DE y posiciones coitales

En teoría, las posiciones coitales no deberían tener relación con la DE. Sin embargo, se dan casos de hombres en quienes su problema de erección ha tenido relación con alguna postura sexual o, mejor dicho, con lo que en su cabeza representa tal postura sexual. La posición del misionero (parece ser que el nombre viene como consecuencia de que los misioneros españoles en su llegada a América se la aconsejaron a los indígenas, pues la consideraron más «civilizada» que la postura «a lo perro» que parece ser utilizaban los propios aborígenes) es la más frecuente en el mundo occidental: el hombre se coloca tumbado encima de la mujer que permanece echada sobre su espalda. Para muchos varones que la mujer se coloque encima (el varón debajo) y lleve el peso del juego sexual es una gozada erótica, pero para otros supone una vivencia de inseguridad (se sienten dominados, pasivos, menos masculinos) y, en algunos casos concretos, problemas de erección.

En la vivencia sexual existen los roles o papeles sexuales, una mezcla de identidad sexual biológica y cultural. Para muchos hombres, el rol sexual masculino está asociado a la fuerza, el poder, la masculinidad, la seducción y la seguridad. Y tal papel lo asocian con posicionarse ellos encima durante el coito. Les gusta llevar el peso de la seducción sexual y del juego erótico. Por ello, cuando en un encuentro sexual ocurre al contrario y el peso de la seducción lo lleva la chica que, además, elige la postura sexual y decide que ella se coloca encima y él debajo durante el coito, se les rompe los esquemas y les aparecen problemas de erección al sentirse inseguros en su rol sexual.

Información y consejo sexual

Los roles son culturales y una buena pedagogía sexual aconseja que en el juego sexual (el sexo no deja de ser un juego erótico) conviene intercambiar los papeles o roles, de forma y manera que los dos miembros de la pareja puedan entender mejor el juego y la seducción, igualando roles y promoviendo la defensa de una actitud sana que prescinda de los prejuicios que nos atenazan en la actuación sexual.

10.10 DE y experiencia coital

El hecho de que un varón haya tenido experiencia sexual coital con un buen número de chicas, puede posibilitar que haya adquirido un buen conocimiento sexual de sí mismo, de su control eyaculatorio, de su capacidad para manejar su excitación sexual, de su adaptación erótica al otro miembro, de su gusto o preferencia por ciertas posturas coitales, de su capacidad de seducción y de un mayor conocimiento sobre la mejor forma de promover la obtención del orgasmo coital de su compañera o compañeras sexuales. Tal experiencia puede serle positiva si ha tenido la humildad de pensar que nunca dejamos de aprender, pero no le inmuniza contra la aparición de un problema de erección. De hecho, un problema de DE puede ocurrirle a cualquier persona en cualquier momento de su vida sexual, sea por motivos orgánicos (diabetes, arterioesclerosis, hipertensión . . .) o psicológicos (crisis de pareja, estrés laboral, pérdida laboral . . .) y mixtos. Muchos de esos factores son evitables con una buena prevención y vida saludable. Pero otros muchos son tan imprevisibles como los avatares inesperados con los que el azar afecta a cada biografía humana.

Información y consejo sexual

La experiencia es importante en cualquier actividad humana porque bebe del saber y el conocimiento. En la función sexual, un sexo sabio, maduro, que viene del conocimiento, pero también del respeto al otro, puede aportar la autoconfianza necesaria para prevenir, evitar o asumir si se diera el caso, un problema de erección. Es importante saber aprender de la relación, de la negociación sexual, del juego, de la aceptación sexual del otro, de la igualdad. En el sexo no puedes imponer al otro miembro tus preferencias sexuales, ni obligarle a hacer aquello que no desea. El hombre debe asumir la realidad sexual acorde a su edad y sobre esa base y su conocimiento experiencial no renunciar a un sexo cabal no desprovisto de ilusión pero ajustado a la realidad de cada edad y biografía. Tal forma de entender la vivencia sexual, la del sentido común, es la forma más inteligente de aprovechar la madurez de la experiencia sexual porque se aceptan los límites de la realidad, que es la mejor forma de evitar problemas de erección cuando se pretende estar a una altura sexual que ya no corresponde.

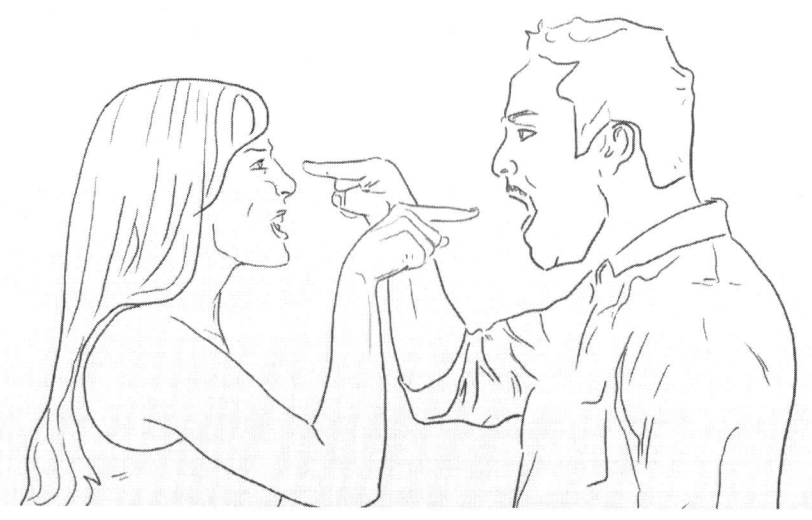

Las discusiones y los reproches nunca favorecen una buena comunicación sexual. Es importante que los dos miembros de la pareja se conozcan sexualmente, expresen lo que quieren y les gusta, pero también aquello que les moleste, rechacen o no les apetezca. Al final, conviene alcanzar un protocolo sexual mutuo y admitido por ambos.

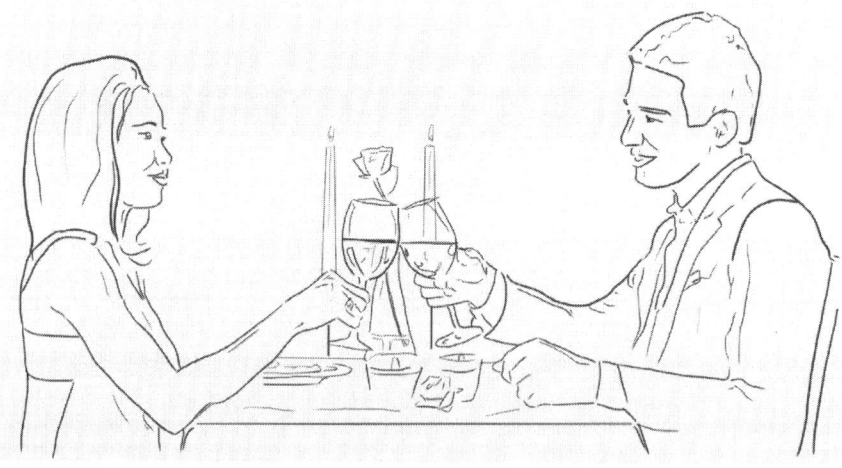

El deseo sexual puede provocarse, inducirse o sugerirse, pero no conviene forzarlo ni menos aún obligarlo. Para muchas parejas una comida romántica es el mejor preámbulo para un encuentro sexual satisfactorio.

10.11 DE y falta de deseo sexual en el varón

El deseo erótico es una parte fundamental de la respuesta sexual humana, a pesar de que Masters & Johnson en los años 60´ no lo incluyeran como fase sexual en su histórica y mítica clasificación, la famosa Respuesta Sexual Humana con sus correspondientes fases (excitación, meseta, orgasmo, resolución y periodo refractario).

La relación entre DE y falta de deseo sexual se puede dar en doble sentido y retroalimentada. Cuando un hombre tiene problemas de erección, se produce una primera fase en la que se pone a prueba para «ver si funciona». Pero si el problema se hace crónico, puede aparecer una falta de deseo sexual con el paso del tiempo ya que el hombre ve que no es capaz de funcionar adecuadamente y pierde el interés por el sexo o lo deja «aparcado». En este caso, la falta de deseo sexual es secundaria o consecuente al problema de erección y el proceso terapéutico aconseja empezar tratando primero el problema de erección.

Y también puede ocurrir en sentido inverso: casos de hombres en los que primero aparece una falta de deseo sexual (Deseo Sexual Hipoactivo) que trae como consecuencia una evidente desmotivación erótica que promueve que ese hombre no tenga erección adecuada (DE) en algunos de los pocos encuentros eróticos que realiza. En este caso, se trataría de un problema de DE secundario o consecuente a una falta de deseo sexual y, por lo tanto, en el abordaje clínico habría que empezar tratando en primer lugar la falta de deseo sexual, ya que ha sido lo que primero que ha aparecido. Esta doble relación DE/DSH confunde a algunos pacientes en su «autodiagnóstico», ya que ante la pregunta inicial del experto sobre cuál es su problema, algunos contestan que «falta de deseo» cuando en realidad en la mayoría de los casos es un problema inicial de erección con consecuencias sobre el deseo. El desarrollo eficiente de la historia clínica nos permitirá el enfoque objetivo inicial correcto, haciendo que empecemos a resolver el problema por la dificultad sexual que se haya producido primero.

Información y consejo sexual

Si la DE se hace recurrente va a repercutir en el deseo sexual del varón, que progresivamente va a rehuir los intentos por funcionar. Si

323

tiene pareja sexual, repercutirá en la interrelación erótica de pareja, siendo conveniente un abordaje conjunto que aclare posturas y no repercuta en la autoestima de la mujer, que puede llegar a pensar que la culpa es suya.

En lo que se refiere al Deseo Sexual Hipoactivo en el varón, al igual que en el caso de la mujer, es «la ausencia permanente y persistente de fantasías eróticas y motivación para acceder a las relaciones sexuales». El mayor factor de riesgo es la edad, ya que a partir de los 40 años el deseo comienza a disminuir por decrección o alteración de las hormonas sexuales (especialmente déficit de testosterona o hiperprolactinemia), pero también por motivos psicológicos y relacionales, así como orgánicos (diabetes, insuficiencia cardíacas, fracaso renal . . .), toma de fármacos (antidepresivos, antihipertensivos, ansiolíticos . . .). También es relevante señalar que algunos varones son ajenos al mito de que «el hombre siempre está dispuesto para el sexo», y no responden a tal formato, sea por estrés, cansancio o monotonía. Además, no todos los varones responden a una biografía sexual intensa. No olvidemos que la sexualidad es una vivencia personal que en cada ser humano sigue un curso erótico concreto, único e intransferible. De todas formas, si se tratara de un problema de Deseo Sexual Hipoactivo (DSH) enfocaremos el caso hacia el abordaje clínico del mismo, siguiendo el protocolo de actuación correspondiente.

10.12 DE y autoestima sexual del hombre

Debajo de todo hombre con DE se esconde un quebranto de su autoestima sexual. Tal hecho menoscaba la autovaloración personal del hombre en su relación de pareja. Así mismo, la DE y el complejo que crea pueden impedir que hombres que no tienen pareja sexual sean incapaces de conocer nuevas chicas por miedo a tener que «enfrentarse» al acto sexual.

Información y consejo sexual

Es importante el trabajo con las actitudes del paciente, ayudándole a valorarse, haciéndole ver que el sexo no solo es la penetración, ni la autoestima sexual está basada exclusivamente en el rendimiento coital. Un asesoramiento sexológico que ponga el acento sobre la desdramatización del problema y proponga unos valores y actitudes sexuales más humanos, naturales y alejados de los que impone el modelo de consumo sexual actual (asociado únicamente al éxito, el poder o la fuerza), puede ser una ayuda inestimable para muchos varones afectados por problemas de inseguridad sexual. En este sentido, es relevante que aportemos no solo recursos técnicos para la erección, sino también actitudes positivas que respeten el derecho de cada persona a vivir la experiencia sexual como mejor desee y apetezca, donde un fallo o fallos de erección no sean interpretados como una tragedia.

e. DE y la presión sexual de la nueva mujer

10.13 La confusión de roles sexuales

A rebufo de los grandes cambios sociales acontecidos en las últimas décadas se ha producido una gran liberalización de las costumbres, una notoria libertad en el comportamiento relacional de hombres y mujeres, siendo las chicas quienes más han cambiado. La mujer ha sido la gran seductora a lo largo de la historia y sigue siéndolo actualmente, con la diferencia de que antes era sutil en su actuación y ahora lo manifiesta abiertamente. Ante esta beligerancia incisiva de las dotes seductoras femeninas muchos varones están encantados, pero también existen chicos que asustados no gestionan bien el juego erótico que se les propone y retroceden. Algunos, en consecuencia, tienen problemas de erección y se sienten avasallados. Ellas desean hombres más sensibles y cercanos. No quieren machistas denostados ni actitudes arcaicas. Muchos varones han percibido el deseo de cambio que las mujeres esperan de ellos, pero se sienten confundidos en su papel, ya no son los machos alfa que transmitían seguridad y determinación seductora. Al hombre le han movido el trono y se siente inseguro en su desempeño sexual. Los profesionales veteranos de la sexología hemos sido y seguimos siendo testigos cronológicos y sociales de tales cambios a través de los pacientes que acuden a nuestras consultas profesionales. La mujer ha evolucionado y no solo en la manifestación de su deseo sexual, sino en el tipo de hombre que busca y espera encontrar. No se puede generalizar, pero ahora se busca un varón más dulce, suave, educado, alejado de aquellos prototipos arcaicos de masculinidad rampante. Los hombres han percibido el cambio de demanda de perfil e intentan adaptarse. Las mujeres buscan igualdad sexual e intentan mostrar un rol sexual más atrevido, llevando la iniciativa durante el encuentro sexual. Ellos, ante el cambio, pretenden mostrar su aceptación de la igualdad sexual y su alejamiento del machito sexual de ataño, y ellas reclaman un rol más activo acorde con una nueva mujer que aspira a mayor igualdad y libertad sexual. Desde un plano estrictamente reivindicativo es una demanda honesta y justa, pero tal evolución, la del cambio de roles en concreto, ha traído alguna complicación erótica: la confusión de papeles en la cama, donde hombres y mujeres intentan actuar en función de lo que suponen su nuevo rol sexual, pero de una manera un tanto engañosa ya que a la hora de la verdad se sienten confusos, el hombre intenta actuar como una mujer y la mujer como un hombre. Se ha dado una especie de «colonización sexual de roles» o papeles sexuales, como lo define el sexólogo y pedagogo Joserra Landarroitajauregi, induciendo en no pocos casos más incompetencias sexuales que satisfacciones compartidas.

Información y consejo sexual

Es conveniente que hombres y mujeres compartan e intercambien roles, pero con naturalidad, sin excesivos prejuicios, intentando ser uno mismo. Que sean naturales, actuando como se sienten. La vivencia sexual nos muestra cómo somos a través del erotismo. Intentar aparentar lo que no se es o no se siente es un error. Para que la autoestima sexual se mantenga a flote y el varón actúe con naturalidad, es importante no intentar imitar actuaciones ajenas o papeles para los que no se sientan identificados o a gusto. Ser tiernos y cariñosos no es incompatible con masculinidad y seguridad. Es clave que chicos y chicas en el sexo sean ellos mismos, ajenos a los prejuicios y las modas.

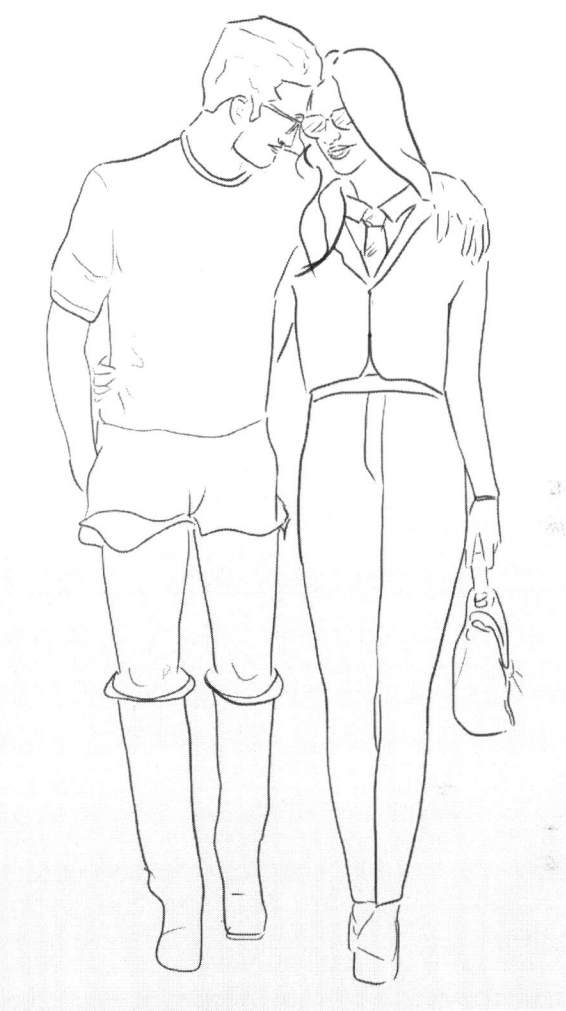

El varón actual está confundido como consecuencia del cambio habido en la mujer en las últimas décadas. La mujer se ha liberado sexualmente y reivindica una sexualidad más justa, negociada y alejada de antiguos estereotipos machistas y anticuados. Como consecuencia de ello, muchos hombres están desubicados sin saber qué rol sexual desempeñar en «la cama».

11.

Tratamiento de la DE

11.0 Introducción

Gracias a los avances que las diversas ramas de la ciencia han aportado al conocimiento de las dificultades sexuales, existen hoy en día unas opciones de tratamiento de la DE notoriamente eficaces.

Como se ha referido anteriormente, a pesar del solapamiento de las causas que producen la DE y de la compleja interacción entre los múltiples factores que la predisponen, precipitan y mantienen, se considera que la DE puede tener una causalidad de tres tipos: psicológica, orgánica y mixta. Y dependiendo de ello condicionar un diferente abordaje terapéutico:

1. DE de origen psicológica: Tratamiento con terapia sexual exclusivamente.
2. DE de origen y caracterología orgánica. Tratamiento con terapia farmacológica o/y quirúrgica exclusivamente.
3. DE de origen y caracterología mixta: Tratamiento combinado con ambas terapias, la sexual y la farmacológica.

En este capítulo quedan reflejados los tres tipos de abordaje. También se pretende dejar evidenciada la importancia fundamental de la pareja del paciente en el abordaje y solución del problema.

11.1 Tratamiento de los diversos tipos de DE:

1. Tratamiento de la DE psicológica.
2. Tratamiento de la DE orgánica.

3. Tratamiento de la DE mixta.

Empezaremos por la DE de causa psicológica:

11.1.1 Tratamiento de la DE psicológica

Los problemas de erección de etiología psicógena, en algunos casos se solucionan interviniendo solamente sobre los factores psicológicos que la causan (conflictos o crisis de pareja, complejos de baja autoestima . . .). Pero existe un amplio abanico de casos en los que no es suficiente actuar solo sobre las causas para solucionar el problema de DE. En este sentido, la terapia sexual, la terapia cognitivo-conductual y la terapia de pareja conforman un triángulo terapéutico de probada eficacia clínica.

11.1.1.1 Eficacia probada de la terapia sexual en el abordaje psicológico de la DE

Hasta la aparición y descubrimiento de los fármacos IPDE-5 (el Sildenafilo fue el primero, en 1998; el Tadalafilo en 2005, el Vardenafilo en 2003), la terapia sexual era la forma más eficaz en el tratamiento de la DE, por encima de otros abordajes y recursos existentes hasta entonces (Kockott *et al.*, 1975; Hawton, 1985). Sigue siendo la primera opción en los casos de DE secundaria o adquirida de índole psicógena, con un éxito de un 75 % de los casos (McConhagy, 1993) y un porcentaje de fracasos terapéuticos de solo un 26,2 % (Masters & Johnson, 1970), debiéndose los fracasos terapéuticos en su mayor parte a la falta de motivación y abandono del tratamiento (McConhagy,1993), cuestión esta última, la del abandono, que conocemos y hemos padecido profusamente todos los que llevamos años dedicándonos a utilizar la terapia sexual como principal arma para el abordaje de las disfunciones eréctiles de origen psicógeno.

O'Donohue, Swingen, Dopke y Regev (1999) en una revisión de estudios consideran que no existen tratamientos bien establecidos para las disfunciones sexuales masculinas, en los que la eficacia terapéutica sea elevada.

Sin embargo, Labrador y Crespo (2001), en otra revisión sobre la eficacia de las terapias psicológicas en los problemas de erección, recopilan la existencia de estudios controlados que evidencian las mejoras significativas que producen los tratamientos psicológicos en los trastornos de la erección, recogiendo tasas de eficacia que van desde el 53 % al 90 %, pero referidas a tratamientos que mayormente son multimodales ya que incluyen múltiples recursos como técnicas en comunicación de pareja, habilidades sociales, intervenciones cognitivoconductuales y terapia de pareja. De facto, refieren que la mayoría de los tratamientos implican siempre una intervención sobre ambos miembros de la pareja. En 2005, Labrador y Crespo destacan el carácter multimodal de la mayoría de los tratamientos aplicados a la disfunción eréctil, reseñando la no existencia de estudios comparativos que determinen la diferente eficacia de cada técnica o aproximación terapéutica.

En esta misma línea de imprecisión de la eficacia separada de cada recurso, Mohr y Beutler (1990) y Navarro y Climent (2013) recogen básicamente tratamientos conjuntos o multimodales que incluyen recursos cognitivo-conductuales, sistémicos y de comunicación interpersonal.

Melnik, Soares y Nasello (2007), en un metaanálisis comparativo entre tratamiento psicológico y farmacológico, obtienen que hay pruebas de que la psicoterapia puede mejorar la función eréctil, y que su uso combinado con fármacos mejora significativamente la eficacia de la intervención exclusivamente farmacológica. Berner y Günzler (2012) en un análisis sistemático sobre una veintena de investigaciones publicadas de tratamiento psicológico en disfunciones sexuales, concluyen que las intervenciones psicológicas de sesgo cognitivoconductual y las derivadas de los principios propuestos por Masters y Johnson, mejoran el funcionamiento sexual de los hombres diagnosticados con problemas sexuales, si bien los autores se decantan por el uso conjunto de psicoterapia y tratamiento farmacológico para el tratamiento de la disfunción eréctil.

La intervención de disfunción eréctil debería ser realizada conjuntamente con la pareja. Esta necesidad se hace patente en los trabajos de Palla, Levine, Althof y Risen (2000) donde la mejora de las erecciones no correlacionó con la satisfacción sexual debido a la falta de colaboración de la pareja. Del mismo modo, existe una estrecha interacción entre los aspectos sociales y sexuales (Mohr y Beutler, 1990a), por lo que es conveniente identificar problemáticas como la falta de comunicación, baja autoestima, inseguridad, ansiedad social o falta de habilidades sociales, en cuyo caso será muy importante atender a estas dificultades y no solo a la disfunción eréctil para conseguir unos resultados satisfactorios.

Sin olvidar también que los aspectos laborales y sexuales pueden estar imbricados (Mohr y Beutler, 1990), existiendo casos constatados de DE originados a partir de la pérdida de empleo del varón. Por ello, es muy conveniente no desatender tales aspectos y su influencia en la DE si queremos obtener una mejora en los resultados (Valero, & Bernet (2015).

De hecho, en la mayoría de las intervenciones publicadas se aplican tratamientos multimodales que incluyen intervenciones conductuales, cognitivas, sistémicas y de comunicación interpersonal (Mohr y Beutler, 1990; Navarro y Climent, 2013). La revisión de Labrador y Crespo (2005) destaca el carácter multimodal de la mayoría de los tratamientos aplicados a la disfunción eréctil, donde no existen estudios con grupos comparativos sobre la eficacia diferencial de cada técnica o aproximación terapéutica. Otras publicaciones también discuten y proponen la utilización conjunta de terapia sexual y terapia de pareja, incluso terapia farmacológica, como un abordaje interdisciplinar a los problemas sexuales en el hombre (Hatzimouratidis *et al.*, 2010; Markovic, 2013; McCabe *et al.*, 2010; Montorsi *et al.*, 2010; Weeks y Hof, 2013).

En conclusión, podemos decir que si bien escasean los estudios comparativos bien estructurados que determinen la eficacia pormenorizada de cada uno de los múltiples recursos que integran la terapia sexual, los profesionales veteranos de la sexología que llevamos décadas dedicándonos a la sexología clínica, sabemos que la terapia sexual funciona. La mayoría de los recursos, como ha quedado recogido en este libro, provienen de las décadas 60, 70 y 80 y siguen siendo la base de la eficacia del abordaje psicológico de la disfunciones sexuales en general y de la DE en particular.

De todas formas, es importante matizar que tales estudios referidos versan sobre recursos básicamente psicológicos (cognitivoconductuales, sistémicos, habilidades de comunicación . . .), aunque sean orientados al beneficio sexológico.

También conviene aclarar que la terapia sexual en su concepción original estaba compuesta fundamentalmente de recursos puramente sexológicos (prohibición coital, focalización sensorial, técnica de contención vaginal, técnica de perder y ganar erección . . .), pero su evolución y desarrollo clínico posterior ha ido tomando técnicas y recursos propios de la psicología, lo que ha favorecido indirectamente que en el argot general se confundan ambas.

11.1.1.2 Modelos sexológicos de tratamiento

La propuesta original del concepto de terapia sexual para el abordaje de los problemas sexuales fue diseñada, como he referido anteriormente, por Masters y Johnson. Ellos fueron los creadores y, por tanto, precursores de dicha terapia. De su formato, lo más destacable es la aportación de que el paciente no es el hombre o la mujer, sino la propia relación de pareja, la interrelación erótica entre ellos. La unidad clínica, escriben Masters & Johnson (1970), es la misma relación sexual, que se convierte en el foco central de la terapia, sin menoscabo de que en determinados momentos se aborden y traten aspectos concretos de uno u otro de los miembros de la pareja.

Tras su inmenso impacto inicial, fueron apareciendo otros formatos de terapia sexual que siguiendo la estela iniciada por M&J y tomando como base sus fundamentos, introdujeron algunas novedades al formato primigenio de ellos.

A continuación expongo brevemente las bases de los tres modelos terapéuticos que considero más influyentes en el diseño y desarrollo de la terapia sexual.

1. Modelo terapéutico de Masters y Johnson.
2. Modelo terapéutico de Helen Singer Kaplan.
3. Modelo terapéutico de Keith Hawton.

11.1.1.2.1 Modelo terapéutico de Masters y Johnson

Terapia sexual en DE

Masters y Johnson consideraban que «la ignorancia era la principal causante de las anomalías de carácter sexual» (Belliveau and Richter, 1970). Por ello, dedicaban una parte de las sesiones terapéuticas a aportar información sexual a la pareja.

Durante los 11 años que M&J se dedicaron a tratar a personas con dificultades sexuales (ellos se referían como «anomalías sexuales»), estudiaron a 32 varones con disfunción eréctil primaria (hay que matizar que M&J utilizaban el término «impotencia», no el de disfunción eréctil) y a 213 con disfunción eréctil secundaria. Si bien, obviamente, admitían y contemplaban la existencia de factores orgánicos (diabetes, cardiopatías, cirugía próstata . . .) como posibles causas de DE primaria, en la mayoría de los 32 pacientes primarios que estudiaron y trataron, encontraron predominantemente causas de corte psicológico en su problemática causal: madres castradoras, factores religiosos, homosexualidad, fracasos iniciales (Belliveau and Richter, 1970).

En los casos de DE secundaria, de los 213 casos que trataron solo en 7 de ellos encontraron factores físicos, de los cuales 3 de ellos fueron tratados con éxito (Masters W & Johnson, 1970).

M&J no consideraban casos de DE secundario a «los fallos ocasionales que experimentan la mayoría de los hombres debido al cansancio o la distracción». De hecho, partieron de catalogar que para que un varón pudiera ser considerado impotente secundario, debía fallar por lo menos en un 25 % de las ocasiones en que intentase el coito (Belliveau and Richter, 1970). Es evidente que la valoración de esta consideración hay que enmarcarla en un contexto de hace más de 50 años (su estudio se publicó en 1970), ya que a la luz clínica de hoy en día no tiene consistencia.

La terapia sexual que proponen Masters y Johnson (1970) es llevada a cabo por dos terapeutas (hombre y mujer) al mismo tiempo. La terapia parte de la prohibición del coito (la pareja no puede ni debe intentar la penetración vaginal), pero complementada con la técnica de Focalización sensorial (diseñada por ellos) técnica consistente en que la pareja se dé todo tipo de caricias (en una primera fase sin genitales y en una segunda con genitales) sin pretender buscar aspiración sexual alguna.

Técnica fastidiosa:

Radica en manipular el pene hasta conseguir la erección y después, interrumpir el estímulo para permitir la distracción y pérdida de la erección, retomando de nuevo la manipulación del pene. Esta estrategia se debe mantener durante media hora.

Una semana más tarde, cuando el pene entra en erección tras la estimulación, la mujer debe excitar los genitales sentada en cabalgada sobre el hombre.

Cuando ella se encuentre cómoda en esa postura, debe introducir el pene en su vagina, con lo cual se elimina la natural distracción erótica del varón al intentar buscar el conducto vaginal.

La introducción del pene por parte de la mujer se repite en varias ocasiones hasta que el varón se siente seguro. Si no hubiera erección se sigue con el juego erótico sin prisas. A continuación, ella comienza a moverse lentamente intentando evitar cualquier tipo de demanda sexual.

A partir de ahí, se continuarán en los días siguientes con los ejercicios de los «placeres pelvianos».

Se basa en la repetición del paso anterior, sin pretender la satisfacción de la mujer ni la eyaculación del hombre, hasta que se vaya normalizando la situación.

En 1994, Masters, Johnson y Kolodny publicaron *Heterosexualidad*, manteniendo su filosofía original, solo que la terapia estaba presentada en pasos más pequeños, se daba una mayor relevancia al papel de las fantasías sexuales durante la realización de sus famosas tareas para casa y se utilizaba un lenguaje más simple y entendible. Este lenguaje más directo y lleno era una manera de resarcirse de la contención que debieron tener en sus dos primeros y famosos libros (*Respuesta sexual humana*, 1996 e *Inadaptación sexual humana*, 1970), donde intencionadamente llenaron de términos más técnicos el contenido para no ser tildados de pornográficos. Hay que recordar que M&J por miedo a que sus estudios fueron vistos con desprestigio personal o descalificación profesional, llenaron de terminología médica y lenguaje rebuscado sus dos primeros libros para que el lector no se sintiera en modo alguno excitado (Maier, 2009). Obviamente, eran otros tiempos sociales más pudorosos, represores y prejuiciosos para el sexo en los EE.UU. de los años 60´.

11.1.1.2.2 Modelo terapéutico de Helen Singer Kaplan

Tratamiento de la DE según Kaplan
Para Kaplan (1975):

> el uso integrado de las experiencias eróticas estructuradas, unido a la exploración psicoterapéutica de los conflictos intrapsíquicos de cada miembro de la pareja y a la sutil dinámica de sus interacciones, es lo que constituye el carácter diferencial y el concepto básico de la terapia sexual. Muy probablemente, la clave de su eficacia está en esta amalgama de procedimientos experimentales y dinámicos.

Es decir, la terapia sexual para ella era el uso conjunto integrado de las técnicas conductistas, las prescripciones estructuradas mandadas para casa y la terapia psicodinámica (un formato, como se sabe, más breve de la terapia psicoanalítica).

Para ella, cualesquiera que sean las causas profundas de DE, todas ellas generan angustia que es la que bloquea los mecanismos fisiológicos que producen la erección, debido siempre a que los mecanismos de defensa del individuo no consiguen bloquean la angustia. Para Kaplan, salvo los casos de DE situacionales, en los demás habría que realizar un chequeo médico para descartar organicidad (diabetes, hepáticos . . .).

Su programa de tratamiento para la DE (igual que para el resto de disfunciones sexuales) combinaba las prescripciones para casa con el tratamiento de pareja realizado en la consulta.

Objetivo del tratamiento:

Facilitar al paciente un ambiente que favorezca la inexistencia de ansiedad de rendimiento, causante de la angustia que impide la erección. Por ello, se influye sobre la pareja para que se faciliten los estímulos erógenos y decrezcan los ansiógenos.

Secuencia del tratamiento (Programa de tareas sexuales para realizar en casa):

1. Partiendo de la existencia de la Prohibición coital y compartiendo formato con ella, se propone la técnica de Focalización sensorial creada por M&J, a la que Kaplan (1975) prefiere llamar con el término pleasuring (placereado), consistente en acariciarse sin ningún tipo de exigencia sexual, alternándose sesiones en las que la pareja no puede acariciar los genitales con otras en que sí tienen permiso. Se propone al paciente que potencie el egoísmo sexual (estar pendiente de sus sensaciones placenteras y olvidarse de rendir).

2. Técnica de ganar y perder erección (Kaplan, 1978), consistente en estimular el pene por parte de la mujer hasta conseguir la erección, parar la estimulación hasta perderla y volver a repetirlo. Este ejercicio de ganar y perder erección se repetirá varias veces en cada sesión para eliminar el temor al fracaso eréctil. Normalmente, a partir de conseguir la primera erección el paciente empieza a coger confianza en sí mismo.

3. Realización del coito, primero con la mujer en posición superior haciendo movimientos suaves, no exigentes, para poco después parar y abandonar la penetración sin llegar a eyacular. Finalmente, volver a penetrar para terminar realizando el coito.

4. Se combinan estos ejercicios con maniobras de distracción cognitiva (recurriendo para ello a fantasías sexuales), para evitar que el paciente se obsesione con su funcionamiento y tenga ansiedad de rendimiento.

11.1.1.2.3 Modelo terapéutico de Keith Hawton

El mismo Hawton admitió (1988) que siguió inicialmente las propuestas introducidas por Masters y Johnson hechas en 1970 y desarrolladas por Kaplan en 1974, pero con alguna modificación que el autor consideró conveniente añadir sobre la base de su experiencia clínica. Hawton propone desarrollar la técnica de Focalización sensorial en dos fases, que se diferencian únicamente en que en la primera no se pueden acariciar genitales y en la segunda sí.

El modelo consta de las siguientes etapas:

a. Focalización sensorial I (no genital).
b. Focalización sensorial II (genital).
c. Contención vaginal.
d. Contención vaginal con movimientos.

a. Focalización sensorial no genital, donde un miembro de la pareja cuando le apetezca debe invitar al otro a realizar los ejercicios en casa. Después de la primera sesión de caricias, el patrón de invitaciones es alternante, de manera que la responsabilidad de la invitación recaerá sobre el otro miembro en la sesión siguiente.

b. La focalización sensorial genital sería el segundo paso, donde el autor emplea la técnica del «aumento y la disminución del estímulo».

Técnica del aumento y la disminución del estímulo:

Así la propone Hawton (1988): durante una sesión, una vez que el varón ha tenido una erección intensa se debe aconsejar a la pareja que cese todo contacto físico, permitiendo que la erección disminuya. Entonces, deben reiniciar las caricias, acariciando la mujer con suavidad el pene del hombre, quien deberá recuperar la erección. El procedimiento debe repetirse 2 o 3 veces en cada sesión. Para Hawton este es un sistema útil para disipar el miedo del varón y la ansiedad que experimenta cuando nota que empieza a perder erección y cree que esta no reaparecerá.

c. Técnica de la contención vaginal:

Hawton considera a la fase de la contención vaginal «extremadamente importante». En ella, para evitar cualquier titubeo del varón, es la mujer quien debe tomar el pene del hombre e introducírselo en la vagina. Una vez producida la penetración vaginal, la pareja debe permanecer inmóvil y concentrada en las sensaciones placenteras que experimentan. El hombre puede moverse ligeramente para estimularse si su erección comienza a disminuir y también emplear fantasías sexuales; al mismo tiempo, la mujer debe contraer los músculos de su vagina. La contención debe ser inicialmente breve y pueden darse algunos fallos en esta etapa. No importan. El terapeuta debe explicar que ello es previsible y animar a la pareja a seguir practicando la contención.

d. Contención vaginal con movimiento:

e. En esta etapa la pareja introduce movimientos durante la contención vaginal y progresivamente se avanza hasta llevar a cabo una relación coital natural. Para Hawton suele tratarse en general del final del programa conductual. Se recomienda que sea la chica quien comience los movimientos, intentando encontrar sensaciones placenteras, para después parar y que sea el varón quien retome los movimientos. Hawton recuerda que al principio deben ser movimientos lentos y que solo después de varias sesiones exitosas, la pareja puede introducir movimientos más vigorosos, para finalmente poder llegar a realizar un coito completo.

En el abordaje original, M&J organizaron el programa de tratamiento sobre una base continuada e intensa de visitas diarias: siete días a la semana durante tres semanas. Tal intensidad de sesiones no es compartida por Hawton ni Kaplan. Es obvio decir que tampoco es compartido por la inmensa mayoría de terapeutas, ya que consideramos que la propia dinámica de la terapia sexual necesita un tiempo más largo entre sesión y sesión para una buena eficacia.

11.1.1.3 Programa de tratamiento de la disfunción eréctil de origen y caracterología psicológica

El modelo terapéutico que a continuación se detalla es un modelo que parte del formato diseñado por Keith Hawton (1985) a partir, a su vez, de las proposiciones introducidas por Masters & Johnson (1970) y desarrolladas por Kaplan (1974), complementado con adaptaciones cínicas propias, fruto de la experiencia profesional y de la evidencia clínica.

PROGRAMA DE TRATAMIENTO DE LA DISFUNCIÓN ERÉCTIL DE ORIGEN Y CARACTEROLOGÍA PSICOLÓGICA (desarrollado por semanas)

(para hombres con pareja sexual)

Se aconseja realizar cada ejercicio (tanto los de pareja como los solitarios) por lo menos media docena de veces cada uno (y en días distintos). Ello implica que se tendrá que dedicar 2 semanas aproximadamente para cada paso o ejercicio. Es conveniente intentar hacer los pasos seguidos, con cierta continuidad, sin que transcurran muchos días entre uno y otro.

Prescripciones para realizar el hombre en SOLITARIO	Prescripciones para realizar en PAREJA
1ª QUINCENA	
- Autoacariciarse concentrándose en sensaciones eróticas propias no genitales - Técnica de relajación	- Prohibición del coito - Focalización sensorial I
2ª QUINCENA	
- Auto estimulación hasta conseguir erección, mantenerla y repetirla - Desensibilización sistemática I (no se llega a imaginar la penetración vaginal) - Técnica de relajación	- Se mantiene la prohibición coital - Focalización sensorial II - Técnica de distracción
3ª QUINCENA	
- Técnica de ganar y perder erección en solitario - Desensibilización sistemática II (al final del ejercicio el paciente visualiza la penetración vaginal).	- Se mantiene la prohibición coital - Técnica de ganar y perder erección en pareja - Técnica de autoestimulación delante de la pareja - Técnica de rozamiento genital con la pareja

4ªQUINCENA	
- - Conseguir erección con fantasías - -Conseguir erección simulando la vagina con las manos húmedas - -Profundizar en lo aprendido	- Ya no se mantiene la prohibición del coito - Penetración sin movimientos intravaginales - Técnica de contención vaginal (Hawton) - Técnica del cartero - Coito libre

El tratamiento sexológico (solo con terapia sexual) de la DE se aplica fundamentalmente:

1. Como tratamiento de primera opción de la DE de causalidad psicológica. De hecho, es donde su utilización es más frecuente. Pero también se puede utilizar la terapia sexual:

2. Como complemento y mejora del tratamiento de la DE con fármacos.

3. Como alternativa en el tratamiento de la DE con fármacos, cuando estos no han funcionado.

4. Como tratamiento de optimización de la respuesta sexual en aquellas enfermedades crónicas que imposibilitan la erección.

EL BUEN PRONÓSTICO EN EL TRATAMIENTO DE LA DISFUNCIÓN ERÉCTIL MEDIANTE LA TERAPIA SEXUAL, CURSA CON LOS SIGUIENTES MARCADORES (Seco, 2009):

El buen apoyo de la pareja del paciente durante el tratamiento.

Una buena relación de pareja o, al menos, carente de conflictos.

El papel de la disfunción eréctil en la relación de pareja.

Una buena comunicación erótica entre los miembros de la pareja.

Pérdida del miedo a tomar la iniciativa erótica.

La buena empatía o química entre terapeuta y paciente.

Responsabilidad por parte del paciente en la realización del programa.

Un cambio en la autoestima del paciente.

La buena motivación para la terapia.

Un cambio de actitud en la forma de concebir o vivir los encuentros eróticos por parte del hombre.

Creer en el tratamiento.

Comprender el tratamiento.

Actitud psicológica que debe tener el varón antes de empezar la terapia:

a. Hablar con la pareja del problema de erección.

b. Expresar a la chica cómo se siente y vivencia el problema.

c. Buscar el apoyo de ella para la realización del tratamiento. Hacerla sentirse importante para la solución del problema.

d. Tener una actitud optimista ante la terapia y una buena predisposición para la realización de las prescripciones clínicas.

e. Crear o favorece un ambiente agradable, cálido y tranquilo para realizar las prescripciones clínicas.

Importancia del apoyo de la pareja sexual del varón en el tratamiento de la DE

La incorporación de la mujer a la terapia sexual, en este caso, al tratamiento de la DE, es fundamental. Los problemas sexuales nacen en pareja y se resuelven en pareja. Desde tal perspectiva, la mujer puede aportar no solo el apoyo afectivo, sino el acompañamiento en la realización de las prescripciones clínicas. El beneficio terapéutico que supone la incorporación de la mujer a las sesiones de tratamiento, se hace evidente en los trabajos de Palla, Levine, Althof y Risen (2000), donde a pesar de la mejora de las erecciones se evidenció una insatisfacción sexual en el varón por la falta de colaboración de la pareja.

Preparación previa al tratamiento

Cuando los pacientes llegan a la consulta, además de llevar la ansiedad propia que les genera el problema de erección, arriban con un desconocimiento evidente del tratamiento, sobre todo cuando piensan o consideran que «lo suyo» es psicológico. Por ello, es aconsejable aportarles una buena explicación de las bases fundamentales del programa de tratamientos (causas, técnicas, recursos existentes), así como unas nociones básicas del funcionamiento de la erección. Muchos de los problemas sexuales presentan entre las posibles causas el factor educativo sexual. La DE no es ajena a tal consideración. Por ello, conviene siempre dedicar una sesión o varios momentos de las sesiones a aportar a los pacientes conceptos básicos de educación sexual, trabajando especialmente la actitud sexual ante el problema. Otra cuestión importante en el avance positivo del tratamiento es el nivel de comunicación de la pareja, que suele ser deficitario. Lo frecuente es que tengan lagunas sexuales entre ellos, desconociendo parte de sus gustos, deseos, apetencias y fantasías sexuales. Por ello, habrá que aportarles también recursos en habilidades de comunicación para mejorar el entendimiento erótico.

Sobre la base de estas cuestiones referidas y como preparación para el tratamiento desarrollaremos los apartados siguientes:

a. Comprobación del nivel de demanda del paciente y pareja ante el problema y expectativas esperadas con el tratamiento.

   Conviene situar la expectativa que tiene el paciente para la resolución del problema y lo que espera conseguir del tratamiento, dado que puede no ajustarse a la realidad clínica posible.

b. Educación sexual

   Se ofrecerán unas explicaciones básicas sobre fisiología de la erección, la respuesta y conocimientos sexuales generales básicos. Todo ello ajustado al nivel de conocimiento que el paciente y su pareja tengan.

c. Explicación adelantada

   Se le avanzará al paciente y a la pareja (si dispone de ella, claro) una explicación breve de las técnicas y recursos que se van a utilizar en el tratamiento para que se vaya familiarizando con las mismas. Posteriormente y según vayan desarrollándose las sesiones, se entrará en precisar más detalles, como es el caso de la autoestimulación, utilizada como prescripción clínica en el tratamiento. Por ello y dados los prejuicios y visión que sobre ella se pueda tener, es aconsejable matizarle al paciente que no se trata de una masturbación al uso, sino que tiene el objetivo de favorecer la vascularización y tonificación de la musculatura genital y el enfoque propio de un aprendizaje técnico.

d. Trabajo con la actitud sexual del paciente y pareja

   En la vivencia sexual de un problema influye el enfoque actitudinal de la persona, su forma de entender la sexualidad, así como los valores que subyacen en la vivencia erótica. En muchas ocasiones, ante un mismo problema erótico, la diferente actitud que se tenga va a condicionar la evolución del caso. Por ello, es relevante trabajar con el varón y la pareja la actitud sexual. Cambiar el concepto de masculinidad, aflojar la autoexigencia sexual, descifrar la culpa del varón o que este comprenda lo que realmente desea la pareja sexual, son contingencias actitudinales que pueden cambiar notoriamente el enfoque del problema de DE, Combinar un cambio positivo de actitud del paciente con los recursos técnicos de eficacia ya contrastada en el tratamiento de la DE, es la mejor garantía para un tratamiento eficiente.

e. Mejorar la comunicación sexual

Para que la terapia sea eficaz es fundamental que entre la pareja haya un buen nivel de comunicación general y sexual en particular. Por ello se les propondrá que hablen de sexualidad entre ellos, dedicando en su casa un tiempo para hablar de su vivencia sexual, de cómo se encuentran, qué les gustaría alcanzar y que estarían dispuestos a cambiar. Obviamente y dado que comunicarse bien es un arte, se les darán recursos en Habilidades de comunicación y Asertividad, ensayando previamente en la consulta, para que luego lo desarrollen en su hogar.

La terapia sexual para el tratamiento de la DE de origen psicológico se desarrolla en 2 frentes o niveles.

1. Las prescripciones o ejercicios por realizar juntos los dos miembros de la pareja.
2. Las prescripciones o ejercicios a realizar el varón solamente.

Empezaremos por aquellas prescripciones o ejercicios que tienen que realizar juntos los dos miembros de la pareja:

Las prescripciones o ejercicios por realizar en pareja son 8 pasos que van incluidos en 4 fases:

1. Fase sensual (contiene el 1º paso o ejercicio).
2. Fase genital (contiene el 2º paso o ejercicio).
3. Fase orgásmica no coital (contiene los pasos o ejercicios 3º,4º y 5º).

4. Fase coital (contiene los pasos o ejercicios 6o,7o y 8o).
    Así es su desarrollo:

11.1.1.3.1 Programa de tratamiento de la DE psicológica para hombres con pareja sexual. Desarrollo

El programa de tratamiento de la de para hombres con pareja sexual se desarrolla, como se ha referido, en 2 niveles:

1. Las prescripciones o ejercicios por realizar juntos los dos miembros de la pareja.
2. Las prescripciones o ejercicios por realizar por el varón solamente.

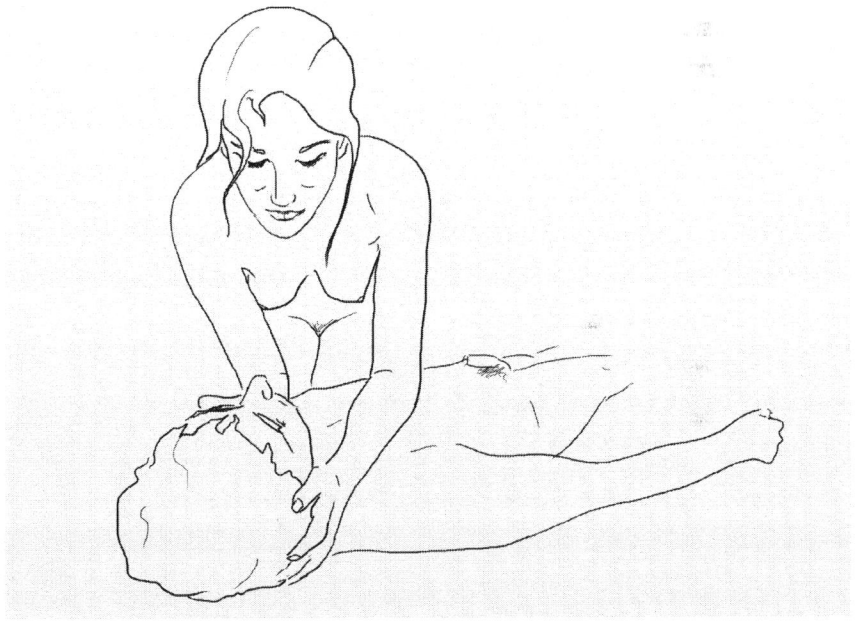

La Focalización Sensorial es un juego de caricias sin un objetivo sexual previo. Una forma de estar en intimidad corporal sin buscar la excitación sexual previamente, ni pretender que sea un preámbulo coital, ya que el juego va acompañado de la prohibición coital.

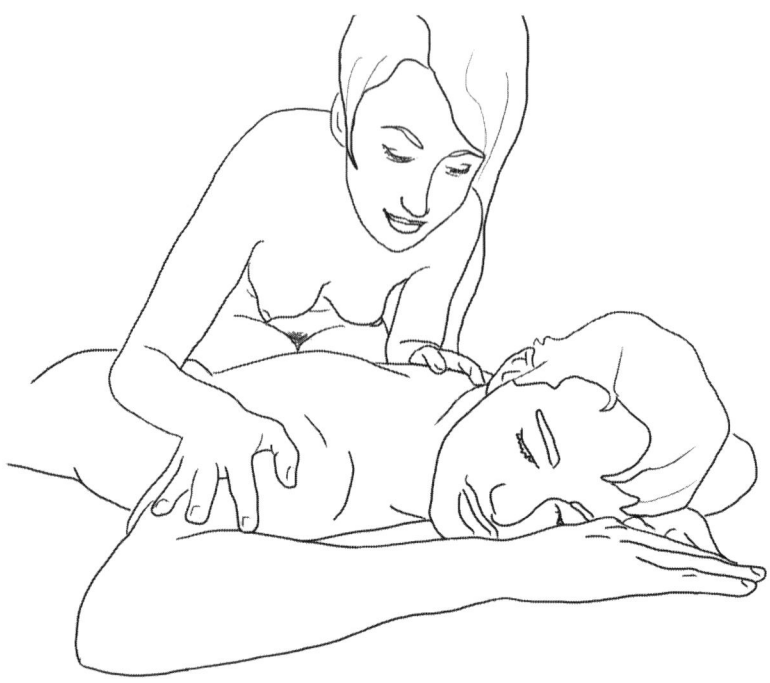

Una mujer acaricia la espalda a su pareja. La Focalización Sensorial consiste en estar en intimidad sexual sin tener objetivos de rendimiento sexual.

FOCALIZACIÓN SENSORIAL

La Focalización Sensorial es un juego de caricias sin un objetivo sexual previo. Una forma de estar en intimidad corporal sin buscar la excitación sexual previamente ni pretender que sea un preámbulo coital (el juego va acompañado de la prohibición coital).

La técnica tiene dos partes (Focalización sensorial I y Focalización Sensorial II). En las dos está prohibida la penetración. La única diferencia entre ellas estriba en que en la I está prohibido también acariciar genitales y pechos, mientras que en la II sí se pueden acariciar genitales y pechos.

LUGAR Y PREPARACIÓN DEL ENCUENTRO

La ansiedad es clave en el problema de la disfunción eréctil. Para intentar paliarla, uno de los recursos domésticos fáciles consiste en preparar y elegir adecuadamente el lugar de los encuentros sexuales donde se va a realizar la Focalización Sensorial. Sea dormitorio, salón u otra habitación, la clave es que sea un lugar cómodo, confortable y silencioso. La pareja puede contribuir a hacerlo más atractivo añadiendo velas, música agradable u otras elementos que puedan contribuir a favorecer un encuentro más distendido y receptivo para disfrutar con la caricia por la caricia, sin que esté asociada a la penetración intravaginal.

FRECUENCIA DE LOS EJERCICIOS

La experiencia profesional aconseja (Seco, 2009) que los ejercicios a realizar en pareja deberían tener como mínimo una frecuencia de realización de 3 veces cada uno de ellos como mínimo. Es lo aconsejable para que pueda obtenerse un mejor beneficio terapéutico de los mismos. Aun así, sería conveniente clínicamente hablando (y así conviene transmitirlo a los miembros de la pareja) que incrementasen la frecuencia de realización de los mismos.

En cuanto a las prescripciones a realizar en solitario por el varón, conviene que sean 5 o 6.

De todas formas, la realidad de las exigentes presiones de la dinámica de la vida actual (laborales, familiares, ocupacionales . . .) y la supuesta falta de tiempo argumentada por la mayoría de los consultantes, suelen imponerse y promover que las prescripciones a realizar en pareja (sobre todo) ofrezcan siempre una menor frecuencia estadística de la deseada por protocolo.

PROGRAMA DE TRATAMIENTO

El programa de tratamiento de la DE de carácter psicológico mediante la terapia sexual va encaminado fundamentalmente a conseguir que el paciente revierta su problema eréctil y vuelva a creer en sus posibilidades, recurriendo a una serie de pasos o ejercicios clínicos que le permitan ir recuperando progresivamente su erección.

PROGRAMA DE TRATAMIENTO DE LA DE PSICÓLOGICA PARA HOMBRES CON PAREJA (desarrollado por pasos y técnicas)

(Ejercicios a realizar juntos los dos miembros de la pareja)

1ª Fase: SENSUAL:
PASO 1º: TÉCNICA DE FOCALIZACIÓN SENSORIAL I
(En pareja) (con prohibición del coito)

2ª Fase: GENITAL:
(En pareja) PASO 2º:TÉCNICA FOCALIZACIÓN SENSORIAL II
(con prohibición del coito)

3ª Fase: ORGÁSMICA NO COITAL: (En pareja) PASO 3º: TÉCNICA DE GANAR Y PERDER ERECCIÓN PASO 4º:TÉCNICA DE AUTOESTIMULACIÓN DELANTE DE LA PAREJA PASO 5º:TÉCNICA DE ROZAMIENTO GENITAL
4º Fase: COITAL: (En pareja) PASO 6º: TÉCNICA DE PENETRACIÓN SIN MOVIMIENTOS INTRAVAGINALES PASO 7º: TÉCNICA DEL CARTERO (PENETRACIÓN CONTROLADA) PASO 8º: COITO LIBRE (PENETRACIÓN LIBRE)

PASOS O EJERCICIOS POR REALIZAR EN PAREJA

PASO O EJERCICIO 1º: Juego de Focalización Sensorial I con Prohibición de realizar la penetración. Tampoco se pueden acariciar los genitales de ninguno de los dos ni los pechos de ella.

Lugar: Se debe elegir un lugar cómodo y adecuado que permita que los dos miembros de la pareja estén tranquilos, sin que puedan ser interrumpidos. Van a realizar un juego, que como tal debe ser entendido.

Actitud: Deberán tener el compromiso de no realizar la penetración coital, es decir, estará prohibida. Además, actitud de relajación, dispuestos a jugar y divertirse acariciándose mutuamente.

Frecuencia: 3 veces por lo menos.

Tiempo de duración: de 45 minutos a 1 hora.

Objetivo: Que la pareja sea capaz de tener un encuentro erótico sin estar pendiente de la penetración, el orgasmo y la erección. Es decir, superar a través del juego la dinámica de ansiedad que ha producido el problema de DE. La penetración genera el mayor porcentaje de ansiedad eyaculatoria. Por ello está prohibida. En este juego también se prohíbe acariciar los genitales y los pechos de ella porque lo que se pretende es que el varón se mentalice de ser capaz de acariciar y ser acariciado sin ansiedad de ejecución o rendimiento sexual.

Desarrollo: del juego de Focalización Sensorial I.

Los dos deberán estar en ropa interior y en posición extendida en el suelo. La única norma que recordar de este juego: está prohibido penetrar y acariciar pechos y genitales. Así se puede plantear:

Uno de los dos, el que quiera, empezará acariciando al otro por todo el cuerpo, desde el cabello hasta los dedos de los pies, sin dejarse ninguna parte, cara, cuello, pecho ... con la palma de la mano, el interior de los dedos, con los nudillos, los brazos, la propia cara, con diversas presiones y ritmos, pero con ternura y dedicación. El acariciado puede sugerir cómo y dónde acariciar. Se podrán utilizar objetos pequeños o cosas (pañuelos, plumas, papelitos ...) para acariciar con ellos las diversas partes del cuerpo, preguntando al receptor que intente identificarlas sin que le sea permitido verlas. Como estaréis tumbados sobre el suelo empezaréis acariciando primero una parte, la frontal, por ejemplo, y luego por el reverso. Quien reciba las caricias deberá estar especialmente distendido, abandonado al placer de recibirlas, a sus sensaciones, sintiéndose egoístamente sano, entendido esto como un derecho al propio placer. Una vez realizado esto, el miembro de la pareja que haya sido acariciado pasa a ser el acariciador, haciendo exactamente lo mismo que ha realizado su compañero anteriormente; es decir, se intercambiarán los roles a lo largo del juego: dar-recibir, ser activo-ser pasivo.

Finalmente, una vez realizado este intercambio os abrazaréis durante un breve espacio de tiempo dando por acabado el juego. Posteriormente, si os apetece podréis hablar entre vosotros sobre lo que os ha parecido el juego, su vivencia, novedades, aportaciones más agradables, emociones que os ha generado.

Y no olvidéis que no es un juego de preámbulo erótico, sino un juego de compartir sensaciones. Es, en conjunto, una base pedagógica sobre la que se irán añadiendo los siguientes pasos del tratamiento.

¿Por qué la prohibición de la penetración vaginal?

La prohibición de la penetración, como ya se ha adelantado, es una estrategia, la primera y una de las más importantes. Va a acompañar durante buena parte de la terapia a las otras estrategias. Es decir, sobre la base de la prohibición de la cópula y compartiendo estrategia con ella, se irán añadiendo los diversos juegos tácticos que convivirán en armoniosa complicidad durante buena parte del recorrido terapéutico.

Es una estrategia que desprovee a los pacientes de la obligación de «cumplir» con la penetración, siendo el principio del camino que les va a ayudar a disminuir la ansiedad ejecutoria del encuentro erótico.

> No pensar en la erección y olvidarse de la penetración
> El objetivo de la Focalización Sensorial es olvidarse de la erección. Por ello, es muy importante que ambos miembros, especialmente el chico, no estén pendientes de la misma. Y nunca se debe realizar la técnica teniendo en mente la idea o posibilidad de intentar la penetración.

Cuando se haya realizado con éxito el paso anterior, pasaremos a realizar el siguiente. Se puede saber que el varón ha realizado exitosamente el paso anterior cuando:

- El chico ha sido capaz de jugar sin estar pendiente de su erección (este es el avance fundamental).
- Ha estado relajado.
- Ha comprobado que se puede estar en contacto físico con la persona querida estar tenso.
- La pareja ha disfrutado de un encuentro diferente, distinto a cómo venían haciendo.
- Se han dado cuenta (el chico, sobre todo) de que en el juego sexual, la penetración no lo es todo.

PASO O EJERCICIO 2º: Juego de Focalización Sensorial II con Prohibición de realizar la penetración. En este juego ya se pueden acariciar los genitales.

Lugar: Igual que en el anterior y en todos los demás pasos: se debe elegir un lugar cómodo y adecuado que permita estar tranquilos, sin que puedan ser interrumpidos.

Actitud: A pesar de poder acariciar los genitales la pareja debe seguir con actitud de juego y divertimento, asumiendo las caricias de los genitales como una parte más del cuerpo, sin obsesionarnos con ellos. Y sin olvidar que sigue prohibida la penetración vaginal.

Frecuencia: 3 veces por lo menos.

Tiempo de duración de cada juego: de 45 minutos a 1 hora.

Objetivo: Aunque en este juego se permite acariciar genitales, la pareja debe seguir con el objetivo inicial de ser capaz de tener un encuentro erótico sin estar pendiente de la penetración, el orgasmo y la erección. Es decir, superar a través del juego la dinámica de ansiedad que ha producido el problema de DE.

Desarrollo del juego de Focalización Sensorial II:

(Caricias con genitales pero sigue la prohibición coital)

Este juego tiene la misma filosofía de ejecución y desarrollo que el anterior, pero con la posibilidad de que se pueden acariciar los genitales del otro miembro de la pareja. A pesar de esta posibilidad, la de incluir genitales en el mapa erótico a acariciar, no es un juego para aumentar la excitación sino para ser capaz de seguir jugando como en el primero. El varón debe fijarse en sus sensaciones sexuales, también en la excitación sexual pero saboreándola sin pretender buscar el orgasmo.

Es importante que el hombre se concentre en los puntos o lugares en los que va recibiendo las caricias. Cuando sea acariciado por su chica en los genitales o el pene, debe concentrarse en las sensaciones que experimente, pero sin estar tenso ni buscar la excitación sexual. Al revés, conviene que no se dé importancia a tales caricias y se actúe con naturalidad.

Por lo demás, la pareja debe tener la misma mentalidad que en el paso anterior y no olvidar que sigue prohibida la penetración vaginal.

Se le debe recordar al varón que durante el desarrollo de este juego puede recurrir también a la técnica de distracción cognitiva, en el sentido propuesto por Barlow y Beck (1986), basado en imaginar estímulos eróticos (abstraerse trayendo a su mente fantasías eróticas que el mismo elija o prefiera) que sirvan para contrarrestar los pensamientos de tipo negativo que pueden venirle a la mente al paciente en ese momento del tipo de: «no puedo tener erección», «soy incapaz de conseguirlo», «qué torpe soy», etc. La finalidad de esta técnica, por tanto, es generar un tipo de «distracción cognitiva» que el desarrollo de este juego posibilita y que son prestaciones tales como:

- Conseguir avanzar un paso más en la eliminación de la ansiedad de rendimiento coital al promover.
- Facilitar el reconocimiento e identificación de la excitación sexual desde una óptica que sea más relajada y menos sometida al rendimiento erótico (no olvidar, por cierto, que sigue prohibida la cópula).
- Cómo preparación a otras técnicas o estrategias, como son la Técnica de Ganar y Perder erección o la Técnica del Cartero que la pareja realizará posteriormente en otros pasos del tratamiento.
- No es infrecuente que el chico o su pareja sexual durante el ejercicio tenga ganas de llegar al orgasmo. No está contraindicado que lo tenga. Simplemente, se propone y sugiere que no se busque. Precisamente eso es lo que pretende conseguir este paso, que la pareja sea capaz de estar realizando caricias sensuales sin ansiedad ni pensar en alcanzar el orgasmo.

Cuando la pareja ha sido capaz de realizar con solvencia el paso anterior, pasaremos al siguiente. Realizarlo con éxito quiere decir que:

- El chico ha sido capaz de jugar sin estar pendiente de su erección (este es el avance fundamental).
- Ha estado relajado.
- Ha comprobado que se puede estar en contacto físico con la persona querida sin en estar tenso.
- La pareja ha disfrutado de un encuentro diferente, distinto a cómo venían haciendo.
- Se han dado cuenta (el chico, sobre todo) de que en el juego sexual, la penetración no lo es todo.

- La meta de este juego no es tener erección, sino que a pesar de que aparezca o se tenga, no suponga agobio ni presión por actuar.
- La pareja a pesar de haber podido acariciase los genitales no ha sido víctima de la ansiedad, han estado relajados sin sentirse presionados por actuar.

PASO O EJERCICIO 3º: TÉCNICA DE GANAR Y PERDER ERECCIÓN

(Sigue prohibida la penetración vaginal)

Lugar: Igual que en el anterior y en todos los demás pasos.

Actitud: La pareja debe seguir con el compromiso de no realizar la penetración coital, que sigue prohibida y actitud de juego y distensión.

Frecuencia: 3 veces por lo menos.

Tiempo de duración de cada juego: de 45 minutos a 1 hora.

Objetivo: Seguir en la misma línea de avance progresivo de eliminar la ansiedad a través del juego de caricias, pero añadiendo en este paso la capacidad de conseguir una erección y perderle bajo la voluntad propia. Sigue prohibida la penetración coital.

Desarrollo: Este paso 3º se iniciará con un Juego de Focalización Sensorial II, pero de duración más corta (con unos 15 minutos vale), al que añadiremos de manera seguida y a modo de continuación la aplicación de la Técnica de Ganar y Perder erección. Esta técnica tiene como objetivo básico y fundamental ayudar al varón a coger confianza en su erección sobre la base de demostrarse a sí mismo que conseguir la erección es «algo» relativamente fácil y asequible. La técnica en sí es sencilla: se trata de autoestimularse el pene hasta conseguir una erección, mantenerla varios minutos (4´o 5´) y dejarla perder (otros 4´o 5´). A continuación, volver a repetir este mismo ejercicio de ganar y perder erección otras dos veces seguidas.

El chico no debe obsesionarse con conseguir la erección. Si no fuera capaz, se relajará, desistirá, esperará un tiempo y volverá a intentarlo en otra ocasión.

El ejercicio no tiene como meta obtener el orgasmo, por lo tanto, no se debe buscar eyacular. Se trata de un ejercicio clínico, no placentero. Pero si haciendo el ejercicio el paciente se excitara, puede eyacular. No hay problema por ello, pero es importante que el paciente entienda que se trata de un ejercicio clínico, no placentero, cuyo objetivo es ayudar al varón a obtener más seguridad en su erección y a constatar que la erección (sino existe un problema orgánico) se puede conseguir «a demanda» siempre y cuando esté relajado y no tenga o sienta ansiedad ni presión de rendimiento sexual.

Para conseguir la erección el paciente puede recurrir si lo considera conveniente o necesario a fantasías eróticas propias, imágenes, vídeos, etc.

Es conveniente recordar al paciente que realice con regularidad este ejercicio, ya que contribuye a vascularizar su pene y mantener la motivación sexual necesaria para solucionar su problema de erección.

TÉCNICA DE PERDER Y GANAR LA ERECCIÓN

El mecanismo que regula la erección del pene es un mecanismo relativamente frágil. A la mayoría de los hombres les cuesta admitir tal fragilidad cuando falla su erección, ya que vivencian de manera omnímoda el poder de su miembro. La realidad clínica demuestra que perder la erección en un momento dado es un hecho relativamente frecuente y sobre todo relativamente fácil, siendo más difícil volver a recuperarla tras la pérdida dado el miedo que le embarga a la mayoría de los hombres como consecuencia de tal sorpresa.

La técnica o ejercicio de perder y volver a ganar erección tiene como objetivo terapéutico que el varón y su pareja se familiaricen con la posible adversidad de perder la erección. Pero también para que vean claramente (sobre todo el varón) que tal pérdida no es un proceso irreversible (salvo en causas orgánicas severas), sino un hecho recuperable que admite la capacidad interiorizada progresivamente de creer en sí mismo. La erección, igual que se pierde se vuelve aganar. Al mismo tiempo, con este ejercicio la pareja comparte la complicidad de la recuperación.

PASO 4º: TÉCNICA DE AUTOESTIMULACIÓN DELANTE DE LA PAREJA

(Sigue prohibida la penetración vaginal)

Lugar: Igual que en el anterior y en todos los demás pasos.

Actitud: Se debe continuar con la actitud mostrada en los anteriores pasos de juego, diversión y relajación en la realización de los ejercicios. La penetración sigue estando prohibida. Actuar con confianza el uno con el otro.

Frecuencia: 3 veces por lo menos.

Tiempo de duración de cada juego: de 45 minutos a 1 hora.

Objetivo: En este caso, se trata de que el chico se autoestimule estando con la chica para ir reafirmando progresivamente su erección y la convicción cada vez mayor en sus posibilidades. El hecho de compartir con ella la excitación sexual le va a permitir afianzarte emocionalmente ante ella y seguir contrarrestando su miedo al fracaso. El apoyo de la pareja y la complicidad que le va a mostrar contribuyen positivamente al éxito en el logro eréctil.

Desarrollo: Este paso 4º se comenzará con un Juego de Focalización Sensorial II pero de duración más corta (con unos 15 minutos vale), al que se añadirá de manera seguida y a modo de continuación la aplicación de la Técnica de Autoestimulación delante de la pareja. Se trata de que el varón autoestimule su pene delante de su chica. Sea conseja empezar haciéndolo con la chica detrás del chico, a la espalda de él, para que este no se sienta observado y pueda actuar lo más desinhibido posible. En alguna de las 6 sesiones previstas la chica puede colaborar ayudando al chico en la masturbación o masturbándole ella misma directamente.

Por ello, otro recurso muy utilizado en terapia sexual y de eficacia demostrada es el recurrir a fantasías sexuales. En este sentido, para conseguir la erección el paciente puede recurrir a pensamientos y fantasías eróticas que le puedan aportar un plus de excitación sexual que promueva la erección.

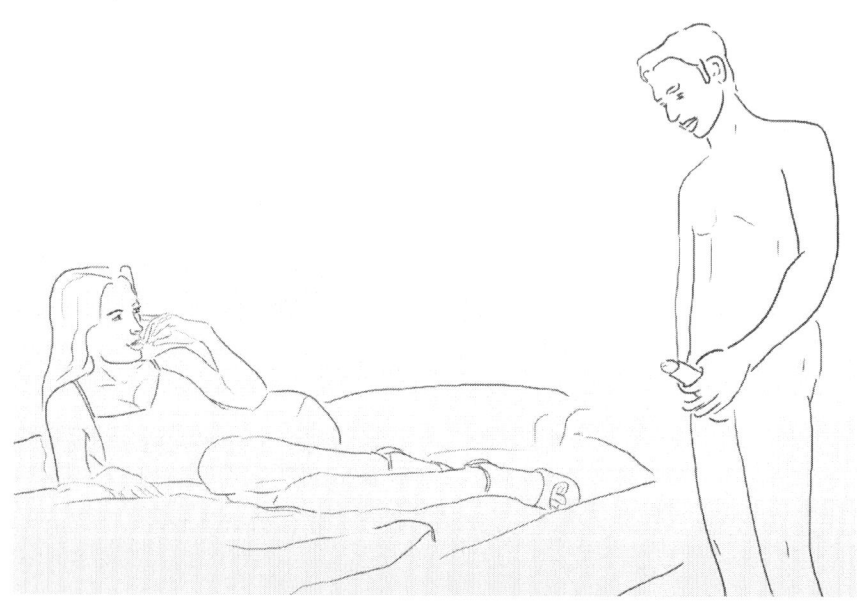

Técnica de autoestimulación delante de la pareja.

Se trata de que el chico se autoestimule delante de la chica para ir reafirmando progresivamente su erección y la convicción cada vez mayor en sus posibilidades. El hecho de compartir con ella la excitación sexual le va a permitir afianzarte emocionalmente ante ella y seguir contrarrestando su miedo al fracaso.

PASO 5º: TÉCNICA DE ROZAMIENTO GENITAL

(Sigue prohibida la penetración vaginal)

Lugar: Igual que en el anterior y en todos los demás pasos.

Actitud: la pareja debe seguir con el compromiso de no realizar la penetración coital, es decir, estará prohibida. Además, mantener actitud relajada con disposición de juego jugar para superar el problema en un ambiente distendido.

Frecuencia: 3 veces por lo menos.

Tiempo de duración: de 45 minutos a 1 hora.

Objetivo: Que el varón siga afianzando su convicción en su capacidad de obtener una erección. En este caso, recurriendo y apoyándose en el roce con los genitales de su chica. Es un paso más en la lucha del chico por afianzar su autoconfianza. El hecho de rozar con su pene los genitales de ella, le permite al varón ir comprobando que cada vez se siente más capaz de conseguir la penetración. La cadena progresiva de avance hacia el final va apuntalando el éxito, otorgando al chico un mayor incremento de confianza en alcanzar el éxito final. Aun así, la pareja no debe olvidar que todavía sigue prohibido y desaconsejado intentar la penetración.

PASO 6º: TÉCNICA DE PENETRACIÓN SIN MOVIMIENTOS INTRAVAGINALES

(En este paso se acaba la prohibición de no poder realizar la penetración vaginal)

Lugar: Igual que en el anterior y en todos los demás pasos.

Actitud: En este paso desaparece la prohibición coital. Ya está permitido realizar la penetración, pero va a ser todavía una penetración «clínica», enmarcada dentro de un ejercicio de autorrefuerzo.

Frecuencia: 3 veces por lo menos.

Tiempo de duración: de 45 minutos a 1 hora.

Objetivo: Se trata de que el paciente se habitúe a perder la erección y ser capaz de volver a conseguirla. Es decir, a que entienda y haga consciente en su mente la idea de que puede recuperar la erección por sí mismo, aunque la perdiese previamente.

Dado que a estas alturas se supone que ha conseguido y consigue tener erección delante de la chica, se permite ya la realización de la penetración. Pero por ahora solo se va a permitir una penetración sin movimientos intravaginales que permita una cierta habituación a la misma, pero sin la obligación del rendimiento sexual.

Desarrollo:

El varón comienza el ejercicio con la autoestimulación delante de la chica. Una vez que ha conseguido la erección, debe tumbarse bocarriba sobre la cama. La chica se coloca de rodillas sentada sobre él, con las piernas abiertas, una a cada costado suyo (postura de encabalgamiento, también llamada a horcajadas) y ella se introduce el pene. Una vez el pene dentro de la vagina, la pareja permanece quieta, inmóvil, sin realizar movimiento intravaginal alguno. El hombre intentará mantener la erección un breve tiempo. Sino lo consiguiese, puede moverse ligeramente para estimularse y recuperar la erección. También puede recurrir a fantasías sexuales. Asimismo, la mujer debe contraer los músculos de su vagina para facilitar la recuperación de la erección de su pareja. Si el varón no consiguiese a pesar de todo mantener la erección, deberá retirar el pene de la vagina, volver a autoestimularse y una vez conseguida la erección, introducir de nuevo el pene e intentar mantener la erección de nuevo un corto tiempo. En suma, con este ejercicio se pretende que el varón asuma una posible pérdida de erección dentro de la vagina, pero también aprender a comprender que es capaz de recuperarla con la autoestimulación (creer en su propio recurso eréctil) y volver a introducir el pene. También está diseñado este ejercicio para «mentalizar» al hombre de que tener una erección dentro de la vagina no le obliga a tener que realizar movimientos coitales ni tener que rendir.

Cómo terminar el ejercicio:

Dado que este paso o ejercicio genera una tensión erótica, se puede terminar el mismo buscando el orgasmo mutuo, pero (esto es importante) nunca haciéndolo vía coital, sino recurriendo a la masturbación.

PASO 7º: TÉCNICA DEL CARTERO (PENETRACIÓN CONTROLADA)

Se sigue avanzando paso a paso en la superación del problema. La técnica del cartero es conocida por tal nombre como referencia a la película de título *El cartero siempre llama dos veces*, cuya escena cumbre es un homenaje al erotismo en el cine. Sobre una mesa grande de cocina, los dos protagonistas tienen un encuentro erótico apasionado en ausencia del marido de ella. Platos volando, harina desperdigada y una posición coital que recuerda a la que se prescribe en este paso o ejercicio.

Lugar: Igual que en el anterior y en todos los demás pasos.

Actitud: Seguir con la misma actitud positiva. Es la parte final del tratamiento.

Frecuencia: 3 veces por lo menos.

Tiempo de duración: de 45 minutos a 1 hora.

Objetivo: Enseñar al varón a perderé la erección sin miedo a no recuperarla. Es decir se trata de apuntalar el progreso anterior extendiendo el ejercicio anterior a otra postura y tomando el chico más la iniciativa. Se procurará conseguir erección, penetrar e inmediatamente seguido retirar el pene, para volver a repetir el mismo proceso otra vez: conseguir erección, penetrar unos segundos y retirar el pene.

Desarrollo: El varón debe autoestimularse en presencia de la chica, que estará colocada en posición sentada (decúbito supino) sobre una cama o una mesa. Se acercará a ella y frotará su pene con sus genitales hasta alcanzar la erección. Una vez conseguida, introduce el pene en su vagina pero lo retira seguido para seguir autoestimulándose. Luego, volverá a repetir la misma breve penetración.

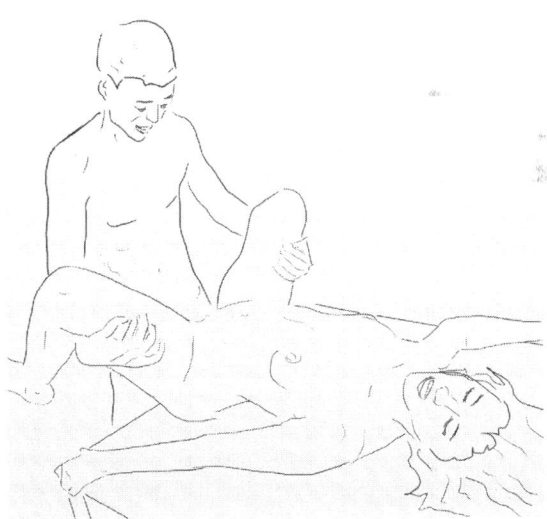

Técnica del cartero.

El chico debe autoestimularse en presencia de su chica, que estará colocada en posición sentada (decúbito supino) sobre una cama o una mesa. Se debe acercar a ella y frotar su pene con sus genitales hasta alcanzar la erección. Una vez conseguida introducirá el pene en su vagina, pero lo retirará seguido para seguir autoestimulándose y volver a repetir la misma breve penetración.

PASO 8º: ALTERNAR LO APRENDIDO CON ENCUENTROS LIBRES

Lugar: Igual que en el anterior y en todos los demás pasos: la pareja debe elegir un lugar cómodo y adecuado que les permita estar tranquilos, sin que puedan ser interrumpidos.

Actitud: A estas alturas se supone que han superado el problema prácticamente. Ahora se trata de mantener una actitud de refuerzo de lo aprendido, extendiendo tal conocimiento a los encuentros coitales libres, sin dejar de seguir manteniendo también algún encuentro «clínico» de control de la erección.

Frecuencia: 3 veces por lo menos.

Tiempo de duración: de 45 minutos a 1 hora.

Objetivo: Aplicar lo aprendido hasta ahora a otros encuentros libres, pero alternando encuentros «clínicos» con otros totalmente libres.

Desarrollo: Hasta ahora se han realizado una serie de ejercicios o pasos que eran prescripciones prescritas, de carácter clínico. Ahora se trata de que el paciente aplique en su actividad sexual normal lo aprendido. Pero, se puede encontrar con un problema: que después de estar varias semanas siguiendo un programa de autoayuda para solucionar la DE, se sienta ahora inseguro al actuar con libertad en sus futuros encuentros sexuales.

Por ello, la mejor manera de enfrentarse progresiva y acertadamente a su «libertad sexual» va a ser mezclar en su dinámica erótica normal la alternancia de encuentros de corte terapéutico (los realizados en el programa) con otros llamémoslos «libres» (los dos miembros de la pareja disponen a su libre albedrío de la forma y manera de tener el encuentro).

Durante un periodo de 4 a 6 meses conviene alternar encuentros terapéuticos con libres. Una buena mezcla puede ser: de cada tres encuentros sexuales que tenga la pareja, realizar uno de tipo terapéutico, es decir, del tipo del cartero o del tipo de penetración sin movimiento. Todo ello hasta que pasado un tiempo y viendo el propio paciente que ya se encuentra plenamente seguro, pase a realizar todos sus encuentros sexuales sin cortapisas clínicas.

ALTERNAR ENCUENTROS TERAPÉUTICOS CON LIBRES

Una vez terminado el tratamiento y aunque el problema de DE esté superado, se aconseja que durante un periodo de 4 a 6 meses la pareja siga autoaplicándose lo aprendido. Por ello, una buena terapéutica consiste en alternar encuentros sexuales libres (la pareja hace como y lo que quiere) con otros de corte clínico o terapéutico. Es la mejor forma de evitar recaídas. Es recomendable hacerlo así hasta que se haya consolidado de forma permanente lo aprendido.

---

2. Prescripciones a realizar el varón solamente

Como se mencionó al principio del programa del tratamiento de la DE de origen psicológico, la terapia sexual se aplica en 2 frentes. Uno es en pareja (ya explicado y desarrollado) y el otro frente es el individual.

Es decir, para poder superar la DE, el varón, además de realizar los ejercicios en pareja, debe completar el tratamiento realizando también los ejercicios en solitario. Así es el desarrollo de los mismos que debe llevar a cabo el varón en solitario:

PRESCRIPCIONES O EJERCICIOS A REALIZAR EL VARÓN SOLAMENTE (aprendizaje solitario para conseguir un manejo óptimo de la erección)
1º Paso individual. Concentrarse en las sensaciones eróticas no genitales
2º Paso individual: Autoestimularse hasta conseguir la erección (para ello el paciente debe concentrarse en las sensaciones eróticas genitales
3º Paso individual: Conseguir tener erección pero mantenida varios minutos y repetida varias veces
4º Paso individual: Estimular su pene con la Técnica de Ganar y Perder erección
5º Paso individual: Conseguir una erección simulando con las manos húmedas una vagina
6º Paso individual: Profundizar en lo aprendido

Se aconseja realizar cada ejercicio por lo menos media docena de veces (en días distintos). Ello implica que conviene dedicar 2 semanas aproximadamente para cada paso o ejercicio. Es conveniente intentar hacer los pasos seguidos, sin que transcurran muchos días entre cada paso.

El varón con problemas de erección tiene la sensación de que una parte de su cuerpo, la dinámica eréctil, ya no le responde, no le obedece y siente una cierta ruptura erótica con su pene. Por ello, es importante que, para volver a recuperar el mecanismo de su función eréctil, empiece por el arranque erótico básico: conectar con la erótica general de su cuerpo.

Por tal motivo, es importante que arranque de nuevo el motor erótico de su cuerpo, que conecte con él, para en su momento, más adelante, empatizar con su erección, hacerla consciente. En esta línea, tiene que seguir una serie de pautas o prescripciones terapéuticas que una vez realizadas le van a poner a la puerta de ser capaz de «fabricar» su propia erección, volver a gestionar su respuesta eréctil. Como está en un momento en el que tiene miedo de afrontar el encuentro coital, lo primero que debe conseguir es volver a creer en sí mismo, en su erección, en sus posibilidades eróticas.

Por ello, debe empezar así:

1º Paso individual. Concentrarse en las sensaciones eróticas no genitales.

Objetivo: Comprender e interiorizar que todo el cuerpo es receptivo al erotismo y anular la idea de que solo los genitales pueden producir excitación sexual. Por ello, el paciente debe intentar tomar conciencia de las sensaciones eróticas generales de todo su cuerpo, salvo las propiamente genitales.

Preparación previa: Puede empezar por darse previamente una ducha relajante, utilizando jabones aromáticos o sales de ducha. Una vez duchado, tumbarse y dejarse llevar por fantasías sexuales, por pensamientos eróticos.

Desarrollo: Se trata de practicar lo que se llama autosensibilización corporal, no genital. Pero debe hacerlo de manera lenta, parsimoniosa, sin la mínima ansiedad. Por ello, debe autoacariciarte por todo el cuerpo (salvo los genitales), concentrándose en las sensaciones eróticas que le produzcan sus propias caricias realizadas por todo su físico (sin genitales). La meta es que aprenda a sentir y valorar las sensaciones eróticas no genitales y que lo haga sin asociarlas al rendimiento sexual. El objetivo es promover en el varón la conciencia de que la erótica corporal no solo emana de los testículos y el pene, sino de todo el cuerpo. Aunque se sienta un poco extraño autoacariciándose es conveniente que lo haga para interiorizar que todo su cuerpo es receptivo al erotismo.

Lugar: El paciente debe elegir un lugar agradable y adecuado para él, en el que se sienta cómodo, silencioso y tranquilo para poder concentrarse en los ejercicios sin ser interrumpido.

Actitud: Positiva. Aunque se encuentre extraño autoacariciándose, debe hacerlo con interés y sin desidia.

Frecuencia: Debe hacerlo por lo menos media docena de veces, pero en días diferentes.

Tiempo duración del ejercicio: el que considere que necesite el propio paciente, sin prisas ni exigencias ansiosas. Pero alrededor de media hora puede ser tiempo suficiente.

2º Paso individual: Concentrarse, ahora sí, en sus sensaciones eróticas genitales, y buscar tener erección.

Objetivo: Conseguir tener erección para convencerse a sí mismo de sus posibilidades, contrarrestando las ideas negativas del tipo de: «mi pene no funciona». Preparación previa: En la misma línea del ejercicio anterior: ducharse, relajarse y actitud relajada antes de realizar el ejercicio.

Desarrollo: Se trata de que el hombre se concentre detenidamente en sus propias sensaciones placenteras mientras se autoestimula, para conseguir tener mayor conciencia de su erótica. No es un ejercicio para aprender a masturbarse o conseguir mayor placer, sino un ejercicio diseñado para que el varón recupere la confianza en su erección, en sus propias posibilidades eróticas. Por ello, empezará a masturbarte al modo y manera que tenga costumbre (puede recurrir a pensamientos y fantasías sexuales) pero sin ansiedad, sin prisas por obtener la erección inmediata. Se dejará llevar por el placer para conseguir la erección, sin obsesionarse por mantenerla mucho tiempo.

Lugar: Debe elegir un lugar adecuado en el que se sienta cómodo, silencioso y tranquilo, para concentrarse en los ejercicios sin ser interrumpido.

Actitud: Positiva, paciente y relajada. Debe creer en sí mismo. No debe olvidar que puede recurrir a todo tipo de fantasías sexuales.

Frecuencia: Debe realizar el ejercicio 6 veces por lo menos, pero en días distintos.

Tiempo de duración del ejercicio: El que considere necesario para sí, pero alrededor de media hora puede ser suficiente.

3º Paso individual: Consigue tener erección pero mantenida y repetida varias veces.

Objetivo: Debe intentar mantener la erección varios minutos. En este paso no basta con conseguir tener erección.

Preparación previa: Como todos los demás pasos: relajado y sin prisas.

Desarrollo: El varón debe autoestimularse probando ritmos y fantasías de todo tipo que le motiven. Se trata de dar un paso más en el autoconvencimiento de que su erección sea factible y, además, repetible. Se trata también de comprobar que cuando no existe un problema orgánico evidente que pueda impedirlo, la erección es un proceso asequible al varón que en un alto porcentaje depende del propio varón, de su habilidad, motivación, relajación . . .

Lugar: Como siempre, cómodo y acogedor. Que permita estar concentrado en el ejercicio.

Actitud: Positiva. El paciente debe recordar que no es un acto de masturbación, sino un ejercicio de tonificación de los cuerpos cavernosos del pene para que fluya y entre la sangre en ellos. Se trata de vascularizar los genitales.

Frecuencia: Debe realizar el ejercicio 6 veces por lo menos, pero en días distintos.

Tiempo de duración del ejercicio: Lo que el paciente considere necesario, pero alrededor de media hora puede ser suficiente.

4o Paso individual: Estimular el pene con la Técnica de Ganar y Perder erección.

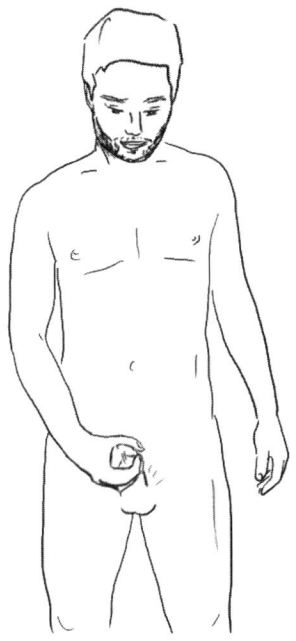

Técnica de ganar y perder erección.

Un hombre se autoaplica la Técnica de Ganar y Perder erección. Una de las partes del tratamiento de la DE consiste en la realización en solitario por parte del varón de una serie de prescripciones terapéuticas (ejercicios) necesarias para conseguir revertir el problema de erección.

Objetivo: Avanzar un paso más al cerciorarse de que la erección igual que se puede perder, se puede volver a ganar o recuperar. Comprobar que la pérdida no es irreversible. Este ejercicio es importante para muchos hombres a quienes, tras fallarles la erección, se sienten muy impactados por ello y consideran que «ya no van a poder volver a funcionar».

Preparación previa: Como en todos y cada uno de los 6 pasos: estar relajado previamente antes de realizar el ejercicio.

Desarrollo: Se trata de autoestimularse el pene hasta conseguir una erección y tras dejar pasar unos segundos (no más de 1 minuto) dejarla perder. A continuación, volver a repetir el mismo ejercicio de ganar y perder erección 2 veces seguidas. El varón no debe obsesionarse con conseguir la erección. Si no fuera capaz, deberá esperar un tiempo y volver a intentarlo en otra ocasión. El ejercicio no tiene como meta obtener el orgasmo, por lo tanto, el chico no debe buscar eyacular. Se trata de un ejercicio clínico, no placentero. Esta técnica se puede completar recurriendo a imágenes eróticas, vídeos o libros si hiciera falta. Hay que recordar que es conveniente que el paciente mantenga vivo su deseo sexual y por ello debe realizar con cierta regularidad este ejercicio, ya que contribuyes a vascularizar su pene permitiendo una rehabilitación del mismo, y a mantener la motivación sexual necesaria para solucionar su problema de erección.

Lugar: Como siempre, cómodo y acogedor. Que permita estar concentrado en el ejercicio.

Actitud: Seguir con actitud siempre positiva.

Frecuencia: Debe realizarse el ejercicio 6 veces por lo menos, pero en días distintos.

Tiempo de duración del ejercicio: El tiempo que el paciente considere necesario para él, pero alrededor de media hora suele ser suficiente.

5º Paso individual: Conseguir erección simulando con sus manos húmedas una vagina.

Objetivo: Reforzar un paso más su seguridad en la erección e irse mentalizando para cuando realice la penetración intravaginal en los ejercicios a realizar en pareja.

Preparación previa: Estar relajado previamente antes de desarrollar el ejercicio.

Desarrollo: Cuando haya realizado con éxito el anterior paso, el paciente pasará a este quinto estadillo. Recurriendo a un gel de baño corporal normal (el típico gel de baño cotidiano) con el que impregne sus manos, va a autoestimular su pene hasta conseguir erección. Una vez conseguida, debe envolver con sus manos el pene simulando el interior de la vagina y moverlo con ritmo, fantaseando mentalmente que está introduciendo el pene en la vagina y realizando movimientos intravaginales. Se debe combinar ritmo y fantasías libres.

Lugar: Como siempre, cómodo y acogedor. Que permita estar concentrado en el ejercicio.

Actitud: Realista pero positiva. Aunque sepa que sus manos no son una vagina, el ejercicio sirve para afianzarse en su avance.

Frecuencia: Debe realizar el ejercicio 6 veces por lo menos, pero en días distintos.

Tiempo de duración del ejercicio: El que considere necesario para sí, pero alrededor de media hora suele ser suficiente.

6º Paso individual: Profundizar en lo aprendido.

Objetivo: En este ejercicio debe apuntalar todos los pasos anteriormente realizados, volviéndolos a practicar en repetidas ocasiones. Conviene repetir los que mejor salen para afianzarlos e intentar mejorar aquellos que hubieran salido peor en los pasos anteriores.

Preparación previa: Como siempre, estar relajado previamente antes de desarrollar el ejercicio.

Desarrollo: Será un paso compendio de los demás que busca recurrir a las técnicas ya mencionadas para profundizar en lo aprendido, favoreciendo la seguridad en su erección y en sí mismo. Cuando más manejo y capacidad tenga el paciente para conseguir erección de diversas formas y maneras, mejor preparado estará para afrontar el coito. Por ello, deberá repetir para reforzar lo aprendido hasta ahora.

Lugar: Como siempre, cómodo y acogedor. Que le permita estar concentrado en el ejercicio.

Actitud: Mantenerse en actitud positiva.

Frecuencia: Como en los pasos anteriores, tiene que realizar por lo menos media docena de veces el ejercicios, pero en días distintos.

Tiempo de duración del ejercicio: Como en todos los ejercicios anteriores, alrededor de media hora cada vez que realice el ejercicio.

11.1.1.3.2 Tratamiento de la DE psicológica para hombres sin pareja sexual

11.1.1.3.2.0 Introducción

Cuando un hombre con disfunción eréctil no dispone de pareja sexual, los expertos trabajamos con mayor intensidad los ejercicios a realizar en solitario. También abordamos aquellos aspectos del chico que están impidiendo que tenga relaciones sexuales o de pareja: timidez, complejos, inseguridad, comunicación y formas de seducir o relacionarse con las chicas. En suma, se trata de conseguir que el varón sea capaz de salir de su «propio mundo» de persona acomplejada para alcanzar el «mundo de las relaciones sexuales y de pareja».

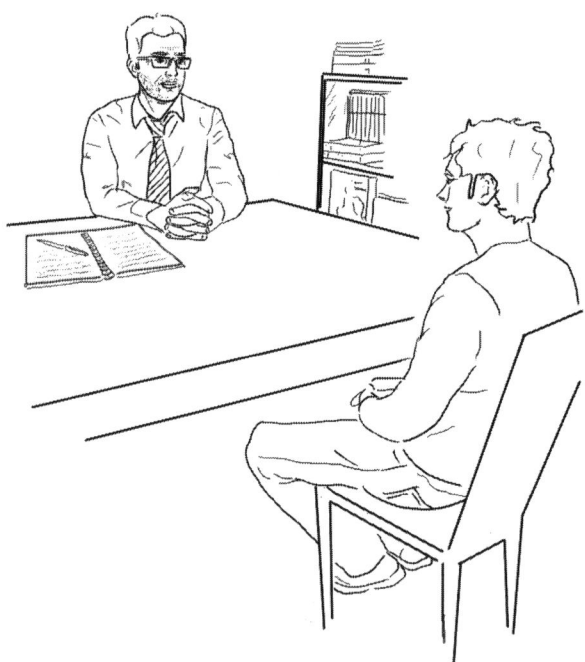

Aunque no se disponga de pareja existe un Programa de Tratamiento de la DE para hombres sin compañera sexual.

11.1.1.3.2.1 Programa de tratamiento de la DE psicológica para hombres sin pareja sexual

Objetivos del programa de tratamiento de la DE para hombres que no disponen de pareja sexual:

1. Aportarles información sobre la DE.
2. Promover un cambio en su actitud sexual ante su problema de erección.
3. Enseñarles alguna de las técnica de relajación existentes para el control de su ansiedad.
4. Realizar los ejercicios de autoestimulación para aprender a manejar la erección (6 pasos).
5. Enseñarles la técnica de control del músculo pubococcígeo (también llamado ejercicio de Kegel).
6. Trabajar la autoestima de los pacientes para posibilitar un incremento en su capacidad de relacionarse.
7. Prepararlos para que, en caso de encontrar o conocer a una chica, desarrollar el Programa de tratamiento de la DE.

Desarrollo del Programa de tratamiento de la DE para hombres sin pareja sexual:

1. Aportarles información sobre la DE.
    *   Desechar la idea del sexo como reto, examen o competición.
    *   No tomar con tanta responsabilidad la vivencia sexual.
    *   El sexo es placer (además de reproducción y comunicación) y hacer un drama del placer es contraproducente.
    *   El paciente debe interiorizar que el sexo es disfrutar, comunicarse y ser feliz, para ello debe cambiar por dentro su visión del sexo y empezar a tomártelo de otra forma. El sexo no es una competición, ni menos consigo mismo.
2. Promover un cambio en su actitud sexual ante su problema de erección.
3. Enseñarles alguna técnica de relajación para el control de su ansiedad.

La técnica de relajación progresiva de Jacobson figura detalladamente explicada en el capítulo dedicado a las técnicas, recursos y estrategias para abordar la DE.

4. Realizar los ejercicios de autoestimulación para aprender a manejar la erección (6 pasos).

> Los ejercicios en solitario contribuyen de forma ideal a comenzar el programa de autoayuda, tanto se tenga o no pareja.

Los ejercicios de autoestimulación masturbatoria a realizar por los hombres sin pareja sexual son los mismos (6 pasos) que deben realizar los hombres con pareja sexual y que han sido detallados anteriormente:

PRESCRIPCIONES O EJERCICIOS A REALIZAR EL VARÓN SOLAMENTE (Aprendizaje solitario para conseguir un manejo óptimo de la erección)
1º Paso individual. Concentrarse en las sensaciones eróticas no genitales.
2º Paso individual: Autoestimularse hasta conseguir la erección (para ello el paciente debe concentrarse en las sensaciones eróticas genitales.
3º Paso individual: Conseguir tener erección pero mantenida varios minutos y repetida varias veces.
4º Paso individual: Estimular su pene con la Técnica de Ganar y Perder erección.
5º Paso individual: Conseguir una erección simulando con las manos húmedas una vagina.
6º Paso individual: Profundizar en lo aprendido.

5. Enseñarles la técnica de control del músculo pubococcígeo (también llamado ejercicio de kegel). En el capítulo dedicado a las técnicas, recursos y estrategias para abordar la DE, figura una explicación detallada de la técnica de los músculos pubococcígeos.

6. Trabajar la autoestima de los pacientes para posibilitar un incremento en su capacidad de relacionarse, recurriendo a:
   • Técnicas de Reestructuración Cognitiva.
   • Técnicas para el incremento y desarrollo de Asertividad.
   • Técnicas en Entrenamiento en Habilidades Sociales.
   • Técnicas de Reducción de Ansiedad.

7.   Prepararlos para que, en caso de encontrar o conocer a una chica, desarrollar el Programa de tratamiento de la DE para hombres con pareja sexual.

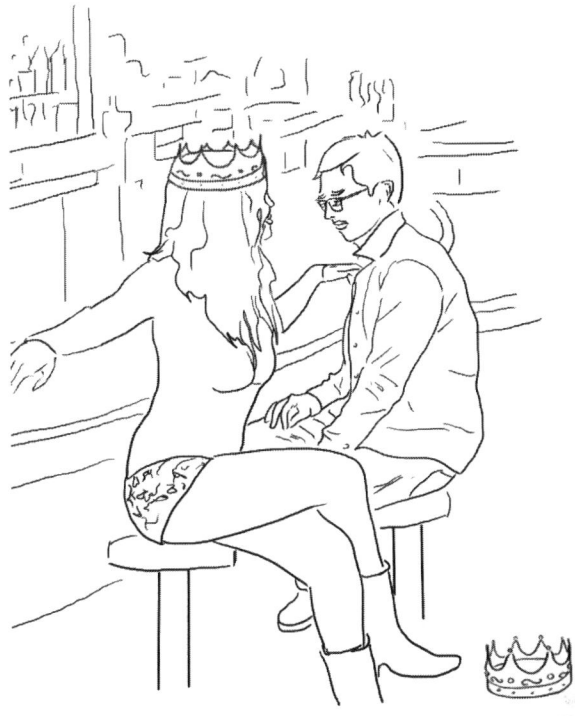

La mujer ha evolucionado y reivindica su derecho a una sexualidad libre e igualitaria. Tal hecho ha supuesto que muchos hombres sientan que han perdido la corona y no acierten a desempeñar su nuevo rol sexual.

Causas de fracaso terapéutico de la terapia sexual

La terapia sexual tiene un porcentaje bajo de fracaso. Las causas más frecuentes suelen ser:

1.   Falta de motivación por parte del paciente, que se encuentra raro o desubicado en un formato de terapia en el que debe realizar una serie de ejercicios de manera programada.
2.   El paciente no tiene paciencia para aguantar varias sesiones previas hasta poder realizar la penetración.

3. El varón tiene que aceptar la inclusión y apoyo en terapia de su pareja sexual, cuando en realidad él preferiría resolverlo.

4. Algunos pacientes están acostumbrados a tomar fármacos para resolver con la máxima rapidez su problema y les cuesta acepar un formato de tratamiento donde no se prescriben.

5. El paciente no tiene pareja sexual o está en crisis con ella y no se siente capaz de compartir terapia sexual en pareja.

6. Algunos hombres presentan el problema de erección con la esposa pero no con «la amante» (o al revés) y por temor a ser descubiertos abandonan la terapia.

7. Durante la realización de la terapia sexual, la pareja comprueba que además del problema de erección existen otras tensiones relacionales que impiden un desarrollo exitoso de la misma.

8. El varón o/y su pareja viven en una dinámica laboral o vital estresada y «no sacan tiempo» para realizar los ejercicios.

9. Al paciente o a su pareja le cuesta entender el sentido de la terapia.

10. A que algunas mujeres no soportan la idea de que su marido supere el problema y se vayan con «otra». Ante tal miedo, boicotean la terapia realizándola mal, buscando disculpas para no realizarla o dejando de acompañarle a la consulta.

11. A que el paciente abandona el tratamiento sin que el experto considere que se ha terminado el mismo (lo que se llama Abandono Clínico).

El concepto de ABANDONO CLÍNICO hace referencia a aquellos casos en los que el paciente deja de acudir a la consulta sin haber finalizado el tratamiento (a criterio del experto).

11.1.2 Tratamiento de la DE de origen orgánico

a. Tratamientos etiológicos de DE

La DE de origen orgánico se asocia a múltiples factores de riesgo que, en no pocas ocasiones, son la principal causa. Por ello, en tales casos interviniendo sobre las causas orgánicas que la provocan (hormonales, vasculares, fármacos . . .) se puede solucionar el problema de erección. En otro amplio abanico de casos, se tendrá que intervenir directamente sobre los síntomas, el problema de erección en sí, para solucionar la DE.

11.1.2.1 DE de causa hormonal

Para Rodríguez y Ezquerro (Pautas de Actuación y Seguimiento en Disfunción Eréctil, PAS, 2017), el síndrome de déficit de testosterona (SDT), también denominado hipogonadismo de inicio tardío, puede ser tratado mediante la administración de testosterona. Asimismo, un déficit marcado de testosterona (hipogonadismo) o un exceso de prolactina pueden producir DE, aconsejándose su tratamiento específico (Buvat *et al.*, 2010).

Solamente debe indicarse un tratamiento sustitutivo con testosterona (TST) en pacientes con manifestaciones clínicas claras de hipogonadismo y en los que además se detecte un déficit de testosterona en la analítica sanguínea (Wang *et al.*, 2009).

La TST está contraindicada en hombres con cáncer de próstata, cáncer de mama, apnea del sueño severa, poliglobulia (aumento de los glóbulos rojos en sangre), disfunción hepática grave y enfermedad cardíaca inestable (Wang *et al.*, 2009).

Parece ser que no existe relación entre el tratamiento con testosterona y la aparición de efectos adversos cardiovasculares (Corona *et al.*, 2014).

Previamente y antes de iniciar el TST se debe realizar tacto rectal y antígeno prostático específico (PSA) para descartar la existencia de cáncer prostático, así como hematocrito, función hepática, colesterol y triglicéridos.

Los pacientes con TST deben ser controlados por un médico con experiencia en este tratamiento para valorar la eficacia clínica y seguridad del mismo. Existen varias vías de administración de TST, intramuscular con varias fórmulas galénicas, unas mensuales y otras trimestrales, e incluso se puede administrar vía cutánea. La administración parenteral es la más efectiva (Rodríguez y Ezquerro, PAS, 2017).

Se debe realizar un control clínico y un análisis de sangre para determinar los niveles de testosterona y pruebas hepáticas a los 3, 6 y 12 meses. Y posteriormente cada año (Wang *et al.*, 2009).

11.1.2.2 Tratamiento de la DE por diabetes mellitus

(Sobre la base del Documento de Consenso sobre Disfunción eréctil, 2013)

Los niveles de glucemia plasmática marcan el diagnóstico: han de ser superiores a 126 mg/dl en ayunas o a 200 mg/dl a cualquier hora del día, repetidos al menos dos veces. La terapia más eficaz es el correcto control metabólico y la administración de alguno de los fármacos inhibidores de la PDE5, Sildenafilo, Tadalafilo, Vardenafilo o Avanafilo, como terapia de primera línea, que tiene éxito en el 50-70 % de los pacientes. La dosis, no más de una vez al día, varía según la molécula recomendada tomándola una hora antes del coito (Miralles, & García Díez, 2013). Como tratamiento de segunda línea, alprostadilo vía uretral a dosis de 250 a 1000 ug, o inyectado en los cuerpos cavernosos en dosis de 5 a 20 ug, también da resultados aceptables en los diabéticos (Miralles, & García Díez, 2013).

11.1.2.3 Tratamiento de la DE en Cardiopatías

(Valoración del paciente cardiópata con Disfunción Eréctil)

Para tratar adecuadamente la DE en un paciente con cardiopatía (Sainz Hidalgo, 2013), es necesaria una valoración cuidadosa de su capacidad funcional (CF) con base en que la actividad sexual puede suponer un riesgo en los enfermos cardiovasculares y en las personas con factores de riesgo coronario por el esfuerzo físico que conlleva. En teoría, se sabe que las exigencias energéticas de un coito no son altas, se sitúan entre 3,7 METS en la fase preorgásmica y 5 METS en el orgasmo (DeBusk *et al.*, 2000; Maroto, & Pablo, 1999). Pero también se conoce que las circunstancias ambientales (temperaturas extremas, comidas copiosas, ansiedad, miedo, alcohol, relaciones extramaritales) incrementan el gasto energético (McArdle *et al.*, 1994). Así, en un trabajo (Stein, 2000) de investigación de 5559 muertes súbitas, 34 estuvieron relacionadas con el coito. Pero de ellas, 24 fueron precedidas de exceso de alcohol, comidas copiosas o sexo extramarital, factores que, como se sabe, demandan un mayor incremento de energía. En resumen (Sainz Hidalgo, 2013), el gasto energético que demanda un coito no es excesivamente alto, no supera el esfuerzo necesario para andar 1 Km en 15 minutos (similar al gasto preorgásmico) y subir después a un segundo piso por la escalera en 10 segundos (similar al gasto de la fase orgásmica), estando entre 3,5 y 5 METS.

Con base en lo cual, una CF alcanzada en el test de esfuerzo de 6 METS ofrece un margen suficiente de seguridad (Herrman, 2000). Por todo ello, el estudio del paciente cardiópata con DE debe incluir la valoración de la capacidad funcional de su cardiopatía (Sainz Hidalgo, 2013), así como los test habituales utilizados en DE (Herrman, 2000).

En los pacientes que presenten una capacidad funcional inferior a 6 METS medida con el Test de Esfuerzo, se debería desaconsejar la realización de actividad sexual. Tales pacientes podrían ser incluidos en un programa de rehabilitación con la finalidad de mejorar su CF. Como generalmente van a estar en tratamiento con nitritos, si se quiere no renunciar al tratamiento con sildenafilo se puede valorar con ellos la posibilidad de sustituir los nitritos por otros fármacos para aumentar su umbral de isquemia, cambiándolos a amlodipino u otro similar sin efectos sobre la DE (Sainz Hidalgo, 2013).

En hombres que han tenido un infarto previo, el riesgo de volver a padecer el episodio como consecuencia de tener relaciones sexuales es muy bajo, en concreto de 20 personas entre un millón de hombres. Y si se refiere al riesgo de tener un infarto entre hombres sanos de 50 años, sin factores de riesgo y que no hayan tenido un infarto nunca, el porcentaje es de 2 hombres entre un millón. En resumen, se puede decir que el peligro físico que pueda tener un varón por mantener relaciones sexuales después de haber padecido una enfermedad cardiovascular es muy escaso (Cabello, 2010). Aun así, hay ocasiones en que la sexualidad debe ser restringida para impedir el aumento del gasto cardiaco. El Protocolo de actuación sexual conocido como «Consenso de Princeton», elaborado en 2005, plantea el nivel de riesgo cardiaco de los pacientes afectos por enfermedades cardiovasculares según el tipo y grado. En tal clasificación, el riesgo se divide en 3 niveles, bajo, medio y alto según el tipo de enfermedad cardíaca. En teoría y, como se ha mencionado ya anteriormente, se puede decir que cualquier persona que pueda andar 1 km en 15 minutos o subir 20 escalones en 10 segundos (Siewcki y Mansfield, 1977), no tiene por qué tener problemas para poder tener relaciones sexuales. De todas formas, al paciente que haya tenido algún problema cardiovascular conviene derivarle al cardiólogo para que le informe y concrete el nivel de riesgo según su enfermedad, edad y circunstancias.

Una vez informado pertinentemente, y si el paciente cumple los criterios necesarios para poder tener relaciones sexuales, deben seguirse una serie de pasos sucesivos para volver a tener relaciones sexuales.

Para Cabello (2010), estos son los 5 pasos progresivos que se deben seguir para poder volver a disfrutar del sexo sin contratiempos:

1º Perder el miedo a volver a tener sexo

El paciente debe empezar a volver al campo del erotismo, exponiéndose a estímulos sexuales (películas, lecturas, fantasías sexuales . . .) para ir adaptándose a la excitabilidad sexual y perder el miedo a que la excitación sexual le genere descompensación. Este reinicio sexual no debe ir acompañado de ingesta de alcohol. También conviene que espere un tiempo razonable desde la última comida antes de este «regreso sexual».

2º Recurrir a la automasturbación

El paciente debe comenzar con autoestimulación para ir familiarizándose de nuevo con la erección y el deseo sexual. La ventaja de la masturbación es que tiene el mismo gasto cardíaco que el coito, pero no genera en el paciente la ansiedad anticipatoria de rendimiento sexual que conlleva la penetración intravaginal. Esta fase debe durar 2 semanas más o menos.

3º Realizar juegos de placereado o focalización sensorial (sin penetración vaginal todavía)

Durante 2 semanas el paciente realizará varias sesiones de caricias no coitales con su pareja sexual para ir familiarizándose con la sensualidad en pareja.

4º Se puede realizar la penetración vaginal

Al cabo de 1 mes aproximadamente, ya se puede realizar la penetración. Pero conviene que vaya precedida de juegos de Focalización Sensorial, sin ir directamente a la penetración.

5º Conviene mantener una frecuencia sexual regular

Igual que después de una cardiopatía se aconseja al paciente que haga de manera regular un ejercido físico moderado acorde a sus posibilidades, también se prescribe una vuelta a la sexualidad que sea de forma regular, mantenida, sin sobresaltos ni imprevistos. El tener una sexualidad reglada va a posibilitar un doble beneficio: continuidad en el esfuerzo físico y en la satisfacción sexual.

Evitar digoxina y diuréticos tiacídicos

A medida que mejore la función cardíaca irá mejorando paralelamente la función eréctil. Por ello, se debe evitar en lo posible la administración de digoxina y de diuréticos tiacídicos y reemplazar el propanolol por betabloqueantes cardio selectivos y la espironolactona por eplerenona (Cabello, 2010).

Inhibidores de la 5 fosfodiesterasa (IPDE-5) como tratamiento

Siempre y cuando el paciente esté estable y pueda (como se ha referido anteriormente) subir 2 tramos de escaleras y andar 1 km en 15 minutos, puede tomar sildenafilo (Viagra), tadalafilo (Cialis) o vardenafilo (Levitra). Estos fármacos solo estarán absolutamente contraindicados desde el punto de vista cardiológico, cuando el paciente esté tomando nitritos o derivados, cuya asociación (la de Inhibidores de la 5-Alfadiesterasa con nitritos) puede ser peligrosa ya que se puede inducirse una bajada considerable de la tensión arterial.

Antes de administrar los IPDE-5 el cardiólogo realiza una valoración individualizada en los siguientes casos:

- Pacientes con isquemia coronaria activa sin nitratos.
- Insuficiencia cardiaca acompañada de tensión arterial baja.
- Uso concomitante de alfabloqueantes.

Cuando al paciente se le plantee un tratamiento con sildenafil se hablará con él sobre la contraindicación de los nitritos, dándole pautas de actuación para el caso de que le ocurriese un episodio de ángor (Sainz Hidalgo, 2013).

Si el paciente presentase dolor precordial o un episodio de cardiopatía isquémica coincidiendo con el consumo de sildenafil en las últimas 24h:

Se deberá intentar control con otros fármacos como betabloqueantes o calcioantagonistas orales o intravenosos si fuera necesario (propanolol, atenolol o dilitiazem i.v.) con monitorización habitual.

Si inadvertidamente se ha dado nitritos en las siguientes 24 horas tras el sildenafilo (Sainz Hidalgo, 2013), se debe de disponer de medios de tratamiento intravenoso enérgico con fluidos, alfaagonistas adrenérgicos, preferentemente fenilefrina (neo-sinefrina) o norepinefrina. Si se ha producido hipotensión, colocar al paciente en posición de Trendelenburg, utilizar fluidos y fenilefrina. Balón de contrapulsacion si lo requiriera (Cheitlin *et al.*, 1999).

El tratamiento del IAM en el paciente con consumo reciente de sildenafilo debe ser el habitual, exceptuando la toma de nitratos (Sainz Hidalgo, 2013). El dolor precordial se podrá tratar con analgésicos narcóticos, betabloqueantes o analgésicos, AAS, trombolíticos, angio-plastia o anticoagulantes como es habitual (Cheitlin *et al.*, 1999).

Abordaje sexológico multidisciplinar del paciente cardiópata

Como se ha visto anteriormente, el paciente afectado por una en-fermedad cardiovascular es probable que sufra de DE como conse-cuencia de la misma. Por ello, el abordaje médico sexual del paciente cardiópata debe ser compartido fundamentalmente por el cardiólogo y el médico de Atención Primaria. Por su parte, el psicólogo-sexólogo podrá aportar un asesoramiento psicosexual que permita completar el tratamiento.

A partir de que el paciente sea visto por el cardiólogo y asignado al grupo correspondiente de riesgo (bajo, medio o alto) en función del Protocolo de Princeton, el cardiólogo puede prescribir si así lo con-sidera y procede fármacos Inhibidores de la 5 fosfodiesterasa (Cialis, Viagra, Levitra).

Finalmente, hay que añadir que las relaciones sexuales mejoran la calidad de vida y disminuyen la mortalidad, lo cual ha quedado refle-jado en el estudio realizado por Caerphilly, Smith, Frankel y Yarnell (1997) que demostró que en las personas con enfermedad coronaria y una alta frecuencia orgásmica, el riesgo de mortalidad era un 50 % menor.

- En general, tras un infarto entre un 38 y el 78 % padecerán de DE.
- A los 4 años de haber tenido un infarto:
  Un 1/3 de los pacientes tenía DE.
  Un 59,3 % presentaba Disminución del Deseo.
  Un 24 % se abstenía de mantener relaciones.
  Solo un 25 % había recuperado totalmente la sexualidad.

CATEGORIZACIÓN DEL RIESGO DE RELACIONES SEXUALES EN CARDIOPATÍAS.
Consenso de Princeton. Revisado en 2005
(Cabello, 2010)

Riesgo bajo:
Ausencia de síntomas y presencia de menos de tres factores de riesgo cardiovascular (excluido género).
Hipertensión controlada.
Angina leve y estable.
Eficaz revascularización coronaria.
Ausencia de complicaciones.
Lesión valvular leve.

Riesgo medio:
Tres o más factores de enfermedad coronaria.
Angina estable moderada.
Infarto de miocardio de menos de seis semanas (>2 y <6 semanas).
Insuficiencia ventricular izquierda.
Cardiopatía congénita tipo II.
Riesgo medio de arritmias.

Riesgo alto:
Angina inestable o refractaria.
Hipertensión incontrolada.
Cardiopatía congénita tipo III o IV.
Infarto de miocardio de dos semanas o menos.
Riesgo alto de arritmias.
Miocardiopatía obstructiva.
Lesión valvular moderada o severa.
Siguiendo esta clasificación:
Las personas de bajo riesgo pueden tener relaciones sexuales y recibir tratamiento si aparece alguna disfunción.
Los pacientes de riesgo moderado medio deberán ser revaluados de nuevo, antes de ser clasificados como de bajo o de alto riesgo.
Los pacientes de alto riesgo deberán ser estabilizados por el cardiólogo antes de emprender algún tipo de consulta sexual, pues el incremento de la frecuencia y tensión arterial propias de la respuesta sexual, podrían acarrear consecuencias nocivas (Cabello, 2010).

RIESGO POR EL DESGASTE FÍSICO AL REALIZAR EL ACTO SEXUAL
«En principio, cualquier persona que pueda andar 1 kilómetro en 15 minutos o subir 20 escalones en 10 segundos (Siewcki y Mansfield, 1977) no debería tener problemas por tener relaciones sexuales».

FÁRMACOS VASODILATADORES UTILIZADOS EN ENFERMEDADES CARDÍACAS (NITRATOS ORGÁNICOS)			
Nitroglicerina	Mononitrato de isosorbida	Dinitrato de isosorbida	Otros vasodilatadores
Cafinitrina Cordiplast Dermatrans Diafusor Epinitril Minitran Nitradisc Nitrodur Nitroderm matriz Nitroderm TTS Solinitrina Triniplatch Vernies	Cardionil Retard Cardiovas Retard Coronur Coronur Retard Dolak Retard Mononitr Isosorb Pertil Retard Uniket Uniket Retard	Iso Lacer Iso Lacer Retard	Corpea Molsidain
Fuente: BOT (Base de datos del medicamento. Consejo General de Colegios Oficiales de Farmacéuticos, 2007.			

11.1.2.4 DE de causa arterial por traumatismo

En hombres jóvenes afectados por problemas de erección secundarios a un traumatismo pelviano o perineal, la cirugía de revascularización peneana ofrece un 60-70 % de éxitos. En estos casos se debe confirmar el diagnóstico con métodos diagnósticos más sofisticados, con una arteriografía selectiva de la arteria pudenda interna y un estudio eco-doppler que descarte lesión del mecanismo venooclusivo.

b. Tratamientos sintomáticos de DE

La mayoría de los pacientes afectados de DE de causa orgánica se van a poder beneficiar de tratamientos sintomáticos, es decir, aplicables con independencia de cuál sea la causa que la ha provocado. Son tratamientos seguros y eficaces, que se clasifican atendiendo a la dificultad que ofrece su manejo en tratamientos de primera, segunda o tercera línea. Los de primera línea pueden ser prescritos por médicos no especialistas en DE. Los de segunda y tercer línea requieren un conocimiento más avanzado en DE, por lo que deben ser pautados por especialistas (Urólogos/Andrólogos) con mayor nivel de conocimiento sobre DE y capacidad de respuesta frente a sus posibles complicaciones inmediatas o tardías (Documento de Consenso sobre DE, 2013).

11.1.2.5 Tratamiento uroandrológico de la DE

(Este apartado uroandrológico ha sido realizado en colaboración con Roberto Llarena Ibarguren, Urólogo/Andrólogo, Jefe de Sección del Hospital Universitario de Cruces, Barakaldo-Vizcaya).

El tratamiento de la DE de origen orgánico es un tratamiento básicamente médico, es decir, basado exclusivamente en los recursos médicos disponibles.

La DE de origen orgánico se asocia a múltiples factores de riesgo que, en no pocas ocasiones, son la principal causa. Por ello, es importante identificar tales factores de riesgo: diabetes mellitus, obesidad, enfermedad cardiovascular, síndrome metabólico, hipertensión arterial, tabaco, sedentarismo, etc. (Gandaglia *et al.*, 2014). No hay que olvidar que un signo o síntoma, como la DE, puede en ocasiones ser el primer dato de que algo va mal en el organismo.

Una vez identificados estos factores, se trata de explicarle al paciente que estos factores producen o agravan la DE, además de poder producir problemas cardiovasculares serios. De hecho, en muchos casos controlando y tratando tales factores de riesgo se va a conseguir impedir que la DE progrese. Además, y como ya se ha recogido anteriormente, la DE es el primer indicador (síntoma centinela) de una posible enfermedad cardiovascular y de la conveniencia de corregir tales riesgos cardiovasculares (Gandaglia *et al.*, 2014).

Existen 3 niveles u opciones en el tratamiento médico de la DE. Es una estrategia escalonada de menos a más agresividad y siempre basada en criterios de eficacia y seguridad (Porst, 2013). Si no funcionase la primera opción de tratamiento, se pasaría a la segunda, quedando el tercer nivel (cirugía) como opción final si no hubiesen funcionado los anteriores.

Dentro de un contexto que respete y considere las expectativas, motivaciones y preferencias del paciente y de su pareja, el médico debe explicarles detalladamente las diferentes opciones de tratamiento existentes, para consensuar entre el profesional y el afectado la terapia más adecuada.

a. En un 1º nivel de tratamiento se dispone como Protocolo de Actuación Clínica (Hatzimouratidis *et al.,* 2015) el siguiente:

    a. Modificar los hábitos insanos.

    b. Administración de fármacos orales (los fármacos IPDE-5).

    c. Utilización de aparatos de vacío.

Si este primer nivel de tratamiento no funcionase o no fuera conveniente aplicarlo, se pasaría al segundo nivel:

b. En un 2º nivel de tratamiento (si no hubiese funcionado o no hubiese sido posible aplicar el primer nivel) se recurrirá a:

La utilización de fármacos intracavernosos

Si tampoco hubiese funcionado el segundo nivel o no procediese su aplicación, entraríamos en el tercer nivel de tratamiento de la DE de origen orgánico: la cirugía.

c. En un 3º nivel de tratamiento se encuentra la cirugía:

Encaminada a restaurar la vascularización en casos en los que sea posible o a implantar una prótesis, elección esta que se debe consensuar con el paciente, ya que es el último paso posible para solucionar el problema de erección, la última opción de tratamiento cuando las demás alternativas han fallado. Pero no hay que olvidar que la colocación de una prótesis requiere una cirugía importante e irreversible. Es decir, la extirpación y retirada de los cuerpos cavernosos del pene y demás tejidos peneanos, supone que ya no podrá volver a haber otra posibilidad de funcionamiento que la puramente mecánica: la prótesis de pene. Por ello, es importante informar adecuadamente al paciente antes de dar el paso.

Analicemos los 3 niveles de actuación:

1. Nivel de Tratamiento:

    1. Modificar los hábitos insanos.

    2. Administración de fármacos orales (IPDE-5).

    3. Utilización de aparatos de vacío.

1. Modificar los hábitos insanos

En todo problema de erección lo primero que se debe hacer es conocer aquellos hábitos del paciente que pueden estar impidiendo un funcionamiento correcto de la erección. Por lo tanto, hay que abandonar hábitos como el alcohol, el tabaco, el estrés. También es conveniente conocer aquellos fármacos que pudiera estar tomando el paciente y que tengan entre sus efectos secundarios una afectación de la erección y, por lo tanto, que estén induciendo o favoreciendo el problema eréctil. Tales fármacos pueden ser:

1. Fármacos para la hipertensión.
2. Fármacos para tratamientos hormonales.
3. Fármacos psicotrópicos (tratamiento de ansiedad, depresión, enfermedades mentales . . .).
4. Fármacos quimioterápicos (tratamiento de cáncer).

Asimismo hay que tener en cuenta y recordar, que existen muchas enfermedades orgánicas y trastornos que producen problemas de erección:

Sin referir toda la extensa gama de posibles enfermedades, mencionaré varias:

Traumatismos, infartos, esclerosis múltiple, tumores medulares, Alzheimer, Parkinson, hipotiroidismo, hepatopatías, prostatectomía, cirugías de diversos tipo . . .

2. Administración de fármacos orales (IPDE-5)

Si a pesar de corregir o mejorar los hábitos inadecuados el paciente sigue con problemas de erección, procederá buscar otras alternativas de solución.

En este caso y si se considera que pueden existir causas de origen orgánico de tipo vascular o neurogénico, procede la utilización de iPDE5 (Inhibidores de la iPDE-5), siendo 4 los fármacos de los que se dispone comercialmente (sildenafilo, tadalafilo, vardenafilo y avanafilo) y con los que se puede abordar con éxito muchos de estos casos de DE de origen orgánico.

11.1.2.5.1 Funcionamiento de los iPDE5

La estimulación sexual produce la liberación de óxido nítrico (ON) en las terminaciones de los nervios cavernosos. Tal liberación de ON activa la guanilato ciclasa que convierte el nucleótido trifosfato de la guanina (GTP) en guanosín monofosfato cíclico (GMPc). Este GMP cíclico es muy activo y a través de diversos mecanismos provoca la relajación de las fibras musculares de los cuerpos cavernosos del pene (Lue, 2000). Esta relajación del músculo liso de las arterias y de los espacios lacunares facilita y permite el almacenamiento de sangre en los cuerpos cavernosos. Al relajarse y rellenarse los espacios lacunares van comprimiendo las venas que existen entre ellos y por debajo de la túnica albugínea. Esta llegada y almacenamiento de sangre se denomina «mecanismo corporo-veno-oclusivo» y conduce a la rigidez del pene (Lue, 2000; Gratzke, 2010).

De una forma natural, la PDE-5 (predomina en los cuerpos cavernosos) hidroliza el GMPc en un metabolito mucho menos activo, el 5 GMP. Cuando inhibimos la PDE-5, el GMPc no se hidroliza, persistiendo su acción relajante del músculo liso, al mismo tiempo que favorece la llegada y almacenamiento de sangre, potenciando así el mantenimiento de la rigidez (Gratzke *et al.*, 2010). Los iPDE-5 son potenciadores de la erección y precisan que esta se inicie mediante una estimulación sexual adecuada, la que va a conllevar la liberación de ON.

Resumiéndolo: El mecanismo de acción de los IPDE5 consiste en que inhiben a la Fosfodiesterasa 5, la enzima que degrada al óxido nítrico (NO en sus siglas en inglés), el neurotransmisor necesario para que los cuerpos cavernosos del pene se relajen y permitan la entrada de la sangre en el pene necesaria para desarrollar la erección.

Actualmente existen cuatro iPDE-5 aprobados por la Agencia Europea del Medicamento y por la Agencia Española del Medicamento y Productos Sanitarios (AEMPS) para el tratamiento de la DE: sildenafilo, tadalafilo, vardenafilo y avanafilo. Los cuatro son potentes y selectivos iPDE-5 (Yuan et al., 2013). Otros productos como udenafilo y mirodenafilo originarios de Corea del Sur, lodenafilo de Brasil no se han comercializado en nuestro país.

Parámetro	Sildenafilo (Viagra®)	Vardenafilo (Levitra®)	Tadalafilo (Cialis®)	Avanafilo (Spedra®)
Dosis oral (mg)	25-50-100	5-10-20	5-10-20	50-200
Dosis de inicio (mg)	50	10	10	100
Inicio del efecto (min)	30-60	15-25	15-45	20-40
Duración del efecto (h)	4	4-5	17,5	6-17
Eficacia	Similar			
Necesidad de ajuste de dosis	Insuficiencia hepática, insuficiencia renal Uso simultáneo de inhibidores del CYP3A4* o alfabloqueadores			
Efectos secundarios más comunes	Cefalea, rubor, congestión nasal, dispepsia y alteración visual (cambio en la percepción de los colores)	Cefalea, rubor, congestión nasal, dispepsia y alteración visual (cambio en la percepción de los colores)	Cefalea, rubor, congestión nasal, dispepsia, dolor lumbar, mialgias	Cefalea, rubor, congestión nasal, dolor lumbar y dispepsia
Contraindicación absoluta	• Nitratos tanto terapéuticos (nitrato de isosorbida y nitroglicerina) como recreativos o estimulantes • Retinitis pigmentaria			

Rodríguez Sánchez L. Disfunción eréctil. Cuadernos de Urología Pierre Fabre, 72: 22-28. 2018.

Tabla 1. Resumen de los datos farmacocinéticos para los cuatro inhibidores de la PDE-5

Parámetro	Sildenafilo 100 mg	Tadalafilo 20 mg	Vardenafilo 20 mg	Avanafilo 200 mg
$C_{máx}$	560 µg/l	378 µg/l	18,7 µg/l	5,2 µg/l
$T_{máx}$ (mediana)	0,8-1 h	2 h	0,9 h	0,5-0,75 h
T1/2	2,6-3,7 h	17,5 h	3,9 h	6-17 h
ABC	1.685 µg.h/l	8.066 µg.h/l	56,8 µg.h/l	11,6 µg.h/l
Unión a proteínas	96%	94%	94%	99%
Biodisponibilidad	41%	NA	15%	8-10%

$C_{máx}$: concentración máxima; $T_{máx}$: tiempo hasta la concentración plasmática máxima; T1/2: tiempo medio de eliminación plasmática; ABC: área bajo la curva o curva de concentración sérica en el tiempo.

Modificada de referencia 2.

Fuente: PAS DE Programa de Publicaciones PAS (Pautas de actuación y seguimiento) sobre Disfunción Eréctil. Coordinado por la Fundación para la Formación de la Organización Médica Colegial (FFOML).

Sildenafilo

Múltiples estudios comparados con placebo han demostrado la eficacia de sildenafilo frente a placebo (Giuliano *et al.*, 2010). A dosis de 25, 50 y 100 mg. Sildenafilo mejora la erección del 56, 77 y 84 % respectivamente, de los pacientes con DE. La eficacia de sildenafilo en diferentes subpoblaciones (hipertensos, diabéticos, lesionados medulares, etc.) de pacientes con DE ha quedado establecida (Giuliano *et al.*, 2010). Fue en principio estudiado y testado para su uso en HTA. Se comercializó con el nombre de Viagra (Pfizer) en 1998.

La eficacia es mayor con el estómago vacío, ya que con comidas grasas se reduce dicha eficacia. El sildenafilo tiene una duración de sus efectos de 4 a 7 horas (hasta 12 puede llegar). Efectos adversos: El sildenafilo comparte efectos secundarios con los otros 3 fármacos, variando los porcentajes entre ellos. En el caso del sildenafilo son: cefalea (12,8 %), rubor facial (10,4 %), dispepsia (4,6 %) y congestión nasal (1 %).

Sildenafilo está contraindicado en pacientes con retinitis pigmentaria. Tales alteraciones visuales (luminosidad excesiva, alteración para discriminar entre el color verde y el azul) son debidas a una leve inhibición de la PDE-6 presente en la retina y se han descrito en menos del 2 % con sildefanilo y vardenafilo, mientras que no ocurren con tadalafilo y avanafilo (Yuan *et al.*, 2012). De todas formas, solo un 2 % abandona su toma debido a los efectos secundarios.

El nivel de evidencia y el grado de recomendación para el uso de sildenafilo en hombres con DE es nivel 1, grado A (Hatzimouratidis *et al.*, 2015).

Sildenafilo e Hipertensión Arterial (HTA):
- Sildenafilo es un fármaco seguro y efectivo en pacientes hipertensos que estén recibiendo un tratamiento farmacológico antihipertensivo:
- Alcanza una eficacia del 70 % en pacientes hipertensos (Kloner *et al.*, 2001).
- No existen diferencias clínicamente significativas en cuanto a presión arterial y frecuencia cardíaca (Zusman *et al.*, 2000) entre

el grupo que recibió sildenafilo y antihipertensivos con el grupo que recibió placebo y antihipertensivos.

- Ha demostrado una eficacia similar en pacientes con y sin tratamiento con antihipertensivos (Kloner *et al.*, 2001).

- En cuanto a los efectos secundarios del Sildenafilo, la incidencia de efectos secundarios globales y relacionados con descensos de PA (hipotensión, mareo, síncope) es similar en pacientes con y sin tratamiento con antihipertensivos, con independencia del tipo de antihipertensivo utilizado (Kloner *et al.*, 2001).

- Ha demostrado una seguridad similar en pacientes tratados de forma simultánea con varios fármacos antihipertensivos (Mahmud *et al.*, 2001).

- Estudios recientes refieren que mejora la distensibilidad y la presión arteriales en pacientes hipertensos con tratamiento farmacológico antihipertensivo (Mahmud *et al.*, 2001).

- Teniendo en cuenta que la HTA es un factor de riesgo cardiovascular, no hay que olvidar que los pacientes cardiópatas que estén recibiendo tratamiento con nitratos no pueden recibir Sildenafilo ni ningún otro iPDE-5, pues la combinación de tales agentes puede ocasionar hipotensión importante y taquicardia refleja, como respuesta a una vasodilatación severa (Webb *et al.*, 2000).

Tadalafilo

Fue comercializado en 2005. Para administración a demanda está disponible en comprimidos de 10 y 20 mg, siendo efectivo a partir de los 30 minutos con el pico de eficacia a partir de las 2 horas (Curran *et al.*, 2003).

El tadalafilo tiene una duración de 36 horas.

En 2007 se autorizó la comercialización de tadalafilo en dosis diarias de 2,5 y 5 mg. para uso diario (Chung et Broc, 2011). La administración a diario permite mantener unos niveles en sangre continuos y posibilita que los pacientes puedan tener relaciones sexuales más frecuentes y sobre todo espontáneas, sin necesidad de programarlas o preverlas. El hecho de poder tomarse a diario se tengan o no relaciones, además de ser compatible con la terapia sexual (terapia combinada) posibilita que el paciente pueda evitar el proceso de autobservación típico de muchos hombres, al no tener asociado en su mente la toma a la inmediatez del coito, cuestión que es más factible de darse en los casos de toma a demanda. Además, la eficacia de la toma diaria es similar a la toma a demanda de 10-20 mg. (Chung et Broc, 2011).

No tiene interacción con alimentos. En diferentes estudios, tadalafilo 10 y 20 mg administrados a demanda ofrecen una mejoría de la erección del 67-81 % de los casos frene a un 35 % con placebo, siendo eficaz en todas las subpoblaciones de varones con DE (Curran, & Keating, 2003; Yuan *et al.*, 2013).

Efectos adversos: cefalea (14,5 %), rubor (4,1 %), dispepsia (12,3 %) y congestión nasal (4,3 %) son efectos adversos comunes a los cuatro iPDE-5. Puede aparecer dolor de espalda (6,5 %), dolor muscular (5,7 %), posiblemente por interacción con la PDE-11.

El nivel de evidencia y grado de recomendación para el uso de tadalafilo en pacientes con DE es nivel 1, grado A (Hatzimouratidis *et al.*, 2015).

Vardenafilo

Fue comercializado en marzo de 2003, siendo efectivo a partir de los 30 minutos de su administración. Su eficacia se mantiene 5-6 horas (Wang *et al.*, 2014), aunque sus efectos se reducen cuando va acompañada su toma de una comida rica en grasas, por lo que es más eficaz con el estómago vacío.

Se comercializa en comprimidos de 5, 10 y 20 mg, produciendo una mejoría de la erección de 66, 76 y 80 % respectivamente, en comparación con el 30 % del placebo (Hatzimouratidis *et al.*, 2015; Yuan *et al.*, 2013). Igual que con los demás iPDE-5 su eficacia ha quedado establecida en distintas subpoblaciones de pacientes con DE (Yuan *et al.*, 2013). De los 4 iPDE-5 es el que presenta una mayor incidencia del rubor (12 %), del dolor de cabeza (16 %) y de la visión (menos del 2 %).

Al igual que los otros 3 iPDE-5 su nivel de evidencia y grado de recomendación de su uso es nivel 1, grado A.

Avanafilo

Fue comercializado en 2014. Al tener una gran selectividad por la PDE-5 y no interactuar con otras PDE presenta menos efectos secundarios. Se comercializa en comprimidos de 50, 100 y 200 mg. Se aconseja empezar por 100 mg para luego ajustar la dosis. Su inicio es muy rápido: 15 minutos después de la toma (Porst, 2014) y sus efectos duran al menos 6 horas.

Es el iPDE-5 que menos cefaleas y rubor produce y no presenta dolor de espalda, alteraciones visuales ni tampoco dispepsia.

Ha demostrado como los demás eficacia en diversas poblaciones de hombres con DE. La toma acompañada de alimentos puede retrasar el inicio su acción.

Su nivel de recomendación es 1, grado A (Hatzimouratidis *et al.*, 2015), como los demás iPDE-5.

Tabla 2. Efectos adversos comunes de los cuatro inhibidores de la PDE-5				
Efecto adverso	Sildenafilo	Tadalafilo	Vardenafilo	Avanafilo
Dolor de cabeza	12,8%	14,5%	16%	9,3%
Rubor	10,4%	4,1%	12%	3,7%
Dispepsia	4,6%	12,3%	4%	Infrecuente
Congestión nasal	1,1%	4,3%	10%	1,9%
Mareo	1,2%	2,3%	2%	0,6%
Alteraciones visuales	1,9%		< 2%	Ninguno
Dolor de espalda		6,5%		< 2%
Mialgia		5,7%		< 2%

Modificada de referencia 2

Fuente: PAS DE Programa de Publicaciones PAS (Pautas de actuación y seguimiento) sobre Disfunción Eréctil. Coordinado por la Fundación para la Formación de la Organización Médica Colegial (FFOML).

IPDE-5 y seguridad cardiovascular

Los estudios postcomercialización realizados con los cuatro iPDE-5 han demostrado que no se produce un incremento de infarto agudo de miocardio (IAM) en pacientes que toman tales fármacos (Yuan *et al.,* 2013; Giuliano *et al.,* 2010). Así mismo, en estudios abiertos de largo plazo se ha comprobado que los pacientes que toman iPDE-5 tampoco presentan una mayor incidencia de enfermedades cardiovasculares que los esperados en la población general (Yuan *et al.,* 2013).

Los iPDE-5 sí están contraindicados en pacientes que tomen cualquier forma de nitrato (cafinitrina, mononitrato de isosorbida, parches de nitroglicerina) o tomen donantes de óxido nítrico (ON) (Nehra *et al.,* 2012), ya que la asociación de nitratos con iPDE-5 produce una acumulación de GMPc que puede inducir una hipotensión severa. Tal interacción puede durar 24 horas en el caso de nitratos con Sildenafilo, Vardenafilo y Avanafilo. Y 48 horas cuando es de Tadalafilo con nitratos.

Asimismo se encuentran totalmente contraindicados en los que han sufrido un infarto de miocardio (IMM), paro cardíaco o arritmia severa en los últimos meses; Hipotensión de <90/50 mmHg o hipertensión arterial (HTA) no controlada (>170/100 mmHg); Angina de pecho inestable, angina durante la relación sexual o insuficiencia cardíaca congestiva clase II o más.

Si un paciente que ha tomado un iPDE -5 en las últimas 24 horas acudiera a urgencias con clínica de angina de pecho, no se le debe administrar cafinitrina (Rodríguez, & Ezquerro, 2017) por el grave riesgo de hipotensión grave.

La asociación o coadministración de iPDE-5 con fármacos para el tratamiento y manejo de la tensión arterial, como inhibidores de la enzima convertidora de angiotensina (IECA), betabloqueantes, diuréticos, bloqueantes de los canales de calcio, o bloqueantes de los receptores de angiotensina, puede producir un leve descenso de la TA que habitualmente no tiene significación clínica (Yuan *et al.,* 2013).

Los iPDE-5 pueden tener interacción con doxazosina (alfa-blo-queante no selectivo y se recomienda iniciar con una dosis baja y separando ambas tomas al menos 4 horas. No se han observado inte-racciones de los iPDE-5 con tamsulosina (Yuan *et al.*, 2013). De todas formas, se recomienda no iniciar un tratamiento con iPDE-5 hasta que el tratamiento con alfa-bloqueantes se haya estabilizado y, si el paciente estuviera tomando ya iPDE-5, administrar la dosis más baja de alfa-bloqueante, o cambiar de producto, por ejemplo alfuzosina en el caso de que estuviera medicado con tamsulosina (Rodríguez & Ezquerro, 2017).

CONTRAINDICACIÓN ABSOLUTA

Los Pacientes en tratamiento cardiológico con nitratos o donadores de óxido nítrico tienen contraindicación absoluta para poder tomar los fármacos IPDE5, dado que la mezcla puede inducir una hipotensión severa. En el cuadro inferior se puede ver la lista de tales fármacos incompatibles con la toma de los IPDE5. Aquellos pacientes que estén tomando alguno de los fármacos que figura en la misma, no pueden uti-lizar los iPDE5.

FÁRMACOS VASODILATADORES UTILIZADOS EN ENFER-MEDADES CARDÍACAS (NITRATOS ORGÁNICOS)			
Nitroglicerina	Mononitrato de isosorbida	Dinitrato de isosorbida	Otros vasodilatadores
Cafinitrina	Cardionil Retard	Iso Lacer	Corpea
Cordiplast	Cardiovas Retard	Iso Lacer Retard	Molsidain
Dermatrans	Coronur		
Diafusor	Coronur Retard		
Epinitril	Dolak Retard		
Minitran	Mononitr Isosorb		
Nitradisc	Pertil Retard		
Nitrodur	Uniket		
Nitroderm Matriz	Uniket Retard		
Nitroderm TTS			
Solinitrina			
Triniplatch			
Vernies			

Fuente: BOT (Base de datos del medicamento. Consejo General de Colegios Oficiales de Farmaceúticos, 2007.

Manejo de los pacientes que no responden a los iPDE-5

Los principales motivos para una falta de respuesta a los iPDE-5 son la incorrecta utilización del fármaco y la falta de eficacia del mismo (Hatzimouratidis *et al.*, 2015).

En estos casos, se debe comprobar que el paciente no se ha comprado un producto falso y chequear que se ha utilizado el fármaco adecuadamente, siguiendo las instrucciones de uso y durante el tiempo adecuado (Hatzimouratidis *et al.*, 2015).

Si tras comprobar un uso adecuado, se observa una falta de eficacia después de por lo menos 6 tomas, se deben revaluar las opciones de tratamiento, siendo aconsejable valorar un posible déficit de testosterona en sangre, lo que promueve que los iPDF-5 sean menos eficaces. En tal caso conviene asociar iPDF-5 con TST (Spitzer, 2012). En caso de persistir la no respuesta a los iPDE-5 sería aconsejable pasar a un tratamiento de segunda línea, dentro del primer nivel de tratamiento (Rodríguez, & Ezquerro, 2017).

3. Aparatos o dispositivos de vacío

Dentro del primer nivel de tratamiento, otra herramienta conocida pero poco utilizada son los dispositivos de succión o vacío, que han supuesto una alternativa a las prótesis químicas y mecánicas. El éxito oscila entre un 70 a 87 % entre los usuarios. A pesar de ello, en nuestro medio los pacientes son poco proclives a su utilización. Se ha valorado la utilización combinada de psicoterapia más aparatos de vacío, habiéndose comprobado que ambos recursos unidos aportan beneficios notables. Así lo confirma un estudio según el cual la terapia sexual sola resultaba eficaz en un 60 % de los casos, mientras que unida a los dispositivos de vacío alcanzaba el 84 % de eficacia (Wylie, Jones y Walters, 2003). También se puede considerar una opción de tratamiento para pacientes muy mayores, con baja frecuencia de relaciones sexuales y una morbilidad que contraindique la utilización de iPDE-5 (Yuan, 2010).

4. 2. Nivel de Tratamiento:

11.1.2.5.2 Fármacos intracavernosos o intrauretrales: Alprostadilo

En un 2º nivel de tratamiento (si no hubiese funcionado o no hubiese sido posible aplicar el primer nivel) se puede ofrecer el recurso a la utilización de fármacos intracavernosos o intrauretrales.

Suele dar resultados beneficiosos, pero el nivel de abandonos por parte de los pacientes es alto al ser un fármaco que requiere autoadministración por parte del propio paciente, promoviendo que muchos de ellos acaben cansándose del proceso y dejándolo. Lo abandonan en torno a un 40 % después de 3 meses de tratamiento y de un 70 a 80 % al cabo de los tres años de utilización (Cabello, 2010).

En España, alprostadilo (prostaglandina E1) es el único fármaco para uso intracavernoso (IC) aprobado por la AEMPS. En otros países existen combinaciones de fármacos para la IC, pero todavía no están aprobadas ni comercializadas en nuestro país (Porst, 2013; Hatzimouratidis *et al.*, 2015).

Alprostadilo está comercializado en España en presentaciones de 10 y 20 mcg (microgramos). Es necesario un entrenamiento para enseñar al paciente y/o a su pareja a realizar una correcta inyección del fármaco dentro de los cuerpos cavernosos (Rodríguez Vela, Moncada, Sáenz de Tejada, 1998)

Puede ser útil para aquellas personas que no responden al tratamiento con los IPDE5. También se ha empleado en casos de DE de origen psicológico que no han funcionado con terapia sexual, obteniéndose unos resultados beneficiosos en el 64 % de tales casos (que dejaron el tratamiento en el plazo de 3 meses). Aunque un 18 % necesitó seguir el tratamiento con IC durante 1 año. Estos resultados difieren de forman radicalmente opuesta (Cabello, 2010) de los aportados por otros autores, que compararon la eficacia de la terapia sexual clásica frente a las inyecciones intracavernosas de bajas dosis de prostaglandinas, constatando que quedaron satisfechos con el tratamiento el 69 % de los pacientes que recibieron prostaglandinas, con respecto al 75 % de los que recibieron terapia sexual, aunque esta resultó ser mucho más cara (Baum, Randrup y Junot, 2000).

Alprostadilo puede administrarse de 3 formas diferentes:

a. Inyección intracavernosa (directamente en cuerpos cavernosos).

b. Crema tópica de alprostadilo (aplicado en el glande).

c. Microdispositivo intrauretral (Muse, Virirec).

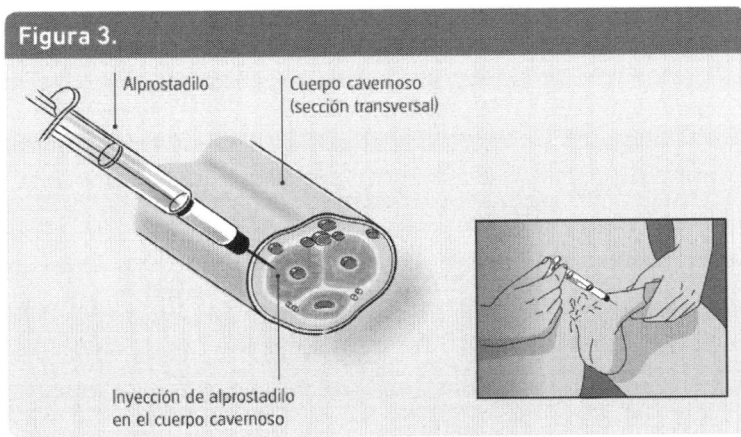

Figura 3.

Alprostadilo

Cuerpo cavernoso (sección transversal)

Inyección de alprostadilo en el cuerpo cavernoso

Fuente: PAS DE Programa de Publicaciones PAS (Pautas de actuación y seguimiento) sobre Disfunción Eréctil. Coordinado por la Fundación para la Formación de la Organización Médica Colegial (FFOML).

a. Inyección intracavernosa de alprostadilo

Funcionamiento y resultados

Previamente al tratamiento (Documento de Consenso sobre Disfunción Eréctil, 2013) es necesario comprobar la respuesta al fármaco y buscar la dosis óptima. Es obligatorio, por tanto, realizar un test de respuesta al fármaco intracavernoso en la consulta, que va a servir al mismo tiempo para instruir al paciente en la forma correcta que tendrá que autoinyectárselo luego él en su casa. Este entrenamiento es fundamental para minimizar los efectos secundarios derivados de un mala técnica de inyección (fibrosis, uretrorragia por inyección accidental en la uretra, etc.) y promover que el tratamiento se mantenga conseguir mantener el tratamiento y especialmente. Es un tratamiento muy efectivo que está contraindicado en hombres con historia de hipersensibilidad al fármaco y en hombres con riesgo de priapismo o erecciones prolongadas. En el caso de hombres en tratamiento con anticoagulantes se debe mantener la presión durante más tiempo en el sitio de la inyección para evitar hematomas. Cuando el varón no tiene destreza o habilidad para autoinyectarse adecuadamente, se aconseja educar a la pareja en la técnica (Documento de Consenso sobre Disfunción Eréctil, 2013).

En general, se empieza el entrenamiento con 10 mcg y puede subirse hasta 20 y 30 mcg, según la rigidez obtenida y su duración. En los pacientes que refieren una rigidez que dura más de 60 minutos, se aconseja disminuir la dosis hasta encontrar la mínima dosis que produzca una buena rigidez (Rodríguez, & Ezquerro, 2017).

Actúa directamente sobre el monofosfato de adenosina cíclico (AMPc), siendo un iniciador de la erección. Tras inyectarse aparece la erección pasados de 5 a 10 minutos, dependiendo la calidad y duración de la misma de la dosis inyectada. La eficacia de alprostadilo IC es muy alta. Múltiples estudios doble ciego en diferentes subpoblaciones de pacientes con DE han demostrado que la inyección IC produce rigidez suficiente para la relación sexual entre un 70 y 93 % (Porst, 2013; Rodríguez Vela, Moncada, Sáenz de Tejada, 1998).

En pacientes con DE secundaria a prostactectomía radical y diabetes, alprostadil ofrece unos resultados del 93 % y una satisfacción del 86 %, siendo una buena alternativa a la poca eficacia que en estos colectivos tienen los iPDM-5 (Rodríguez Vela, Moncada, Sáenz de Tejada, 1998). A pesar de su alta nivel de eficacia, de un 7-10 % de los pacientes no responden al tratamiento (Porst, 2013).

Complicaciones a nivel local

a. Dolor en pene (11 al 50 %)

Generalmente ocurre con PGE1. Para controlarlo se debe cambiar de fármaco o buscar combinaciones en las que se pueda disminuir la dosis de PGE1 sin perder eficacia (Documento de Consenso sobre Disfunción Eréctil, 2013).

b. Erecciones prolongadas (5 %)

Se debe avisar al médico responsable si la erección se mantiene más de cuatro horas tras la inyección, para proceder a su reversión;

con el aspirado de sangre y lavado con suero salino de los cuerpos cavernosos y la inyección de fármacos adrenérgicos el pene recupera la detumescencia en la práctica totalidad de los casos si esta actuación no se demora más allá de 6 horas (Documento de Consenso sobre Disfunción Eréctil, 2013). Puede inyectarse fenilefrina intracavernosa a una dosis de 0,2 mg cada 5 minutos (máximo de 3 dosis). Si no se consigue la detumescencia, se procederá a técnicas quirúrgicas (*shunt* cavernoso-esponjoso) para evitar un daño irreversible a los cuerpos cavernosos. El riesgo de volver a padecer nuevas erecciones prolongadas no se puede predecir, debiendo reducir las dosis de PGE1 en la siguiente inyección (Documento de Consenso sobre Disfunción Eréctil, 2013).

c. Priapismo (1 %) o erección prolongada más allá de 6 horas.

d. Fibrosis de los cuerpos cavernosos (2 %).

Se admite que puede ser debida a una mala técnica de inyección. El dolor suele ser leve y disminuye con el uso del fármaco. La inyección IC puede producir pequeños hematomas dentro de los cuerpos cavernoso, provocando fibrosis (lo que aconsejaría suspender el tratamiento) llegando en ocasiones a producir incurvación del pene.

Complicaciones a nivel sistémico

Episodios de hipotensión (muy poco frecuentes) cuando se utilizan dosis altas.

A pesar de su notoria eficacia, presenta una alta tasa de abandonos en los 3 primeros meses, de un 40 % (Porst, 2013; Rodríguez Vela, Moncada, Sáenz de Tejada, 1998) y de un 70-80 % a los 3 años. Aun así, no deja de considerarse una herramienta imprescindible en urología, especialmente indicada en pacientes que no responden al tratamiento con iPDE-5 (Cabello, 2010).

Debe realizarse un seguimiento médico adecuado, inicialmente cada 6 meses y posteriormente anual (Rodríguez, & Ezquerro, 2017), repasando la técnica de inyección, la dosis empleada, la calidad y duración de la erección producida y la aparición de las complicaciones (Rodríguez Vela, Moncada, Sáenz de Tejada, 1998).

b. Alprostadilo intrauretral

Alprostadilo intrauretral está disponible en forma de microsupositorio que con un aplicador se coloca en el interior de la uretra (Padma-Nathan *et al.*, 1997). Posteriormente es necesario masajear el pene para facilitar que el fármaco pase del cuerpo esponjoso a los cuerpos cavernosos y así se ponga en marcha la erección. El problema es que el paso del cuerpo esponjoso a los cavernosos es muy limitado (Porst, 2013).

Se comercializa en dosis de 250, 500 y 1000 mcg. Con la dosis de 500 y 1000 mcg se ha publicado un 30-65 % de eficacia, con rigidez eréctil suficiente para la penetración (Padma-Nathan, 1997). Los resultados son muy variados e inconsistentes, ya que fluctúan dependiendo de la cantidad de fármaco que penetra en los cuerpos cavernosos. Se aconseja la colocación de una banda constrictiva en la raíz del pene para aumentar su eficacia.

Eficacia

La eficacia de alprostadilo intrauretral es menor que con la inyección IC, presentando la ventaja de ser menos agresiva que esta.

Efectos adversos

Sus efectos adversos son dolor o quemazón uretral, entre un 29 y un 41 % y sangrado uretral, 5 %, (Padma-Nathan, 1997).

c. Alprostadilo en crema tópica

Autorizado y comercializado en España en 2015. Se presenta en formato de 200 y 300 mcg que se depositan en el meato uretral. Va acompañado de un fármaco potenciador de la absorción. Tiene un inicio rápido de acción (10-12 minutos). El alprostadilo debe pasar desde el glande-cuerpo esponjoso a los cavernosos que es donde se produce la erección (Rodríguez, & Ezquerro, 2017).

Alprostadilo crema ofrece una mejoría significativa de la erección (83 %) y de la capacidad de penetrar respecto al placebo, 26 %, (Padma-Nathan, & Yeager, 2006).

Efectos adversos:

Dolor quemazón en el pene y genitales (23 %), eritema y/o edema en pene (12 %), balanitis (5 %). A nivel sistémico tiene muy pocas complicaciones: mareos leves (1 %) e hipertensión, 1 %, (Padma-Na-than, & Yeager, 2006).

Es una buena opción de tratamiento para los pacientes con DE consecuente a diabetes o a prostatectomía total que no responden a los iPDM-5, ya que posibilita el inicio de la erección.

Conclusión sobre alprostadilo

Todas las formulaciones de alprostadilo se pueden asociar con ca-finitrina, nitratos y derivados del ON (Nehra *et al.*, 2012). Alprostadilo actúa directamente sobre el AMPc que, por una vía diferente a los iPDE-5, favorece la relajación del músculo liso cavernoso y la rigidez peneana. Alprostadilo es un iniciador de la erección, por lo que tiene una buena eficacia en pacientes que son incapaces de producir ON, especialmente en los casos de DE secundaria a diabetes o a prosta-tectomía radical o cistectomía (Rodríguez-Vela, Moncada, Sáenz de Tejada, 1998).

Actualmente están comercializadas prótesis maleables (semirrígidas) o inflables (de dos y tres componentes). Las prótesis de tres componentes son las preferidas por los pacientes y los urólogos. Estas prótesis ofrecen una mejor flacidez y una erección más natural[26].

En la figura 4 se muestra el esquema de una prótesis de tres componentes.

Figura 4.

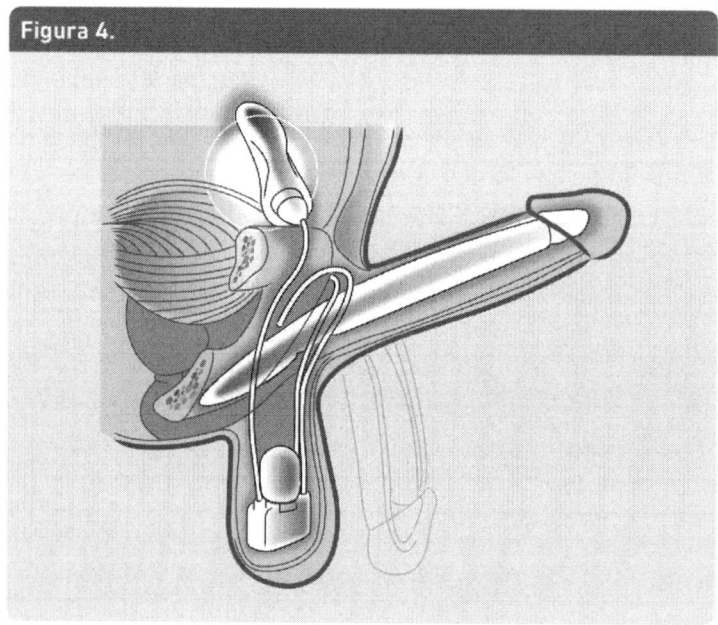

En flacidez, el líquido está almacenado en un reservorio (situado a un lado de la vejiga) y los cilindros colocados en los cuerpos cavernosos están vacíos. Cuando el paciente desea tener rigidez peneana, aprieta una bomba-activador colocada entre ambos testículos y el líquido pasa del reservorio a los cilindros de los cuerpos cavernosos y se produce una adecuada rigidez peneana. Al acabar la relación sexual el paciente aprieta un dispositivo desactivador que permite que los cilindros queden vacíos (flacidez) y el líquido pase al reservorio.

Fuente: PAS DE Programa de Publicaciones PAS (Pautas de actuación y seguimiento) sobre Disfunción Eréctil. Coordinado por la Fundación para la Formación de la Organización Médica Colegial (FFOML).

3º Nivel de Tratamiento:

11.1.2.5.3 Cirugía de vascularización y de prótesis de pene

En el 3º nivel de tratamiento se encuentra la cirugía, que puede ser de vascularización y, sobre todo (fundamentalmente), de prótesis.

1. Cirugía de vascularización.
2. Cirugía de prótesis de pene.

Cirugía de vascularización (arterial y venosa)

La cirugía de vascularización es muy poca utilizada en el mundo por lo poco exitosa que resulta.

a. Cirugía arterial

Solo se ha demostrado una cierta eficacia en casos concretos y puntuales, pacientes con lesión arterial traumática sin daño neurológico en los que se ha producido una lesión de uretra o de pelvis reciente.

b. Cirugía venosa

Ha quedado restringida igualmente para pacientes muy jóvenes que padezcan DE primaria (desde siempre) por insuficiencia venosa congénita, como es el caso de la fuga venosa donde el tratamiento quirúrgico pasa por embolizar u obstruir la vena dorsal del pene, siendo utilizada la técnica solo en aquellos casos en los que está demostrado que la restricción del flujo de salida es esencial para iniciar y mantener la erección (Wespes y Schulman, 1993). Aun así su tasa de eficacia es muy baja.

Tratamiento de la fuga venosa peneana

Es una patología difícil de tratar, ya que, ni la cirugía vascular ni los fármacos IPDE5 suelen servir como solución, siendo la cirugía protésica la última opción de tratamiento sobre todo para los casos de gente joven (la mayoría de casos) siempre y cuando el paciente asuma y acepte tal tratamiento.

Cirugía de prótesis de pene

Es la tercera elección cuando han fracasado los demás recursos (fármacos, terapia, autoinyecciones) siempre y cuando el paciente asuma y esté dispuesto a dejarse realizarla. Hay que informarle bien, debe ser una decisión bien asesorada, meditada y consensuada. Es un proceso que una vez realizado es irreversible (al «destruir» los cuerpos cavernosos y sustituirlos por un mecanismo artificial, el paciente ya no podrá volver a tener posibilidades de otros tratamientos futuros).

La intervención consiste en instalar y sustituir los cuerpos cavernosos del pene por un mecanismo artificial o prótesis que puede proporcionar una erección a demanda del paciente.

El implante de una prótesis de pene puede plantearse en pacientes que no responden a los fármacos orales ni al tratamiento intracavernosos y siempre y cuando el paciente siga teniendo deseos de solucionar su problema. En la actualidad están comercializadas prótesis maleables (semirrígidas) o inflables (de 2 o 3 componentes). Las prótesis de 2 componentes son las preferidas por los pacientes y los urólogos. Esas prótesis ofrecen una mejor flacidez y una erección «más natural» (Martínez-Salamanca *et al.*, 2011).

Indicaciones

El I Consenso Latinoamericano de DE de la Sociedad Latinoamericana para el estudio de la DE y la Sexualidad (SLAIS), celebrado en Salvador de Bahía en 2002, admite las siguientes indicaciones para contemplar la posibilidad de cirugía de prótesis de pene:

En pacientes con DE de causa orgánica cuando no haya sido satisfactorias otras modalidades terapéuticas, bien porque hayan sido rechazadas por el paciente, bien porque no hayan funcionado, bien porque estén contraindicadas.

En casos de DE de origen psicológico que no haya funcionado mediante terapia sexual, el paciente no presente una psicopatía, este bien informado y no padezca depresión ni ansiedad.

Requiere una evaluación psicológica previa consistente para admitirle como candidato

Tipos de prótesis

a. Maleables (semirrígidas). Permiten la recuperación de su posición inicial cuando se las flexionan.

b. Inflables de uno, dos o tres componentes. Llevan el cuerpo interno dentro del pene, el sistema de bombeo va colocado en el escroto y el reservorio va colocado en el espacio de Retzius, en el abdomen en situación paravesical. Son más complejas técnicamente que las maleables, más difícil de colocar y presentan una menor duración.

Prótesis maleables

Entre sus Ventajas cabe señalar que son fáciles de utilizar, sobre todo en varones con poca habilidad manual, que supone un procedimiento quirúrgico menos complicado al tener menos componentes mecánicos, y que resulta más económica de precio. Entre sus desventajas hay que señalar que el pene se mantiene permanentemente rígido o erecto, aunque no suele notarse debajo de la vestimenta de la persona. El pene no tiene una apariencia tan natural como en el caso de las prótesis hidráulicas.

Prótesis inflables

Dentro de sus ventajas destacan que la bomba es pequeña, cómoda y fácil de utilizar, presentando un aspecto más fisiológico que una maleable. El aspecto postoperatorio y el funcionalismo del pene es mejor. El paso al estado flácido se realiza fácilmente con 4 o 5 bombeos.

Desventajas como su precio, más cara, técnicamente es más compleja y una duración en el tiempo menor. Las principales complicaciones quirúrgicas en la implantación de una prótesis de pene son; Hematomas, lesión uretral, imposibilidad para orinar, infección de la prótesis (2-3 %),erosión o extrusión de la prótesis hacia uretra o glande (2 %), fibrosis de los cuerpos cavernosos, perforación de la albugínea del cuerpo cavernoso, defectos mecánicos en la prótesis (menos del 5 % a los 5 años de su colocación (Martínez-Salamanca et al., 2011), insatisfacción con el tamaño del pene (una vez operado) por parte del paciente, insatisfacción de la pareja sexual del paciente.

Detalles técnicos como la medición exacta de los cuerpos cavernosos durante el procedimiento quirúrgico del implante es obligada, ya que si el tamaño del contenido (prótesis) es mayor que el continente (cuerpo cavernoso), se produce el decúbito y la erosión, exteriorizándose la prótesis. Por el contrario, si la prótesis es más corta que la longitud del cuerpo cavernoso, se produce la deformidad y el «concorde» (glande caído), pudiendo producir una perforación lateral (Documento de Consenso sobre Disfunción Eréctil, 2013).

Cuando se produce una infección o erosión de la prótesis suele ser necesario la retirada de la misma y tratamiento antibiótico. En determinados casos, tras la retirada de la misma se pueden realizar lavados del campo quirúrgico con diferentes soluciones antisépticas y antibióticas y colocar otra nueva prótesis (Rodríguez, & Ezquerro, 2017).

Para Martínez-Salamanca, Mueller, Moncada, Carballido y Mulhall (2011), en pacientes con disfunción eréctil e incurvación del pene por enfermedad de Peyronie, el implante de una prótesis de pene es una opción muy adecuada, ya que puede resolver ambas patologías. Para estos autores, el 93 % de los pacientes a los que se les ha implantado una prótesis de pene están satisfechos.

Prótesis, eyaculación y orgasmo

Es muy importante explicar a los pacientes que una prótesis ofrece una buena rigidez del pene, pero no resuelve problemas de eyaculación ni orgasmo (Porst, 2013; Martínez-Salamanca *et al.*, 2011). Aunque en el caso de la prótesis la erección no es producida fisiológicamente sino mecánicamente, hay que recordar que la eyaculación y el orgasmo son regidos por centros cerebrales diferentes a los de la erección. Desde el punto de vista neurológico el orgasmo requiere de vías aferentes (sensibles) mientras que el eyaculado requiere, además, de vías eferentes motoras, siendo el orgasmo fundamentalmente una emoción sensorial y la eyaculación una secreción recompensada (Landarroitajauregi, 2010).

CIRUGÍA DE PRÓTESIS
La operación de cirugía de prótesis de pene es una intervención no exenta de complicaciones, que debe ser muy bien meditada, requiere información precisa y completa sobre su proceso quirúrgico y las posibles complicaciones, así como sobre sus consecuencias y resultados. Es una cirugía irreversible que a partir de su implantación no admitirá ninguna otra opción terapéutica posible. Por ello, debe ser una decisión muy bien pensada y asumida por parte del paciente.

11.1.2.6 Tratamiento de la DE en Lesión Medular

Para Sánchez Ramos, & Vidal (Aspectos específicos de la DE en Lesión Medular. Documento de Consenso sobre DE, 2013), estas son las pautas de tratamiento a seguir en el abordaje de la DE en Lesión Medular:

Aconsejan empezar por aportar indicaciones propias de lo que se conoce como consejo sexual:

- El abordaje de un paciente varón para/tetrapléjico debe estar incluido dentro del estudio psicológico global que incluye todas las repercusiones generales que hayan producido su minusvalía.
- El paciente no solo debe conocer el problemas específico de la DE consecuente a la discapacidad por LM, sino todas las variaciones que supone el problema como la percepción orgásmica genital, que suele quedar abolida en las lesiones completas por encima de L1-L2 y alterada (el orgasmo es atenuado o no placentero) en un alto porcentaje de las LM incompletas o de niveles de lesión más bajos.
- Se debe trabajar con el paciente una sexualidad menos genitalizada, promoviendo que encuentre placer en aquellos puntos erógenos que no hayan quedado afectados por la lesión medular (cuello, espalda . . .), para obtener sensaciones pseudoorgásmicas, así como buscar posiciones adecuadas a su capacidad de movimiento. En suma, se tratará de reorientar su sexualidad hacia variables menos genitalizadas, otorgando más importancia a la ternura, la comunicación y la fantasía, valores que pueden ser tan importantes como las sensaciones propiamente sensoriales.

Tratamiento sintomático

Irá en la misma línea troncal del tratamiento propuesto para pacientes en general, siguiendo el esquema ya conocido de las tres líneas de tratamiento, pero adaptado a las personas con LM. Por ello, tendrá algunas consideraciones específicas (Sánchez Ramos, & Vidal, 2013):

1. Tratamiento de primera línea:
   a. Fármacos orales

Sildenafilo

- Los estudios realizados muestran tasas de eficacia ente 75-88 % en varones con LM.
- La Sociedad Española de Paraplejia ha auspiciado el estudio IDELEM (publicado en *Spinal Card Journal*), donde se concretan las especificaciones adecuadas para varones con LM. En el citado trabajo se analizaba la respuesta de 170 varones mayores de 18 años afectos de LM (pasada la fase de shock medular). Los resultados revelaron una alta tasa de eficacia (88,2 %) en el tratamiento de la DE con sildenafilo (las parejas corroboraban el 85,3 % de satisfacción), así como la ausencia de efectos adversos graves, siendo los efectos secundarios los comunes a este fármaco (cefalea, rubor facial, congestión nasal . . .).

b. Anillos constrictores y sistemas de vacío

- Cuando los fármacos orales no hayan resultado eficaces, se puede recomendar anillos constrictores, pero solo en aquellos pacientes que consigan previamente una erección refleja potente, lo que les va a permitir mantener esa erección durante un tiempo más prolongado.
- Los sistemas de vacío se pueden indicar en los pacientes con falta de erección refleja.
- Los anillos constrictores deben vigilarse por las erosiones o úlceras de de decúbitos que pueden provocar debido a la falta de sensibilidad de los pacientes.

2. Tratamiento de segunda línea

a. Inyecciones intracavernosas de fármacos (IIC)

- No hay diferencia de indicación de este método con respecto al resto de la población con DE.
- Se debe instruir al paciente para la autoinyección. En caso de alteración funcional en las manos, se debe enseñar a la pareja o al cuidador.
- Eficacia muy alta: 80-90 % en lesiones medulares con erección refleja y 70-80 % en lesiones no reflejas.

- Complicaciones escasas.
- Manejo relativamente fácil.
- La inyección intracavernosa se debe realizar con el pene flácido, ya que al inyectar el fármaco estando el pene erecto es fácil que se produzca una detumescencia brusca y que pase a la circulación general.
- Como la respuesta es variable en cada persona, debe personalizarse la dosis.
- Es más frecuente que se produzca una mejor respuesta en LM que parta de una erección refleja intensa, debiéndose comenzar en estos casos por dosis más bajas de los 5 ug de PGE1.

3. Tratamientos de tercera línea
- Solo en caso de que los tratamientos anteriores se hayan demostrado ineficaces, se propone los quirúrgicos como las prótesis de pene y el estimulador de raíces sacras, a realizar por los especialistas en uroandrología.

Conclusiones tratamiento (Sánchez Ramos, & Vidal, 2013)

Cualquier varón con LM independientemente de la edad, causa, nivel y extensión de la lesión, puede ser tratado con los métodos referidos, teniendo en cuenta las contraindicaciones absolutas o relativas para cada fármaco o método terapéutico.

Criterios de derivación y causas (Sánchez Ramos, & Vidal, 2013)

Los médicos paraplejistas han atendido tradicionalmente la DE de origen neurogénico, teniendo una formación andrológica básica para abordar los distintos tratamientos (de primera y segunda línea) que se han expuesto. Solo dejan de ser de su competencia aquellos pacientes que necesitan tratamientos quirúrgico, los cuales deben ser derivados al especialista uroandrológico experto en DE.

11.1.2.7 Tratamiento de la DE en psiquiatría

Farré, Fora y Lasheras (Aspectos específicos de la DE en Psiquiatría. Documento de Consenso sobre DE, 2013) plantean el siguiente abordaje terapéutico de la DE en psiquiatría:

Inicialmente el planteamiento será el común o básico correspondiente al primer nivel de intervención general ante cualquier paciente:

tranquilizarle, informarle, proponerle cambios en la forma de valorar sus expectativas o/y creencias erróneas sobre el sexo y su problema.

Posteriormente y sobre la base de la especificidad del problema Farré, Fora y Lasheras (2013) consideran dos opciones:
1. Terapia sexual.
2. Terapia farmacológica.

1. Terapia sexual

Se aplicarían las técnicas conocidas que conforman la terapia sexual (prohibición del coito, focalización sensorial . . .). Es obvio que para su aplicación, deben ser conocidas por el psiquiatra (tener formación en Sexología).

Además, para garantizar su eficacia se deben cumplir una serie de condiciones:
  a. Que el paciente tenga una pareja estable y colaboradora.
  b. Que ambos miembros tengan un nivel cultura mínimamente suficiente para poder entender las líneas básicas del problema (causas, objetivos) y sea posible su aplicación.
  c. Que sean capaces de asumir cambios de actitud.
  d. Que sea posible trabajar con ellos factores educativos o tera-péuticos como una excesiva expectación de resultados, una exigencia excesiva de la pareja sexual...).
  e. Y sobre todo, que no presenten una psicopatología grave de fondo que impida el desarrollo y aplicación de la terapia sexual.

2. Terapia farmacológica
Indicada cuando:
  a. No se cumplan las condiciones anteriores.
  b. Ha fracasado la terapia sexual previa.
  c. El paciente está demasiado bloqueado para intentar un abor-daje psicológico.
  d. Forme parte de una terapia mixta (orgánico/psicológica) en la que el fármaco aporta una seguridad inicial al paciente que le permita ir avan-zando en la aplicación de la terapia sexual.

1. El tratamiento de primera elección son los fármacos IPDE-5:
    a. Sildenafilo

Con un 76 % de mejora ha demostrado su eficacia en pacientes depresivos (Hardgrave, & Edinburgh, 1998). Aun así, hay pacientes que pueden impedir la acción del fármaco con actitudes inadecuadas. Por ello, Farré, Fora y Lasheras (2013) aconsejan acompañar su prescripción con una serie de pautas o consejos:

> a.a. No es preciso tomarlo justo 1 hora antes, ya que esta pauta puede desestabilizar a los pacientes con TOC.
>
> a.b. El paciente no debe poner a prueba el fármaco, ya que estará poniendo a prueba a su propia erección, a sí mismo.
>
> a.c. El paciente no debe poner únicamente su atención en la erección o el mero resultado, sino también en los aspectos eróticos globales de su encuentro sexual.
>
> a.d. No dramatizar si los primeros resultados tras tomar el fármaco son fracasos.

Para Farré, Fora y Lasheras (2013) si el paciente no presenta ningún trastorno orgánico de base, la tendencia a seguir es disminuir progresivamente la dosis de sildenafilo hasta retirárselo del todo, una vez que el paciente haya recuperado la confianza en su funcionamiento sexual y estén controlados los aspectos concomitantes al problema.

2. El tratamiento de segunda elección son las drogas vasoactivas intracavernosas, siendo la más utilizada el alprostadil intracavernoso (5 a 20 microgramos), aunque para su utilización se requiera un entrenamiento previo del paciente, al que hay que enseñarle a usarlo.

    Tanto el psiquiatra como el paciente deben conocer y saber manejar los posibles efectos secundarios inmediatos (dolor, ardor, hematoma local . . .) y a largo plazo fibrosis de los cuerpos cavernosos o disminución de su eficacia, lo que obligue a incrementar la dosis o la combinación de fármacos. Por tal tema, la prescripción del alprostadil intracavernoso debe pautarse por psiquiatras especialmente familiarizados con el fármaco y con capacidad de respuesta para sus posibles complicaciones. O en coordinación con el urólogo/andrólogo experto en DE (Farré, Fora y Lasheras, 2013).

3. Al psiquiatra corresponde también el abordaje de los casos de DE inducidos por psicofármacos. La estrategia por seguir con una DE secundaria a psicofármacos consiste en intentar reducir la dosis o sustituir el fármaco por otro que no afecte a la erección. Si ello no fuera posible, se puede utilizar sildenafilo, cuya eficacia en revertir la DE provocada por ISRS está bien documentada (Shaller, & Behar, 1999; Numberg *et al.*, 2001).

Criterios de derivación

1. Derivaciones al urólogo/andrólogo:
   a. Cuando se requiera el uso de tratamientos de segunda y tercera línea, sea por fracaso de los fármacos IPDE-5 u otras posibles razones.
   Cuando tras el proceso de evaluación inicial siguen existiendo dudas sobre posibles causas orgánicas, para que el urólogo/andrólogo profundice en la confirmación o no de las mismas.

2. Derivaciones al especialista correspondiente (urólogo/andrólogo; angiólogo, endocrino, neurólogo, cardiólogo):
   a. Cuando se conoce con certeza el factor orgánico implicado en la DE, para su abordaje por el especialista correspondiente o/y la realización de las pruebas procedentes si fueran necesario (Eco-Doppler, Rigiscan, Cavernosografía . . .).
   b. Cuando el psiquiatra no tenga formación en Sexología o Medicina sexual.

3. Derivaciones al sexólogo/psicólogo:
   a. Cuando el psiquiatra no tenga formación en Sexología y considere necesaria la intervención del Sexólogo Clínico.

11.1.3 Tratamiento de la DE mixta (terapia sexual + fármacos IPDE5)

La conveniencia de la utilización de terapia sexual combinada (incluyendo terapia de pareja) como abordaje interdisciplinar de los problemas sexuales en el hombre (no solo para la DE) es una cuestión ya recogida en múltiples trabajos (Hatzimouratidis *et al.*, 2010; Markovic, 2013; McCabe *et al.*, 2010; Montorsi *et al.*, 2010; Weeks y Hof, 2013).

En un metaanálisis comparativa entre tratamiento psicológico y farmacológico, Melnik, Soares y Nasello (2007) obtuvieron pruebas de que la psicoterapia puede mejorar la función eréctil, y que su uso combinado con fármacos mejora significativamente la eficacia de la intervención exclusivamente farmacológica.

Asimismo, en un análisis sistemático sobre una veintena de investigaciones publicadas de tratamiento psicológico en disfunciones sexuales, Berner y Günzler (2012) concluyeron que las intervenciones sexológicas propuestas por Master y Johnson y las psicológicas de sesgo cognitivoconductual mejoraron el funcionamiento sexual de varones con problemas sexuales, haciendo hincapié especial en la mayor eficacia del uso conjunto de psicoterapia y tratamiento farmacológico para el tratamiento de la disfunción eréctil.

El tratamiento combinado de la DE de origen mixto (psicológica y orgánica) está aconsejado:

Sobre todo en:

1. En el tratamiento de los casos de DE en los que existiendo evidencia de causalidad psicológica, también se considera que hay causa orgánica (o al menos dudas sobre su posible existencia).

Pero también puede utilizarse:

2. En aquellos pacientes con una fuerte ansiedad de rendimiento, la cual genera un aumento del tono adrenérgico que hace disminuir la entrada de sangre en el pene. Los IPD-5 contrarrestan tal posible pérdida al incrementar la entrada de sangre en el pene. Este es un tema no exento de polémica clínica ya que la mayoría de casos de DE (incluso los de causa orgánica), cuando

411

se cronifican en el tiempo acaban generando también una carga psicógena de ansiedad de rendimiento añadida en el paciente.

3. Como complemento y apoyo del tratamiento de la DE de carácter psicógeno cuando este no ha funcionado solo con terapia sexual.

4. En aquellos pacientes que son recelosos con el funcionamiento de la terapia sexual y son proclives a abandonar el tratamiento salvo que se les recete un fármaco.

5. En casos de DE de larga duración, con pacientes que llevan mucho tiempo con el problema instalado, en cuyos casos el fármaco puede aportar la fuerza y consistencia para «arrancar» las primeras erecciones y completar a la terapia sexual.

Un centro que utiliza como primera opción de tratamiento de la DE la terapia combinada es el Instituto Andaluz de Sexología y Psicología, situado en Málaga y dirigido por Francisco Cabello, médico sexólogo. En este centro introducen la toma del fármaco en la fase genital, lo mantiene durante el tratamiento y se lo retiran al paciente al final, con la llegada del coito libre, cuando el hombre ya ha resuelto el problema prácticamente. Así realizan el procedimiento:

1º. Fase sensual. Se realiza la terapia sexual correspondiente a esta etapa con las técnicas correspondientes como son la prohibición del coito y la Focalización Sensorial. Los expertos del citado centro no prescriben el fármaco todavía.

2º Fase genital. Se aplica la terapia sexual correspondiente a esta fase, proponiendo la realización diaria de las tareas y se introduce un fármaco IPDE5, en concreto, el Tadalafilo en dosis de 5 gramos, que se tomará diariamente.

3º Fase orgásmica. Se realizan los ejercicios correspondientes a esta fase (caricias compartidas, autoestimulación delante de la pareja y rozamiento genital). Sigue prohibido el coito para disminuir la ansiedad del paciente. El fármaco sigue ayudando a superar la ansiedad al facilitar que entre más sangre en el pene. Cuanta más frecuencia haya en la realización de las tareas, mayor eficacia aportará la terapia

4o Fase Coital. Se sigue aplicando la terapia sexual correspondiente a esta fase. Es decir, la técnica del cartero antes explicada y la penetración sin movimientos. Se sigue prescribiendo como complemento a la terapia el fármaco IPDE5 en dosis diaria de 5 mg. Se aconseja realizar 7 sesiones de ejercicios por lo menos con éxito.

5o Coito libre sin fármacos. Una vez llegado a este punto final de la terapia, se re- inicia la retirada del fármaco con base en la idea de que el mismo ya no es necesario. Pero se hace de forma progresiva, nunca de golpe y explicándoselo al paciente.

La citada retirada del fármaco se hace de forma progresiva, disminuyendo en primer lugar la dosis, después se pasa a tomar la medicina en días alternos, a continuación cada dos días, después cada tres y, por último, cada cuatro. Así hasta la retirada definitiva. Durante los seis primeros meses tras el tratamiento, se recomienda que la pareja practique el coito 2 veces al mes como mínimo.

Esta estrategia de retirada progresiva del fármaco tiene como objetivo terapéutico que el tratamiento tenga un efecto «curativo» definitivo sin necesidad de seguir recurriendo al fármaco. De todas formas, cuando los pacientes presentan o tienen lesiones orgánicas causantes de su problema de erección, el fármaco no conviene retirarlo todavía. Al existir tales factores orgánicos (aunque también los haya psicológicos), el fármaco va a seguir siendo necesario o conveniente.

En el mencionado Instituto consideran, con base en el estudio de seguimiento que realizan de sus pacientes que el 90 % de los casos tratados con terapia sexual combinada siguen con erecciones adecuadas un mes después de haber terminado la intervención terapéutica (Cabello, 2004). De hecho, inician siempre el tratamiento de la DE con la terapia sexual combinada. Además, según los datos recogidos en su centro (Cabello, 2004) el nivel de abandono de los diversos formatos de terapia indica que es menor en la terapia combinada (8 %), siendo un 23 % el porcentaje de la terapia farmacológica y un 69 % de la terapia sexual sola.

La terapia sexual combinada está desaconsejada:

1. En pacientes que presenten contraindicaciones a los fármacos IPDE5.
2. En los casos de DE psicógena de corta duración.
3. En hombres que presentan reparos en tomar medicación.

11.1.3.1Tratamiento de la DE tras prostatectomía radical

La terapia para el tratamiento de la DE tras la prostatectomía radical es básicamente médica (fármacos IPDE-5, vasoactivos o cirugía de prótesis de pene), pero dado que es conveniente y, muchas veces, necesario el apoyo psicológico al paciente, puede incluirse dentro del formato de terapia mixta o combinada.

Función sexual después de una prostatectomía radical

a. a) Impacto negativo en la función sexual

En un estudio realizado en Brasil, ya solamente el hecho de saber que se padece cáncer de próstata, produce en un porcentaje alto de los hombres afectados un sentimiento trágico al ser conscientes de que el tratamiento puede afectar a su funcionamiento sexual y a su masculinidad (Da Rosa, 2019).

Se sabe que el cáncer de próstata ejerce un impacto muy negativo en la función sexual. En un estudio sueco (Helgason *et al.*, 1996) fueron estudiados 319 varones seleccionados aleatoriamente y 342 pacientes con cáncer de próstata, con edades comprendidas entre los 50 y 80 años. Los prostatomizados evidenciaron más problemas sexuales en diferentes aspectos sexuales. Asimismo, las puntuaciones sexuales fueron mejores en aquellos pacientes a quienes preservaron los ramales vasculonerviosos (bandeletas). En otro estudio (Talcott *et al.*, 1998) también queda constancia de la fuerte afectación que supone la prostatectomía radical en la sexualidad del varón operado.

b. Consecuencias sexuales de la prostatectomía:

Disfunción eréctil.

Anorgasmia coital.

Disminución de la intensidad orgásmica.

Ausencia de orgasmo.

Dolor orgásmico.

Expulsión de orina durante el orgasmo (climacturia).

Cambios sensoriales en el pene.

Acortamiento o deformidad del pene.

En la mayor parte de los estudios sobre la afectación sexual de la prostatectomía, el principal objetivo a medir es la DE, siendo minoría (De Faria, 2015) los trabajos que analizan otros afectaciones sexuales en el varón consecuentes a tal cirugía, como son la anorgasmia coital, la eliminación de orina durante el orgasmo o las alteraciones morfológicas del pene tales como su disminución de tamaño o su curvatura (Bergman *et al.,* 1979). Aun siendo minoritarios, tales estudios no dejan de evidenciar que la prostatectomía radical no solo afecta a la erección, sino que también lo hace con el orgasmo, disminuyendo su intensidad o haciéndolo desaparecer e incluso acompañándolo de dolor o expulsión de orina durante el mismo.

Así tenemos un estudio de Barnas *et al.* (2004) que recogía quejas en los pacientes por la completa ausencia de orgasmo o disminución del mismo (un 74 %), mientras que un 14 % referían presencia de dolor en el momento orgásmico.

Otro estudio en la misma línea de trabajo (Koeman *et al.,* 1996) corroboraba tales consideraciones clínicas al estimar la existencia de un 82 % de pacientes que referían una disminución de la intensidad orgásmica y un 11 % de pacientes que afirmaban sentir dolor durante el orgasmo.

Parece ser que la lesión del cuello vesical tras la prostatectomía altera los mecanismos fisiológicos que regulan la sensación orgásmica, produciendo espasmos de la anastomosis vesicouretral, así como distonía de la musculatura del suelo pélvico (Hetrick *et al.,* 2003).

En cuanto a la anorgasmia o disminución de la intensidad del orgasmo, intervienen factores psicológicos asociados a la intervención quirúrgica (emociones, miedos, incertidumbre . . .).

La expulsión de orina durante el orgasmo recibe el nombre de «climacturia», siendo otro de los efectos de la prostatectomía y un obstáculo en el establecimiento o recuperación de las relaciones sexuales de la pareja tras la operación.

En un estudio del Memorial Sloan Kettering Cancer Center se analizaron a 392 pacientes operados de prostatectomía, encontrándose un 14 % con queja de climacturia (Choi *et al.*, 2007).

Para Loizaga *et al.* (2007):

a. La climacturia es un síntoma frecuente que si no se pregunta directamente a los pacientes, estos no la mencionan.

b. El paciente que tiene climacturia la presenta en forma de unas gotas en un 87 % y siempre que llegan al orgasmo en un 62 %.

c. Es un síntoma que, por su frecuencia, debería formar parte de la información previa a la cirugía.

11.1.3.2 Programa de rehabilitación peneana y seguimiento a 49 pacientes intervenidos por prostatectomía radical

En un trabajo muy reciente realizado en España (Sánchez Alcántara, Jurado, San Martin, Prieto y Anglada, 2020), se ha realizado un seguimiento a 49 pacientes operados de prostatectomía, a los 3 años de haber sido operados (la mitad de ellos siguió un programa de rehabilitación peneana), para confirmar el impacto sexual que la prostatectomía genera. Se utilizó una entrevista personal usando un cuestionario propio. La media de edad en el momento de la entrevista fue de 64 años (51-74) y el tiempo medio transcurrido desde la cirugía a la entrevista fue de 3 años aproximadamente.

Tras la cirugía, el porcentaje de disfunción eréctil severa pasó de un 4 % (previo a la cirugía) a un 67 % y solo un 4,1 % mantuvo intacta su función eréctil.

La rehabilitación peneana fue realizada por el 53,1 % de los pacientes. Aquellos que la realizaron refirieron mejoría de sus erecciones en el 73 % de los casos.

De los pacientes que realizaron la rehabilitación peneana, un 69,2 % lo hizo con inyecciones de alprostadil, un 15,4 % con alprostadil en crema en tratamiento único o combinado con inhibidores de la fosfodiesterasa 5 (IPDE5) y un 14,4 % con iPDE-5.

El orgasmo se vio conservado y percibido igual en la mitad aproximada de los pacientes (53,1 %). De hecho, dos de ellos indicaron tener orgasmos más placenteros (4,1 % del total) y un 26,5 % manifestaron sentir una disminución de la intensidad del orgasmo. Finalmente, 8 pacientes restantes (16,3 %) no tuvo ningún orgasmo tras la cirugía, aunque 5 de ellos no lo había intentado siquiera.

Un 88 % no presentó anorgasmia, frente al 12 % que la tuvo. De ellos, solo 1 de ellos la definió como un dolor insoportable que no le permitía continuar con la estimulación y alcanzar el orgasmo. El resto lo definió como un leve escozor o molestia.

La climacturia se presentó en un 34 % de los pacientes que consiguieron llegar al orgasmo. Y en un 28,6 % del porcentaje total de pacientes. Todos ellos la definieron como leve (escape de algunas gotas o escasa cantidad), sin afectarle en sus relaciones sexuales, y mejorando con el tiempo.

El deseo sexual se mantuvo en más de la mitad de los pacientes (61,2 %), mientras que un 28,6 % experimentó una ligera disminución de la libido y un 10,2 % afirmaban una disminución importante del apetito sexual.

Un 69,4 % experimentó reducción del tamaño del pene.

En cuanto a los cambios morfológicos en el pene, casi un 70 % experimentó sensación de reducción del tamaño del pene, un 4 % (2 pacientes) indicó incurvación del mismo y solo el 26,5 % refirieron no haber tenido ningún cambio morfológico en el pene.

Tras la cirugía, la satisfacción sexual general de los pacientes era buena solo en un 63,3 % de los pacientes. El resto la definían como regular (26,5 %) o mala (10,2 %).

En cuanto a la satisfacción sexual de sus parejas, solo el 56,8 % se consideraron satisfechas sexualmente. El resto, definieron su satisfacción sexual como regular (34,1 %) o mala (9,1 %).

En cuanto a la frecuencia sexual, también se vio reducida: un 81,8 % afirmaron una reducción en la frecuencia sexual, un 18,2 % nunca más volvieron a tener relaciones sexuales con sus parejas, y otro 18 % indicó que mantenían el mismo número de encuentros sexuales que antes de la cirugía.

Un total de 12 pacientes (24,5 %) refirieron ansiedad y/o afectación de su autoestima tras la cirugía, siendo muy evidente en 2 de ellos, que precisaron tratamiento psiquiátrico y psicológico para afrontar la nueva situación. Además, hasta un 28,6 % de los pacientes consideraron que su calidad de vida había disminuido.

Conclusiones del trabajo (Sánchez Alcántara, Jurado, San Martin, Prieto y Anglada, 2020):

La prostatectomia radical (PM) supone un fuerte impacto sobre la salud sexual de los operados, pudiendo ocasionar alteraciones orgásmicas, climacturia, pérdida de deseo e insatisfacción sexual tanto al varón operado como a su pareja.

Antes de la cirugía se debe informar a los pacientes de los efectos secundarios consecuentes a la operación quirúrgica.

Conviene realizar un asesoramiento medico e individualizado sobre el método de rehabilitación peneana.

La rehabilitación peneana consiste en fomentar las erecciones unas 2-3 veces por semana de manera programada.

No se puede negar la importancia de la penetración en las relaciones sexuales, pero no debe suponer una obligación; con este estudio se demuestra cuán fuertes son las normas sobre sexualidad que tenemos en la actualidad, basadas en un modelo coitocéntrico y falocentrista.

11.1.3.3 Terapia sexual combinada en la prostatectomía radical

Como ya he recogido anteriormente, la prostatectomía radical es la cirugía para extirpar toda la glándula prostática y algunos tejidos alrededor de esta. Se realiza como tratamiento del cáncer de próstata.

Existen 4 tipos principales de técnicas para la extirpación total de la próstata:
- Cirugía retropúbica.
- Cirugía laparoscópica.
- Cirugía robótica.
- Cirugía perineal.

La cirugía retropúbica suele ser la intervención más utilizada, aunque últimamente ha ganado terreno la cirugía robótica (a través de una consola con mandos el cirujano maneja los brazos articulados de un robot). El porcentaje de varones que tendrán problemas de erección como consecuencia de la cirugía retropúbica oscilará entre el 60 y el 90 % como consecuencia de la intervención ya que durante la misma quedan afectadas las bandeletas (un paquete neurovascular fundamental en la obtención de la erección).

Aun así en los últimos años se ha avanzado notoriamente en la preservación de las bandeletas durante la cirugía. De hecho, la prostatectomía radical con preservación de bandeletas es la técnica de elección en la enfermedad de cáncer de próstata (Padilla Nieva, J; Cáceres Rodríguez, PF; Gambra Arregui, L; Mora Christian, J; Llarena Ibarguren, R.; Arruza Echevarría, J. A, 2013). A tal hecho hay que añadir que existe una tendencia general a promover una sexualidad saludable postcirugía prostática en la línea de considerar que la salud sexual es un derecho universal.

Desde tal perspectiva se han producido avances en la mejora de los problemas de erección postcirugía prostática sobre la base de la utilización de diversos formatos farmacológicos (fármacos iPDE-5, fármacos intracavernosos) combinados con terapia sexual.

11.1.3.4 Tratamiento de la DE tras la cirugía prostática por cáncer de próstata

(Este epígrafe ha sido desarrollado única y exclusivamente por Ana Loizaga Iriarte. Uróloga/Andróloga. Jefa sección del Servicio de Urología del Hospital Universitario Basurto (Bilbao). Profesora asociada de la UPV/EHU. CIBERONC, Centro de investigación Biomédica en red en Cáncer).

La prostatectomía radical es la cirugía para extirpar toda la glándula prostática y algunos tejidos alrededor de esta. Se realiza como tratamiento del cáncer de próstata. La próstata se encuentra rodeada de paquetes vasculonerviosos que se pueden preservar más o menos ampliamente en los casos de tumores localizados. La cirugía radical retropúbica o vía abierta ha quedado relegada por las técnicas menos invasivas como la laparoscópica o la robótica. La técnica robótica tiene una visión tridimensional y magnificada lo que permite la localización más precisa de las llamadas bandeletas neurovasculares y con ello su mejor preservación. La vía laparoscópica es menos precisa por su visión bidimensional pero es más adecuada que la vía abierta.

El mantenimiento de la función eréctil después de la cirugía radical de próstata depende del mantenimiento de las bandeletas neurovasculares principalmente. La actuación quirúrgica produce un déficit vascular y nervioso en mayor o menor medida, lo que implica cambios en la erección en un 60-90 % de los pacientes. Pero además implica cambios en la eyaculación, después de la cirugía no hay eliminación de líquido seminal porque se extraen junto a la próstata las vesículas seminales que almacenan el semen. Así mismo, produce en ocasiones alteraciones del orgasmo (1) como anorgasmia, eliminación de orina con el orgasmo (2) y alteraciones en la morfología del pene como disminución del tamaño y curvatura de pene (3). Los daños vasculonerviosos en el pene ocurren desde la intervención y pueden progresar o mejorar durante los primeros 24 meses.

La recuperación de la función eréctil después de la cirugía radical de próstata implica a varios factores, en primer lugar la técnica (4), los condicionantes médicos del paciente (5) y la implicación del paciente en su propio tratamiento (6). El paciente debe conocer previamente a la intervención el riesgo de pérdida de la función eréctil y las posibilidades de tratamiento posterior. El médico así mismo debe tener presente la situación basal eréctil de ese paciente para explicar la probabilidad de recuperación o no de su capacidad eréctil tras la intervención.

El tratamiento de la disfunción eréctil comienza con la información previa a la intervención. Una amplia información al paciente disminuye la ansiedad ocasionada por la incertidumbre que ocasiona en el paciente su diagnóstico y su tratamiento. Previamente a la cirugía radical de próstata se protocoliza la entrega de cuestionarios de calidad de vida, de función eréctil y de continencia. El cuestionario utilizado en cuanto a función eréctil es el IIEF (International Index of erectile function (7)reliable, self-administered measure of erectile function that is cross-culturally valid and psychometrically sound, with the sensitivity and specificity for detecting treatment-related changes in patients with erectile dysfunction.\nMETHODS: Relevant domains of sexual function across various cultures were identified via a literature search of existing questionnaires and interviews of male patients with erectile dysfunction and of their partners. An initial questionnaire was administered to patients with erectile dysfunction, with results reviewed by an international panel of experts. Following linguistic validation in 10 languages, the final 15-item questionnaire, the international index of Erectile Function (IIEF. Este cuestionario se autoadministra al paciente precirugía y posteriormente a los 3 meses, 6 meses, 12 meses y 24 meses. La información del test se añade a la entrevista clínica en la que se le pregunta si presenta o no erecciones, si estas son mayor o menor del 50 % y si permiten o no la penetración como puntos básicos, añadiendo las consideraciones particulares necesarias. Este cuestionario y la entrevista clínica se realizan, aunque los pacientes no manifiesten interés por las relaciones sexuales. Esto es, ante el diagnóstico de un cáncer los pacientes priorizan, en su mayoría, su supervivencia al mantenimiento de su erección. Pasados los 3 primeros meses cambian las prioridades al encontrarse clínicamente bien, pero el tratamiento médico en ese momento sería demasiado tardío.

La implicación del paciente en su tratamiento está demostrado que mejora los resultados (7). El hecho de cumplimentar los cuestionarios de función eréctil ya implica una toma de conciencia respecto al problema. Existen test validados donde el paciente informa sobe su percepción de evolución de la función eréctil, son los llamados PROMIS o Patient Reported Outcome Measurement Information System.

Después de la cirugía se prescribe la rehabilitación peneana antes de llegar al tratamiento de la disfunción eréctil como tal. Existen múltiples protocolos de rehabilitación (8). Cada centro establece el suyo según su idiosincrasia. Se presentan dos ejemplos (figura 1) y (figura 2). Estos protocolos se establecen para cuando se han preservado durante la cirugía los paquetes neurovasculares.

Se pueden utilizar a tal fin, IPDE5, bomba de vacío y la prostaglandina intracavernosa o intrauretral con diferentes combinaciones. El IPDE5 se puede utilizar a demanda, cuando se desee una relación sexual o con toma diaria independientemente de tener o no relaciones sexuales.

El protocolo 2 se base en la sencillez para su cumplimiento y la posibilidad de citas en consulta en nuestro entorno. Como inicio del protocolo se explica al paciente que es un tratamiento independiente de tener o no relaciones sexuales, dado que los tres primeros meses el deseo sexual está muy disminuido por la implicación del diagnóstico de cáncer y la recuperación en general tras un proceso quirúrgico.

Protocolo 1. Cabello, 2010 (9)

TERAPIA SEXUAL COMBINADA TRAS UNA OPERACIÓN DE PROS-
TATECTOMÍA (cirugía de extirpación de la próstata)

1o Dos semanas antes de la intervención:
- Comenzar con iPDE-5:
3 veces/semana sildenafilo (a dosis bajas diarias) o vardenafilo (3veces/semana) o tadalafilo (2 veces/semana).

2o Una vez realizada la intervención y tras la retirada de la sonda:
- Seguir con los fármacos.
- Introducir 2 veces/día un succionador de pene (para oxigenar cuerpos cavernosos)
- Una vez/semana dar máxima dosis de iPDE-5.
3 veces/semana autoestimulación erótica por parte del varón, que debe seguir los pasos de la erotización sensual propios de la terapia sexual.

3o Si pasadas 6 semanas dese la cirugía no hay mejora, sustituir iPDE-5 por inyecciones intracavernosas de alprostadilo 2 veces/semana.

4o Terapia sexual (si procede).

<u>IMPORTANTE</u>

- La propuesta de rehabilitación peneana tiene un papel primordial en el mantenimiento de la erección al promover que el paciente y su pareja, sean cómplices en el tratamiento, mantengan expectativas de mejora y cierto nivel de intercambio erótico.
- Imprescindible el apoyo de la pareja.
- Posibilidad de conflictos en la pareja (aportar consejo sexual o/y terapia sexual).

PROTOCOLO DE REHABILITACIÓN PENEANA TRAS PROSTATEC-
TOMÍA POR CÁNCER DE PRÓSTATA

1º Una vez realizada la intervención al mes de la cirugía:

- Comenzar con iPDE-5 (si no hay contraindicación):
  Tadalafilo de 5 mg diario durante 2 meses.

2º Si pasados 2 meses no respuesta, cambiar a dosis máxima a demanda con iPDE5 durante 3 meses (Tadalafilo 20 mgr).

TRATAMIENTO

3º Si no hay respuesta en los 3 primeros meses a IPDE5 se desestima dicho tratamiento aislado y se indica inyecciones intracavernosas o intraurretrales de alprostadilo como tratamiento único o en combinación con IPDE5.

4º Bomba de vacío y por último prótesis de pene.

5º Terapia sexual (si procede)

A partir de los 3 meses ya no se considera rehabilitación peneana, sino tratamiento de disfunción eréctil, y se administrará el que se considere en función de preferencias y características del paciente de manera individualizada.

Bibliografía

1. Clavell-Hernández J., Martin C., Wang R. Orgasmic Dysfunction Following Radical Prostatectomy: Review of Current Literature. *Sex Med Rev.* 2018;6(1):124-34.

2. Loizaga Iriarte A., Paz Díaz-Romeral J. L., Arciniega García J. M., Arceo Santiago R., Pérez Fernández A., Unda Urzaiz M. Climacturia, a symptom to take into account after radical prostatectomy. Actas Urol Esp 2007;31(4).

3. Rábade Ferreiro, Ainara; *et al.* (2011). Loizaga Iriarte. Otras alteraciones morfofuncionales del pene tras prostatectomía radical; Libro Oficial de resúmenes de la Asociación Española de Urología |en línea|; |Consultado el domingo, 5 de diciembre de 2021| disponible en web<https://lr.aeu.es/pagina.aspx?pagina=gua2011C-2>ISSN:2605-3039.

4. Tavukçu H. H., Aytac O., Atug F. Nerve-sparing techniques and results in robot-assisted radical prostatectomy. Investig Clin Urol. 2016 Dec;57(-Suppl 2):S172-84.

5. Marzorati C., Monzani D., Mazzocco K., Pavan F., Cozzi G., De Cobelli O. *et al.* Predicting trajectories of recovery in prostate cancer patients undergone Robot-Assisted Radical Prostatectomy (RARP). PloS One. 2019;14(4):e0214682.

6. Agochukwu N. Q., Wittmann D., Boileau N. R., Dunn R. L., Montie J. E., Kim T. *et al.* Validity of the Patient-Reported Outcome Measurement Information System (PROMIS) Sexual Interest and Satisfaction Measures in Men Following Radical Prostatectomy. J Clin Oncol Off J Am Soc Clin Oncol. 2019 Aug 10;37(23):2017-27.

7. Rosen R. C., Riley A., Wagner G., Osterloh I. H., Kirkpatrick J., Mishra A. The international index of erectile function (IIEF): a multidimensional scale for assessment of erectile dysfunction. Urology. 1997 Jun;49(6):822-30.

8. Liu C., López D. S., Chen M., Wang R. Penile Rehabilitation Therapy Following Radical Prostatectomy: A Meta-Analysis. J Sex Med. 2017;14(12):1496-503.

9. Cabello F. *Manual de sexología y terapia sexual.* Capítulo XVI: Sexualidad y enfermedad crónica. Apartado 16.7.3 Prostatectomía. Asesoramiento

sexual en protatectomizados, páginas 317-318. Madrid. Editorial Síntesis, 2010.

Autora: Ana Loizaga Iriarte. Uróloga/andróloga. Jefa sección del Servicio de Urología del Hospital Universitario Basurto (Bilbao). Profesora asociada de la UPV/EHU. CIBERONC, Centro de investigación Biomédica en red en Cáncer).

Conclusiones finales sobre prostatectomía

La prostatectomía radical es la cirugía para extirpar toda la glándula prostática y algunos tejidos alrededor de esta. Se realiza como tratamiento del cáncer de próstata.

La prostatectomía radical (PM) supone un fuerte impacto sobre la salud sexual de los operados, pudiendo ocasionar alteraciones orgásmicas, reducción del tamaño del pene, pérdida de deseo e insatisfacción sexual tanto al varón operado como a su pareja.

La implicación del paciente en su tratamiento está demostrado que mejora los resultados.

La propuesta de rehabilitación peneana tiene un papel primordial en el mantenimiento de la erección al promover que el paciente y su pareja, sean cómplices en el tratamiento, mantengan expectativas de mejora y cierto nivel de intercambio erótico.

11.2 La DE y el clítoris

La existencia en el cuerpo de la mujer de un órgano (el clítoris) hecho para el placer, nos hace afirmarnos en la convicción de que la evolución ha contemplado y admitido el derecho de la mujer al placer. Ha sido la lucha del varón por el poder y el machismo como síntoma del control total sobre la mujer, lo que ha favorecido la difuminación histórica de la joya femenina del placer por antonomasia. Un órgano con unas 8000 terminaciones nerviosas receptoras de placer (el pene tiene la mitad, 4000), diseñado por la evolución con el único objetivo de generar placer, pero que sigue siendo un gran desconocido para muchos varones.

El clítoris y su acertado manejo es fundamental en la obtención del logro orgásmico femenino. Tanto los varones con DE como los varones con EP (eyaculación precoz) se acercan a la consultas de Sexología con la obsesión permanente de que su pareja alcance el orgasmo recurriendo únicamente a la penetración vaginal o cópula. Es importante hacerles entender que el orgasmo se puede buscar y conseguir recurriendo a la estimulación manual u oral del clítoris.

De hecho, para muchas mujeres la excitación directa del clítoris bien sea manual u oral, es mucho más excitante y placentera, más explosiva e intensa que la propia penetración. A la penetración se le atribuye un valor más afectivo y emocional (unión íntima con su pareja).

Si la mayoría de los hombres con disfunción eréctil supiesen y creyesen que sus parejas no siempre comparten su obsesión por lograr el orgasmo con la penetración vaginal y que se dan por satisfechas al obtenerlo con la excitación exclusiva del clítoris, dejarían de menoscabar su autoestima, quitándose gran parte de la culpa que les atenaza.

Por ello, conviene que los dos miembros de la pareja tengan información sexual sobre su funcionamiento, sean conscientes de su importancia clave en el placer de la mujer y le otorguen la importancia necesaria. Por ello, considero relevante incluir en mi libro este apartado dedicado al clítoris, el punto G y la perenne polémica orgasmo vaginal versus orgasmo clitoriano.

Clítoris y orgasmo de la mujer

Se sabe que muchas parejas no recurren a la masturbación ente sus prácticas amatorias. También hay referencias precisas que informan de que no todos los hombres conocen el manejo del clítoris. En realidad existe un porcentaje notorio de varones que no saben utilizar el mismo. Muchos de ellos no se plantean recurrir a la masturbación de su pareja sexual, bien porque no se han atrevido a sugerirlo ni promoverlo o porque ni siquiera lo han pensado.

Sabiendo que la mujer del hombre con DE suele quedarse insatisfecha eróticamente hablando, es conveniente promover en el varón la posibilidad de recurrir a la masturbación de su chica para obtener el orgasmo de ella. Esta misma proposición es válida también para los casos de eyaculación precoz.

Información básica que ofrecer de la anatomía del clítoris

El clítoris (del griego Kleitoris: pequeña colina) es el órgano sexual femenino por excelencia. Es el único órgano humano diseñado únicamente para el placer. No tiene otras funciones, solo existe para el placer (el pene, además de fines placenteros, también tiene fines reproductivos y fisiológicos). Situado donde se unen los labios menores por su parte superior se esconde bajo un capuchón o prepucio, que es el equivalente al que existe en el pene.

De tejido eréctil, semejante a una esponja, se llena de sangre cuando se excita, lo que hace que se agrande y se tense, en definitiva, que entre en erección, igual que el miembro masculino. Se calcula que el glande del clítoris concentra ocho mil terminaciones nerviosas, muchas más que las existen en las yemas de nuestros dedos o nuestra lengua y atención, el doble que la cabeza del pene. Contiene dos extremidades o raíces (llamada crura) de tejido eréctil, que se extienden hacia atrás pegadas a la parte interior del hueso púbico y pueden alcanzar hasta nueve centímetros de longitud. Dos bulbos vestibulares de tejido eréctil que también se expanden a cada lado de la vagina y envuelven la uretra.

Información básica que ofrecer de la erótica del clítoris

En líneas generales se puede decir que la mayoría de las mujeres prefieren que el varón cuando las masturba no vaya directamente a los genitales. De no hacerlo así, las chicas pueden sentirse «atacadas». Suelen preferir la insinuación, el coqueteo, los besos, las caricias sobre otras partes de su cuerpo, para progresivamente ir centrando la erótica en la zona genital (muslos, ingles). Cuando se aborden los genitales conviene empezar con suavidad, por labios menores, entrada vagina, siempre con delicadeza. Cuando haya ido aumentando la excitación sexual y siempre de acuerdo con las demandas de cada mujer (no hay dos mujeres iguales) se puede empezar a acariciar el clítoris poco a poco, con poca intensidad al principio para no irritar el mismo y luego ir aumentando la intensidad. Pero siempre con delicadeza y siguiendo los gestos y señales de la mujer. Existen varias formas de acariciar el clítoris (pellizcando o con movimientos circulares, laterales o directos). También se puede hacer con uno o varios dedos.

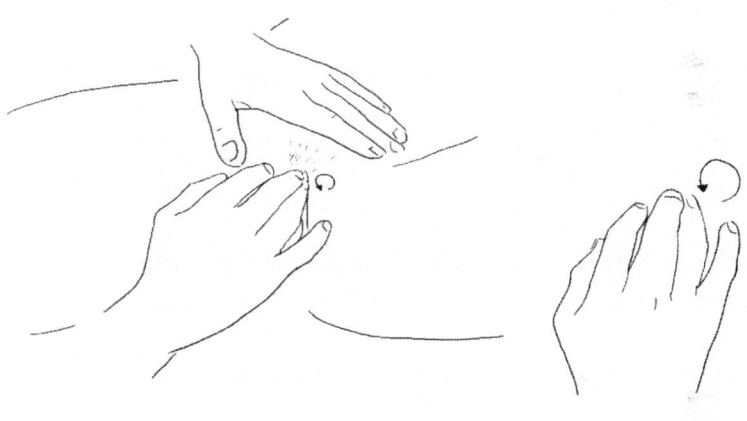

Conviene que los dos miembros de la pareja conozcan y valoren la importancia del clítoris como elemento clave del placer femenino.

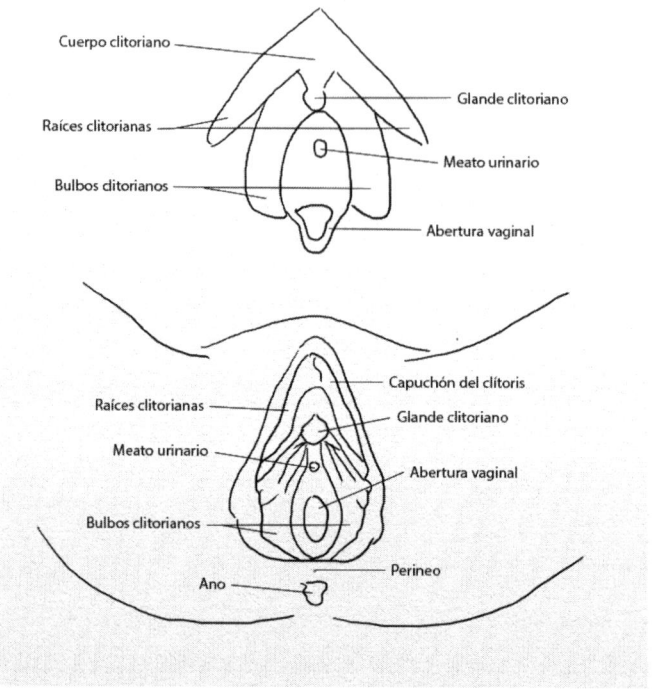

El clítoris (del griego Kleitoris: pequeña colina) es el órgano sexual femenino por excelencia. Es, además, el único órgano humano cuya exclusiva justificación existencial es generar placer.

11.3 El Punto G y su perenne búsqueda

Inicio

El término «punto G» fue acuñado por Addiego y colaboradores en 1981 (Addiego, Belzar, Comolli, Moger, Perry et Whipple), en honor a Ernst Grafenberg, ginecólogo alemán, que fue quien refirió haber encontrado por casualidad una zona más sensible en la vagina cuando realizaba uno de sus muchos trabajos sobre el sistema genital femenino, concretamente la uretra femenina, y se refiere a una supuesta área erógena de 1 o 2 cm de grosor situada detrás del pubis y alrededor de la uretra, que al ser estimulada llevaría a la mujer a una potente excitación sexual provocando orgasmos intensos y la llamada eyaculación femenina.

El escepticismo inicial por parte de muchos científicos también se debió a que en 1979 Masters y Johnson habían afirmado que todos los orgasmos requerían la estimulación del clítoris, y en aquel momento, M&J simbolizaban el máximo conocimiento sexológico.

Impacto social

El concepto llegó (y sigue instalado hoy en día) a la cultura popular tras la publicación en 1982 de la obra *El punto G y otros descubrimientos sobre la sexualidad humana*, de Ladas, Whipple and Perry, a pesar de que ya en su origen fue cuestionada su existencia dada la inexistencia de estudios científicos que lo confirmaran.

Polémica perenne

Aunque el estudio del punto G data de la década de 1940 (Morris, & Desmond, 2004), sigue siendo un tema que motiva desacuerdos y controversias entre los expertos e investigadores sobre su existencia como una estructura orgánica diferenciable (Hines, 2001; Kilchevsky *et al.*, 2012).

Desconcierto entre los científicos porque llevan años realizando estudios y no encuentran rastro alguno de ninguna unidad anatómica, rasgo pequeño o pequeño órgano en la pared vaginal a la que poder atribuir la mencionada mayor sensibilidad erótica. Ello ha llevado a que muchos investigadores afirmen que el punto G es una invención de los medios de comunicación.

Una encuesta estadounidense recoge que el 84 % de las mujeres dicen que sí creen tener un área más o menos localizada en el interior de la vagina cuyo contacto les genera más placer.

Estudios y teorías más relevantes
1. Búsqueda anatómica.
   Inicialmente lo primero que se planteó en la búsqueda del punto G fueron análisis anatómicos para encontrar algún órgano, glándula o estructura independiente que pudiera identificarse con el

supuesto punto, pero por encima de la pared vaginal no existe ningún órgano específico que sea responsable del supuesto superplacer.

2. Estudios histológicos.

Posteriormente se plantearon estudios histológicos para determinar si dicha área en la pared frontal de la vagina tenía más terminaciones nerviosas que el resto, pero tampoco era el caso, no existiendo ningún punto en la vagina como el glande del pene o el clítoris que sí presentan una mayor concentración de nervios sensoriales.

3. Glándulas de Skene.

Algunos autores sugirieron que las glándulas de Skene, una estructura de origen común con la próstata masculina involucrada en la eyaculación femenina, podrían ser las responsables al ser estimuladas desde el interior de la vagina y ser las responsables de esta mayor sensibilidad. Pero posteriores estudios fisiológicos también las descartaron por no poseer suficientes receptores sensitivos de placer.

4. Diferencias de grosor en el espacio uretrovaginal. Teoría de Odile Buisson.

En 2008, la ginecóloga Odile Buisson, una de las mayores propulsoras del derecho de la mujer al placer clitoriano y estudiosas del orgasmo femenino, tras un estudio con imágenes de ultrasonidos de diferentes vaginas, propuso una de las teorías más convincentes esgrimidas sobre el punto G: la existencia de un espacio uretrovaginal diferente en cada mujer. La interpretación de Buisson es que, al ejercer presión intensa en la parte frontal de la vagina, si el espacio uretrovaginal es más estrecho, se podrían alcanzar las estructuras internas del clítoris y por estimulación indirecta producir el intenso placer asociado equívocamente al inexistente punto G. También ayudaría obviamente la habilidad del amante y otros factores coadyuvantes. Esta valoración volvería a hacer hincapié sobre la no existencia del orgasmo propiamente vaginal, sino que sigue siendo el clítoris sea por estimulación interna o externa el responsable del placer orgásmico de la mujer.

De todas formas, la mayoría de las mujeres refieren sentir diferente el orgasmo vaginal del clitórico. Y también existen estudios en los que tras introducir sensores térmicos en la vagina, se ha comprobado que existía una mayor sensibilidad en la pared anterior de la vagina que en la posterior sin necesidad de ejercer presión alguna que alcanzara el clítoris (Estupinyá, 2013).

5. Existencia del complejo clitouretrovaginal (CUV). Teoría de Emmanuele Jannini (Jannini *et al.*, 2010).

   En 2010, el italiano Emmanuele Jannini refiere haber identificado una zona más gruesa y con mayor densidad de terminaciones nerviosas en la pared anterior de la vagina, al que denomina complejo clitouretrovaginal (CUV), pudiendo constituir según él una unidad independiente y nuevo candidato fisiológico a punto G.

6. En 2012 la revista *Journal of Sexual Medicine* publicó una revisión de toda la bibliografía científica existente hasta la fecha (96 artículos científicos) sobre punto G y fisiología de los genitales femeninos, eyaculación femenina y orgasmo vaginal.

   Los autores concluyeron que las encuestas demuestran que la mayoría de las mujeres sí creen que el punto G existe, pero hay falta de medidas objetivas que aporten evidencias consistentes de su existencia.

7. Beverly Whipple, una de las científicas que en 1981 acuñó el nombre de punto G.

   Argumenta que «nunca ha dicho que sea un órgano o unidad anatómica diferentes, sino solamente un punto de máxima sensibilidad que estimulado de manera correcta puede inducir a orgasmos más fácilmente. Y eso es innegable que existe» (Estupinyá, 2013).

A modo de conclusión:

No existe una demostración científica fehaciente que haya demostrado la existencia del punto G. Sin embargo, las encuestas establecen que un gran número de mujeres en todo el mundo refieren sentir en sus vaginas una zona o punto de mayor sensibilidad erótica, lo que les hace sentir muy diferente el orgasmo vaginal del clitoriano.

11.4 Orgasmo vaginal versus orgasmo clitoriano. Breve historia

1. Freud, 1925

    En su revolucionaria obra *Tres ensayos sobre la teoría de la sexualidad*, publicados en 1905 y revisados varias veces hasta su edición final en 1925, Freud consideraba que el placer y el orgasmo femenino de una mujer madura y sana devenía solo de la vagina. Para el padre del psicoanálisis los orgasmos clitorianos eran señal de inmadurez, signo de infantilismo y constituían evidencia de trastorno mental. Para Freud, a diferencia de los hombres que desde niños tenían la misma zona erógena rectora (el glande), las mujeres empezaban la vida sexual teniendo el clítoris como zona erógena rectora, pero «en el proceso por el cual una niña se hace mujer» debían transferirla a la vagina. Si ello no ocurría, la mujer quedaba etiquetada de frígida. Tal definición de frigidez (ausencia de orgasmo durante el coito) quedó convertida gracias a Freud en referencia de heterosexualidad femenina patológica.

2. Kinsey, 1950

    Como resultado de analizar la historia sexual de más de 18 000 hombres y mujeres estadounidenses en los que revelaron sus secretos más íntimos, Kinsey descubrió que la gran mayoría de las mujeres que se masturbaban lo hacían recurriendo a la estimulación del clítoris y menos del 20 % incluían alguna forma de penetración vaginal, pero solo porque sentían que debían hacerlo. Concluyo que la insistencia de buscar un orgasmo vaginal era más un reflejo de la necesidad de los varones por reafirmar su masculinidad con base en lo genital.

3. Masters & Johnson, 1970

   Masters & Johnson con sus detalladas investigaciones científicas establecieron que todos los orgasmos femeninos requerían de la excitación del clítoris y argumentaron equivocadamente que la vagina no era un órgano especialmente sensible al placer. Tal consideración fue abrazada por el movimiento feminista deseoso de finiquitar la creencia afirmada por Freud de que la falta de orgasmos por penetración significaba inmadurez sexual femenina.

4. Barry Komisaruk (2011) y la activación de zonas diferentes del cerebro según se estimule la vagina o el clítoris.

   Los datos más concluyentes sobre la existencia del orgasmo vaginal son los aportados por Komisaruk y su grupo de colaboradores (Komisaruk *et al.*, 2011), quienes, con escáneres de resonancia magnética, mostraron que se activan 2 zonas diferentes de la corteza sensorial del cerebro según se active el interior de la vagina o el clítoris externo, lo cual reflejaría que existen diferentes nervios (pudendo, pélvico, hipogástrico y vago) que pueden enviar diferentes señales al cerebro desde el clítoris y la vagina, lo cual explicaría por qué algunas mujeres puedan alcanzar el orgasmo por estimulación única de la vagina. La constatación más evidente de ello son las mujeres que teniendo el nervio pudendo del clítoris dañado, experimentan el reflejo orgásmico (Estupinyá, 2013).

A modo de conclusión

Hay muchas mujeres en todo el mundo que refieren sentir diferentes el orgasmo vaginal y el producido por la excitación directa del clítoris. El clítoris es un órgano maravilloso, pero existen mujeres que refieren orgasmos con solo acariciar los pezones o incluso con la imaginación. Ello hace pensar que el clítoris no es el único órgano responsable del orgasmo. En última instancia, hay que constatar que es el cerebro el órgano clave que regula la explosión orgásmica.

De todas formas, para un conocimientos más profundo y lúcido de la respuesta orgásmica humana, recomiendo el epígrafe 1.6.2 (cuya autoría es del sexólogo Landarroitajauregi), incluido dentro del libro *Eyaculación Precoz. Manual de diagnóstico y tratamiento* (autor: Koldo Seco, 2009).

11.5 Abandono terapéutico

CONCEPTO DE ABANDONO TERAPÉUTICO

Consiste en la interrupción del tratamiento de forma unilateral por parte del cliente, es decir, sin el conocimiento, acuerdo o consentimiento del experto y que se manifiesta con la anulación o no asistencia a la cita fijada, sin querer volver a fijar otra, a pesar de aconsejarlo el experto.

RAZONES ARGUMENTADAS POR LOS PACIENTES PARA JUSTIFICAR EL ABANDONO DEL TRATAMIENTO DE LA DISFUNCIÓN ERÉCTIL MEDIANTE TERAPIA SEXUAL:

Carecer de apoyo por parte de la pareja sexual.
Tener en el momento de la terapia una crisis de pareja.
Estrés.
No disponer de una vivienda para realizar los ejercicios terapéuticos.
Considerar que el tratamiento tenía un número excesivo de sesiones.
No haber comunicado (informado) a su pareja que había consultado el problema con un experto.
No disponibilidad de tiempo.
Estar en tratamiento por depresión o ansiedad.
Creer que la causa de su DE era física.
Haberse solucionado ya el problema.
Irse de vacaciones.
Pérdida de un puesto de trabajo.
Por motivos del entorno familiar ajenos a la sexualidad.
Preocupación laboral intensa.
Por considerar el paciente que no tenía paciencia en ese momento para realizar todo el tratamiento.

12.

Disfunción eréctil y atención primaria

(Este apartado ha sido desarrollado en colaboración con Silvia González Carranza, especialista en Medicina Familiar y Comunitaria, odontóloga y presidenta de la Delegación en el País Vasco de la Sociedad Española de Médicos Generales y de Familia-SEMG).

12.0 Introducción

Es obvio decir que los pacientes varones pueden comunicar o plantear sus dificultades o dudas sexuales a cualquier médico, sea cual sea su especialidad e incluso a un profesional de enfermería o a un farmacéutico (Martín Morales *et al.*, 2013), pero en la mente de los varones suelen ser el médico de familia (Atención Primaria) o el urólogo, los profesionales médicos de referencia más asociados para las consultas de tipo sexual (Plátano *et al.*, 2008). Aunque la eyaculación precoz en el varón y la falta de deseo sexual en la mujer presentan mayor prevalencia, la DE es el primer motivo de consulta en el campo de las disfunciones sexuales (Cabello Santamaría, 2010).

Tal demanda y la práctica clínica hacen promover la conveniencia de buscar consensos de actuación y coordinar intervenciones entre los profesionales de la salud sexual, sin olvidar al propio paciente (centro de la intervención) en la toma de algunas decisiones que le van a afectar sobre las opciones de tratamiento a elegir en las disfunciones sexuales (Sánchez-Sánchez, 2017).

La complejidad de un problema de erección, donde no es infrecuente que puedan coexistir factores causantes orgánicos y psicológicos, ha hecho de la DE un reto clínico para cualquier médico (Sánchez-Sánchez, 2017).

Si bien las consultas por DE en Atención Primaria (AP) siguen siendo escasas o poco frecuentes, han dejado de ser un tema tabú y hay constancia de un incremento de las mismas en las consultas de los Centros de Salud.

En buena lógica, todos los médicos deberían tener en cuenta la posible presencia de este trastorno sexual, por la afectación que supone en los varones y sus parejas. Desde tal perspectiva, algunos autores médicos consideran conveniente la preparación para su identificación (Glina *et al.*, 2014; Sánchez-Sánchez, 2017) y la capacidad necesaria para saber redirigir pertinentemente a los posibles pacientes.

Aun así, el abordaje de los problemas sexuales va a depender de las características propias del problema de erección en sí, de la motivación personal del médico, de la formación en Sexología o Terapia sexual que se haya procurado y, sobre todo, de la capacidad que tenga para saber derivar al paciente afecto de DE, al especialista adecuado y en el momento preciso.

12.1 La Atención Primaria como puerta de entrada de la DE

Es obvio que la AP puede ser la puerta de entrada a consulta de los problemas de erección. Por su formación como médicos de familia y por ser los pilares primarios del Sistema de Salud, deberían ser los receptores iniciales naturales de las dificultades referidas a la salud sexual de las personas. Son el primer eslabón de la atención médica generalista y por ende a quienes deberían acudir los pacientes sexológicos y quienes deberían iniciar el abordaje. Hablamos desde la asistencia que pueda prestar el Servicio Público de Salud. Otra cuestión aparte es la atención que puedan aportar los servicios privados de salud y las consultas privadas de Sexología, Urología, Andrología y Medicina sexual.

12.2 Dificultades inherentes al abordaje previo de la DE en AP

A la hora de abordar la DE en AP, uno de las problemas añadidos que se encuentran los médicos de familia son los prejuicios y creencias que históricamente han acompañado al paciente afectado, que suele bloquearse o cortarse a la hora de atreverse a exponer un problema sexual.

Prejuicios del paciente que obstaculizan su consulta con un profesional

El varón afectado por DE no se atreve a consultarlo por:

- Prejuicios varios (el qué dirán).
- Creencias personales sobre el sexo.
- Pudor de consultarlo (incrementado cuando el profesional es una médico).

Dificultades por parte del médico

- Falta de tiempo (excesiva presión asistencial).
- Falta de formación sexológica.
- Respeto a la intimidad del paciente (el médico no pregunta al paciente sobre su sexualidad porque no quiere invadir su intimidad).

12.3 La demanda en la consulta de AP

- Los hombres que consultan suelen enfocar su problema desde una cultura de la vivencia sexual enfocada exclusivamente al coito.
- Los varones acuden mayoritariamente en solitario y cuando lo hacen en pareja, la mujer se limita a acompañarle sin participar o implicarse.
- Las escasas mujeres que consultan por temas sexológicos lo hacen por dolor o inapetencia sexual y suelen ser coincidiendo con menopausia o perimenopausia. Muchas de ellas lo hacen por obligación (satisfacer al hombre).
- El varón suele aprovechar que el médico es otro hombre y busca su complicidad («Doctor, ya sabe Vd. como hombre que es, lo que representa este problema para nosotros»).

- Desmotivación sexual de la pareja. El hombre pide «Viagra» y la mujer desea que no se la den («Por favor, que no se la den. No quiero más sexo»).

Dificultades previas

Como se ha referido anteriormente, en general los pacientes no suelen consultar sus problemas sexuales. En el estudio EDEM (Epidemiología de la Disfunción Eréctil Masculina), solo un 16,5 % de los hombres que presentaban un problema de DE, lo consultaban al médico por decisión propia. Otro estudio (Meystre-Agustoni *et al.*, 2011), evidencia que solo el 40,5 % de los pacientes reconoce haber hablado de su vida sexual con el médico en algún momento, siendo una mayoría los varones con DE (90,9 %) los que desean que sea el médico quien les pregunte por el tema. Esto parece respaldar la idea (Sánchez-Sánchez, 2017) que apuesta porque sean los médicos de AP quienes posibiliten con una búsqueda activa, que afloren los problemas sexuales en las consultas de la sanidad pública.

12.4 Motivación del profesional y disposición del paciente y de su pareja

En un campo tan delicado como el referido a la intimidad sexual se necesita que ambas partes, paciente y médico favorezcan el abordaje consultivo. El médico teniendo una formación básica sexológica y el paciente motivación o necesidad (a veces, atrevimiento) para hacerlo. Es obvio que el tema sexual es «delicado de abordar» y que, si bien más de un paciente estaría encantado de que un profesional se interesase por su problema sexual, también existen otros varones que podrían sentirse intimidados simplemente por hablar de sexo.

Por otra parte, no es infrecuente encontrar desmotivación sexual en la pareja sexual del varón con DE (sobre todo en tercera edad), mostrándose ajenas al problema de erección. Pero también se da el caso contrario (sobre todo en parejas jóvenes) que ven deteriorada su erótica placentera (pérdida del deseo sexual, anorgasmia coital) como consecuencia del problema de DE de «su chico» (Seco, 2019). Por ello, no debe olvidarse enfocar la dinámica de tratamiento con y sobre ambos miembros de la pareja (sobre todo cuando la mujer lo demande claramente).

Detección activa

Es lógico pensar que la detección activa de la DE, igual que en otros problemas sexuales, se realiza preguntando a los pacientes, especialmente a aquellos en situación de riesgo por padecer enfermedades o estén tomando fármacos que inducen el problema. Sería el caso de diabetes, enfermedad prostática, enfermedad respiratoria crónica, fármacos o problemas psicológicos (ver cuadro adjunto).

Pacientes en situación de riesgo

Tabla 1. Situaciones en las que está especialmente indicada la detección activa de DE[6]

- Hombres mayores de 50 años.
- Menores de 50 años con dos o más factores de riesgo cardiovascular.
- Diabéticos (especialmente si la evolución es mayor de 5 años), hipertensos, obesos.
- Enfermedad respiratoria crónica.
- Problemas urinarios e incontinencia.
- Patología prostática y prostatectomizados.
- Antecedentes de traumatismos pélvicos o perineales.
- ITS.
- Síntomas psicológicos: insomnio, depresión, trastorno de pánico y otros trastornos de ansiedad, trastorno somatomorfo, anorexia o bulimia nerviosa, trastorno de personalidad.

- Toma de fármacos (se citan los más utilizados):
  - ↓Testosterona: antiandrógenos, estrógenos, anabolizantes, digoxina, clofibrato, espironolactona, cimetidina.
  - ↑Prolactina: cimetidina, metoclopramida, sulpiride, opiáceos, haloperidol, antidepresivos tricíclicos.
  - Antidepresivos ISRS e IMAO, antipsicóticos.
  - Antihipertensivos: beta-bloqueantes, metildopa, reserpina.
  - Diuréticos: espironolactona, tiazidas.
- Consumo excesivo de alcohol*.
- Fumadores.
- Consumo de otras sustancias de abuso.

*Consumo excesivo de alcohol: ≥ 40 g/día en hombres y ≥ 25 g/día en mujeres. Se calcula en UBE (unidad básica estándar). 1 UBE = 10 g de alcohol puro = 1 vasito o copa de vino = 1 cerveza (caña, mediana, quinto, botellín, etc.) = 1 vermut = 1/2 consumición de destilados; 2 UBE = 1 copa de coñac = 1 ginebra = 1 whisky = 1 combinado (cubalibre, gin-tonic, etc.).

ITS: infecciones de transmisión sexual; ISRS: inhibidores selectivos de la recaptación de serotonina; IMAO: inhibidores de la monoaminooxidasa.

Fuentes: Guía Socidrogalcohol y Guía rápida Semfyc para abordar el abuso de alcohol.

Tipos o ejemplos de preguntas a realizar a pacientes con riesgo de padecer DE:

- «En personas con problemas como el suyo (hipertensión, EPOC, próstata, diabetes . . .) no es infrecuente que puedan tener alguna dificultad sexual. En ese aspecto, ¿cómo le va? (Sánchez-Sánchez, 2017)».
- «¿Considera que sus relaciones sexuales son satisfactorias o ha tenido alguna dificultad sexual? ¿Le gustaría hablarlo?».

Si de su respuesta se dedujera que ha tenido o tiene alguna dificultad sexual, es cuando pasaríamos a profundizar en el problema concreto (probablemente DE) con preguntas del tipo de:

¿Cuál es el problema? ¿Desde cuándo le pasa? ¿Cómo le afecta? ¿Cómo lo ve su pareja?

Existen cuestionarios validados para la detección del grado de DE como el Índice de salud sexual para el varón (Cuestionario SHIM). También se dispone de formatos de entrevista básica para DE en la consulta profesional (Seco, 2019) que permiten conocer los fundamentos básicos del problema, así como las características diferenciadoras entre causalidad orgánica o psicógena.

12.5 Motivación y expectativas con la terapia por parte del paciente y pareja

Una vez que se hayan realizado las preguntas y se tenga una idea básica sobre el problema y sus características, es importante comprobar:

- La motivación para la terapia de la pareja.
- Si coinciden los objetivos, intereses y motivación sexual de ambos miembros.
- Si las expectativas de solución son realistas o exageradas.

En el caso de que en los miembros de la pareja no coincidan ni los intereses ni la motivación por solucionar el problema y las expectativas que esperan de la terapia tampoco estén ajustadas a la realidad terapéutica, debería replantearse la intervención (Sánchez-Sánchez, 2017).

Valoración de la propia competencia profesional en el tratamiento de la DE

Es evidente que la DE es un problema complejo que requiere en no pocas ocasiones de una visión multidisciplinar y un abordaje integral. También es obvio que los profesionales de AP, médicos Especialista de Familia no han sido formados para tal abordaje. Siempre existe la posibilidad (teniendo la motivación suficiente) de realizar una formación en Sexología clínica. Pero si no fuera tal el caso, sí entra dentro de su competencia (Sánchez-Sánchez, 2017) el abordaje básico inicial del problema, con las atribuciones pertinentes de promover en el paciente cambios de hábitos más saludables, modificando los fármacos que puedan estar afectándole, así como aportarle consejo sexológico básico. Finalmente, el médico de AP siempre tiene la opción de saber derivar al correspondiente especialista según las características del tipo de DE del paciente.

12.6 Cuándo tratar casos de DE en Atención Primaria

(Según la Sociedad Española de médicos de Atención Primaria/ Semergen).

Siempre que el médico esté motivado y el paciente lo acepte, podría tratar casos de DE causada por:

- Factores de riesgo modificables (estrés, tabaquismo, etc.).
- Disfunciones eréctiles psicológicas asequibles (comienzo reciente, buena relación de pareja) y si el médico posee conocimientos básicos de Terapia sexual.
- Disfunciones eréctiles consecuentes a toma de fármacos.
- Disfunciones eréctiles causadas por depresión, ansiedad o fármacos que las traten.
- Disfunciones eréctiles causadas por cirugía prostática (puede plantearse documento de interconsulta con el urólogo/andrólogo.
- Disfunciones eréctiles de etiología vascular, hormonal o neurógena (diabetes, hipertensión arterial . . .) en situación clínica estable y con buen control.

Intervención básica y común a todo tipo de DE

- Control de hábitos tóxicos (alcohol, tabaco, drogas).
- Modificar fármacos que puedan estar afectando la erección.
- Tratar enfermedades asociadas a la DE.
- Consejo sexual:
  - Desmentir mitos sobre la erección.
  - Desdramatizar el problema.
  - Promover una sexualidad tolerante y flexible.
  - Explicar Rol de Rendimiento Coital.

12.7 Consejos sexuales básicos sobre la vivencia sexual

Aunque los médicos de AP en general carezcan de formación en Sexología o Andrología, si pueden aportar una serie de recomendaciones básicas a los pacientes con posibles problemas de erección, lo que se conoce por Consejo sexual, que pueden ayudar a mejorar la calidad sexual de los pacientes.

En este sentido, un diálogo empático y educativo con el paciente puede ayudarle a quitar hierro al problema, suministrándole también una información clara y concisa sobre la DE. En tal línea de objetivos, los médicos de atención primaria pueden intervenir:

a. Desmitificando la erección como único medio de satisfacer a la pareja.

b. Transmitiendo al varón que un problema de DE no disminuye su valor como persona ni como hombre.

c. Promoviendo una sexualidad sin obligaciones de rendimiento sexual, sin metas orgásmicas previas ni expectativas poco realistas.

d. Si el paciente acudiera acompañado de su pareja sexual también pueden aprovechar para, si procede, hablar de la conveniencia de que haya una óptima comunicación en la pareja y de la importancia del apoyo emocional de la mujer.

e. Aclarando que la DE solo afecta a la fase de excitación sexual del varón y que, por lo tanto, este puede seguir sintiendo deseo y placer sexual.

f. Resaltando la importancia de llevar o tener un estilo de vida saludable, donde el estrés tenga el menor hueco posible y el exceso de trabajo no sea un elemento distorsionador del disfrute sexual.

g. Explicando al hombre afectado por un problema de erección, en qué consiste las vivencias erróneas tanto del rol de expectación ante el propio funcionamiento sexual, como la del rol de anticipación del fracaso sexual, factores ambos que favorecen el mantenimiento del problema y que componen el llamado Círculo Ansiógeno de Rendimiento Coital, elemento patológico que contribuye a la cronificación del problema.

Recomendar una modificación del estilo de vida, cambiando hábitos poco saludables (tabaco, alcohol, dieta . . .).

*   La práctica de ejercicio regular puede ayudar a disminuir el riesgo de DE.
*   Disminución del exceso de peso.
*   Reducción de consumo de grasas en la dieta.
*   Promover cualesquiera cambios en la conducta del paciente que puedan tener un efecto positivo sobre la función sexual.

Fármacos

En los pacientes que estén tomando alguna medicación que puede afectar a la erección, deberá intentarse (siempre que se pueda) retirar el fármaco o cambiárselo por otro.

Tratamiento de las enfermedades asociadas a la DE

El tratamiento y control adecuado de las enfermedades asociadas a la DE es fundamental para su abordaje (aunque puede que no se suficiente para su solución).

La DE como síntoma de otras patologías no diagnosticadas (síntoma centinela)

Igual que un centinela debe avisar de un posible peligro acechante, la DE eréctil de origen orgánico puede estar «avisando» de la posibilidad de que existan otra patologías no diagnosticadas, fundamentalmente de origen cardiovascular. En este sentido, puede ser conveniente la realización de un estudio de la función cardiovascular.

Intervención en caso de DE psicológica de buen pronóstico

Según la Sociedad Española de médicos de Atención Primaria (Semergen)

- Consejo sexual.
- terapia sexual básica (si el médico tiene una formación básica en ella).
- Caricias no renditivas (focalización sensorial).

    Intervención en caso de DE de causa vascular o neurogénica (diabetes, hipertensión arterial . . .) en situación clínica estable y con buen control

Según la Sociedad Española de médicos de Atención Primaria (Semergen)

- Consejo sexual.
- iPDE-5 (sino hay contradicción):
    - Sildenafilo: comenzar con 50 mg, si no hay mejoría, volver a citar paciente y repetir con 50 mg. Si tampoco hubiese mejora pasar a 100 mg.
    - Vardenafilo: Mismo protocolo anterior: comenzar con 10 mg. Si no mejora, repetir con 10 mg. Y si tampoco se ven avances pasar a 20 mg.
    - Tadalafilo: El mismo protocolo anterior pero utilizando 10 y 20 mg.

Otra utilización del Tadalafilo es como toma diaria de 5 mg (más naturalidad para el paciente y su pareja).

12.8 Coordinación con las especialidades implicadas en la DE

Dado que el abordaje de la DE exige una visión multidisciplinar, es conveniente la buena y necesaria coordinación con los profesionales de especialidades implicadas en la DE (urología, cardiología, sexología . . .).

El urólogo/andrólogo como especialista principal de referencia

En principio es el urólogo/andrólogo el especialista de referencia para diagnosticar y tratar los siguientes tipos de DE (Hatzimouratidis *et al.*, 2014), y por tanto, el profesional más pertinente:

* Secundaria a cirugía de pelvis, de retroperitoneo y a prostatectomía.
* Secundaria a alteraciones anatómicas o estructurales peneanas: enfermedad de Peyronie, fractura del pene, curvatura congénita, micropene, hipospadias, epispadias.
* Trastorno eréctil primario (no provocado por enfermedad orgánica o trastorno psicogénico).
* Pacientes jóvenes con antecedentes de traumatismo pélvico o perineal que podrían beneficiarse de cirugía vascular potencialmente curativa.
* Por razones médicas y legales (implante de prótesis, por ejemplo).
* Por petición o demanda del paciente o/y de su pareja.

12.9 Cuándo derivar al especialista

Según la Sociedad Española de médicos de Atención Primaria (Semergen)

Se puede derivar al especialista pertinente por:

* Problemas urológicos.
* Problemas endocrinológicos.
* Problemas cardiológicos.
* Enfermedades de cualquier tipo.
* Enfermedades psiquiátricas.
* Problemas psicológicos.
* Relación de pareja deteriorada.
* Mala evolución tras probar tratamiento oral de la DE (con iPDEs-5).
* Que lo pida el propio paciente o su pareja.
* DE psicológicas complejas o de larga duración.
* DE mixtas.

13.

DE. Competencia, coordinación y criterios de derivación entre especialidades

13.0 Introducción

La DE es un problema sexual de visión multidisciplinar y abordaje integral. La extensa complejidad de los factores que pueden inducirla, los múltiples y variados recursos, técnicas y estrategias de tratamiento que puede soportar, hacen convenir en la necesidad de un abordaje integral que requiere con frecuencia la colaboración de profesionales de diferente formación (médicos de AP, urólogos/andrólogos, sexólogos clínicos, psiquiatras, endocrinólogos, cardiólogos, neurólogos . . .), dependiendo de la tipología y características de cada caso de DE.

13.1 DE. Abordaje multidisciplinar y competencias

Aun así, la casuística clínica confirma que en una mayoría de los casos las figuras del urólogo/andrólogo (con el abordaje de las causas orgánicas) y la del sexólogo psicólogo (con el abordaje de las causas psicógenas) pueden ser suficientes para la resolución de una mayoría de casos. Otras problemáticas eréctiles, porcentualmente menores, pero no por ello menos onerosas, serán tratadas por las diversas especialidades médicas (endocrinología, cardiología, psiquiatría, neurología . . .). Entre todos los expertos se puede llegar a cubrir satisfactoriamente el amplio espectro que puede abarcar la complejidad que la DE puede demandar clínicamente.

13.2 Médico de Familia o Atención Primaria

Como ya quedó reflejado en el apartado anterior referido a la relación entre DE y Atención Primaria, según la Sociedad Española de médicos de Atención Primaria/Semergen), siempre que el médico esté motivado y el paciente lo acepte, podría tratar casos de DE causada por:
- Factores de riesgo modificables (estrés, tabaquismo, etc.).
- DE psicológicas asequibles (comienzo reciente, buena relación de pareja) y si el médico posee conocimientos básicos de Terapia sexual.
- DE consecuentes a toma de fármacos.
- DE causadas por depresión, ansiedad o fármacos que las traten.
- DE por cirugía prostática (puede plantearse documento de interconsulta con el urólogo/andrólogo.
- DE de etiología vascular, hormonal o neurógena (diabetes, hipertensión arterial . . .) en situación clínica estable y con buen control.

13.3 Intervención básica y común a todo tipo de DE

- Control de hábitos tóxicos (alcohol, tabaco, drogas).
- Modificar fármacos que puedan estar afectando la erección.
- Tratar enfermedades asociadas a la DE.
- Consejo sexual:
  - Desmentir mitos sobre la erección.
  - Desdramatizar el problema.
  - Promover una sexualidad tolerante y flexible.
  - Explicar Rol de Rendimiento Coital.

13.4 Urólogo/andrólogo

Al ser los urólogos los especialistas que se ocupan de los problemas de salud del aparato urogenital masculino, es lógico y coherente que sean ellos quienes fundamentalmente aborden los problemas de erección de causalidad orgánica (Documento de Consenso sobre Disfunción Eréctil, 2013).

Razones:

- Son los receptores naturales de los problemas derivados del aparato genital masculino.
- Realizan la historia clínica (médica y sexual) del paciente (exploración física, determinaciones analíticas, pruebas diagnósticas especializadas . . .).
- Son responsables de la atención a pacientes con patologías urológicas asociadas a la edad que presentan prevalencia de DE (hiperplasia benigna de próstata).
- La existencia de patologías y tratamientos urológicos específicos que conducen a DE (cáncer de próstata, cirugía radical pélvica, enfermedad de Peyronie, etc.).
- Tienen la capacitación médica y quirúrgica necesaria para aplicar los tratamientos correspondientes a los problemas de DE de causalidad orgánica.
- Realizan el screening o cribado diferenciador orgánico/psicógeno de los casos de DE, mediante la propuesta de realización de las pruebas pertinentes (test de erección, test de inyección intracavernosa, Ecografía Doppler-Duplex, etc.).
- Derivan a los especialistas correspondientes (sexólogos, psiquiatras, endocrinólogos, cardiólogos . . .) a aquellos pacientes afectos de DE cuando lo consideren necesario para abordar o completar su tratamiento.

13.5 Psicólogo con formación en Sexología

Muchos problemas de erección son consecuencia de factores psicológicos (estrés, conflictos de pareja, complejos, inseguridad en la actuación sexual . . .) la mayoría de los cuales generan ansiedad ejecutoria que complica la actuación sexual del varón, fundamentalmente en el coito. Para este tipo de paciente la psicología y la sexología aportan técnicas y recursos que han demostrado una notoria eficacia cuando son aplicadas con solvencia y continuidad.

Desde el punto de vista psicológico existen, entre otras, técnicas como:

* Técnicas de Relajación.
* Técnica de Desensibilización Sistemática.
* Terapia de Pareja.
* Técnicas de Autocontrol Emocional.
* Técnicas Cognitivo-Conductuales.

Y desde la aportación de la Sexología existe lo que se conoce por Terapia sexual, un conjunto amplio de técnicas, recursos y estrategias, entre las cuales tenemos:

* Técnica de Prohibición de la Cópula.
* Técnica de Focalización Sensorial.
* Técnica de ganar y perder erección.
* Técnica de contención vaginal.
* Técnica de Control del Músculo Pubococcígeo (PC).
* Técnica del Bloqueo Dactilar.

13.6 Derivación a otros expertos

a. Endocrinólogo
   Cuando existan patologías de su competencia que no puedan ser controladas sin su intervención (hipogonadismo, hiperprolactinemia . . .).
b. Cardiólogo
   Cuando existan dudas sobre la función cardíaca del paciente y tengan relación con la DE, siendo en tales casos necesario su

control cardiológico (insuficiencias cardíacas grado III-IV, arritmias de alto riesgo, miocardiopatía hipertrófica, valvulopatía moderada o severa . . .).

c. Neurólogo

Cuando los problemas de erección tengan algún tipo de relación con la neurología (pruebas neurológicas diagnósticas, lesión medular . . .).

d. Psiquiatra

Cuando el paciente o pacientes afectados por DE presenten patologías psíquicas que interfieran en la DE y necesiten igualmente ser controladas psiquiátricamente (depresión, esquizofrenia, trastorno obsesivo compulsivo . . .).

13.7 Coordinación y criterios de derivación entre especialidades

En la prevalencia de la DE muchos casos son de clara etiología psicógena y otros tantos de evidente causalidad orgánica. Pero también vemos historiales clínicos «psicológicos» que pueden necesitar el apoyo de farmacología y casos «orgánicos» que desarrollan una ansiedad anticipatoria de ejecución que van a requerir un abordaje psicológico para completar la solución. De hecho, los casos de DE de etiología mixta son cada vez más prevalentes.

Para Sánchez-Sánchez (2017), una serie de factores como la prevalencia que presenta la DE, su implicación relevante en la salud global del individuo, la posible correlación con el riesgo cardiovascular y una notoria repercusión sobre la calidad de vida de la persona (autoestima personal, relación de pareja . . .), hacen que sea el Médico de Familia (MF), al menos dentro del Sistema Nacional de Salud, la figura profesional adecuada y pertinente para llevar la coordinación y seguimiento integral de los casos de DE, con base en su asequible acceso para los pacientes con DE por vía de los Centros de Salud.

En la misma línea, Sánchez-Sánchez considera que los casos complejos o no resolubles por el MF corresponde derivarlos al urólogo/

andrólogo, para que se encargue de su coordinación y seguimiento. Por todo ello, conviene mantener una fluida y constante comunicación especialmente entre ambos profesionales, ya que son las dos especialidades médicas que van a detectar la mayoría de los casos orgánicos, conveniencia que debe hacerse extensa al resto de especialistas a quienes competa intervenir en un momento dado en la solución de los diferentes casos de DE (endocrinólogos, psiquiatras, cardiólogos, psicólogos, sexólogos clínicos . . .).

La derivación de un paciente a cualquier especialista no tiene por qué entenderse como un abandono del paciente (Sánchez-Sánchez, 2017). De hecho, la tendencia de estos pacientes a abandonar el tratamiento (Buvat *et al.*, 2013) obliga al urólogo/andrólogo y al MF a intensificar su seguimiento.

Derivación desde el Médico de Familia (MF). ¿Cuándo derivar y a quién?

(Sánchez-Sánchez. Pautas de Actuación y Seguimiento en Disfunción Eréctil-PAS, 2017)

a. Derivación inmediata sin intentar previamente tratamiento sintomático de primer nivel:
  • Cuando el paciente o/y su pareja lo pidan expresamente. Habrá que consensuar con ambos a qué especialista derivar al paciente sobre la base de sus deseos y la característica del trastorno eréctil. Si presenta causalidad predominantemente orgánica al urólogo/andrólogo y si es predominio psicógeno al sexólogo clínico.
  • Cuando existe un conflicto, crisis o mala relación de pareja que necesite intervención especializada: derivar al sexólogo clínico o al psicólogo con formación en terapia de pareja.
  • Cuando exista sospecha o manifestación de patología psiquiátrica o psicológica importante, remitir a psiquiatría o psicología.
  • En casos de patología urológica específica o que genere dudas diagnósticas (hombres jóvenes con traumatismo pélvico/per-

ineal, enfermedad de Peyronie, traumatismos peneanos, etc.) derivar al urólogo/andrólogo.

- En trastornos de la erección que requieran estudios vasculares o neurológicos complejos a fin de profundizar en el diagnóstico: remitir al urólogo/andrólogo.
- En casos de patología endocrinológica no controlada: derivar al endocrinólogo.

En casos de pacientes en situación de riesgo cardiovascular alto o indeterminado para la práctica sexual: derivar al cardiólogo.

b. Derivación después de un periodo de intervención:

Por ineficacia de los fármacos (iPDE-5) prescritos del primer nivel.

Por petición del paciente o/y pareja.

Por inseguridad en incorporar al tratamiento fármacos específicos del segundo nivel (Alprostadil . . .).

En estos casos, habrá que reevaluar el cuadro clínico consensuando con el paciente y pareja a qué especialista remitir con base en sus deseos y las características del trastorno eréctil: si hay predominio orgánico al urólogo/andrólogo y si es predominio psicógeno al sexólogo clínico.

Tabla 2. Premisas para considerar ineficaz un fármaco iPDE-5

Cuando un paciente refiere ineficacia farmacológica, hemos de asegurarnos de que la toma del iPDE-5 se ha realizado correctamente, siendo necesario preguntarle:

1. Si realmente ha adquirido y tomado el fármaco: no es raro que acaben admitiendo que, por razones económicas o por consejo de su pareja, no lo adquirieron.
2. Dónde lo ha adquirido: la venta por internet y el mercadeo fraudulento ofrecen a menudo fármacos sin eficacia clínica.
3. Si ha tomado la dosis máxima recomendada para el fármaco, al menos en cuatro ocasiones, en días distintos.
4. Si la toma la ha realizado 1 hora antes de iniciar la relación sexual.
5. Que no ha ingerido alcohol en exceso u otras sustancias de abuso: marihuana, cocaína, nitrito de amilo (*poppers*).
6. Que no ha realizado previamente una comida rica en grasas.
7. Que después de la toma ha contado con estimulación directa suficiente para provocar la erección.
8. Que verdaderamente la mejora en la erección no se ha producido o que ha sido insuficiente para lograr penetrar a su pareja. En ocasiones, la erección alcanzada ha sido suficiente para lograr la penetración, pero las expectativas sexuales del hombre o de su pareja en relación a estos fármacos a veces son exageradas.

Si habiendo tomado el fármaco adecuadamente la respuesta a él ha sido escasa o nula, es necesario considerar otros factores que quizás estén influyendo. El más habitual entre hombres mayores de 50 años es el déficit de testosterona y entre los menores de 40 es el bloqueo de la respuesta eréctil por rutinas de autoobservación o ansiedad de rendimiento, siendo posible que el motivo de la escasa respuesta se deba al uso concomitante de algún fármaco lesivo para la respuesta eréctil (antidepresivo, beta-bloqueante, diurético, etc.).

Si no se logra identificar ningún factor, es el momento de plantearse la prescripción de otro iPDE-5 distinto, recomendando siempre iniciar el tratamiento a dosis máximas.

13.7.1 Derivación desde Urología/Andrología: ¿Cuándo derivar y a quién?

(Sánchez-Sánchez. Pautas de Actuación y Seguimiento en Disfunción Eréctil-PAS, 2017)

a. En casos de crisis o conflicto de pareja que pueda requerir atención especializada: derivar al psicólogo con formación en Sexología o al psicólogo con formación en Terapia de pareja.

b. Cuando haya presencia o sospecha de patología psiquiátrica o psicológica importante: derivar a psiquiatría o psicología clínica.

c. Cuando haya patología endocrinológica no controlada: remitir a endocrinología.

d. En casos de pacientes con riesgo cardiovascular alto o indeterminado para la práctica sexual: derivar al cardiólogo.

13.7.2 Derivación desde sexología: ¿Cuándo derivar y a quién?

(Cuando el profesional de la sexología es un médico sexólogo)

e. En casos en que se necesite profundizar en la valoración de trastornos orgánicos causantes posibles de DE que tengan que ver con otras especialidades: derivar al especialista pertinente sobre la base del tipo de sospecha etiológica (problemas urológicos, patología endocrinológica no controlada, necesidad de estudios neurológicos o vasculares, patología psiquiátrica, etc.).

(Cuándo el profesional de la sexología es un psicólogo sexólogo)

a. Cuando percibe que la causa o causas del problema de erección es orgánica.

b. En casos en que se necesite la utilización de fármacos para el diagnóstico o el tratamiento de la DE: remitir al médico de familia o al urólogo/andrólogo, dado que el psicólogo no tiene conocimientos ni capacidad para prescribir fármacos.

c. En aquellos casos en los que no se detectasen motivos psicológicos o de relación de pareja que justifiquen la DE, remitir al médico de familia o al urólogo/andrólogo.

d. Cuando iniciado el tratamiento, no se obtiene la respuesta esperada y ello no se debe a resistencias en el proceso terapéutico.

Epílogo

Tras muchos años de esfuerzo sexológico por parte de los profesionales, la DE ha sido admitida como un problema de salud, concretamente de salud sexual, concepto ya genéricamente asumido y, como tal, aceptado a nivel institucional. Sin embargo, no ocurre lo mismo a nivel de calle, del ciudadano de a pie. Por ello, uno de los retos pendientes es conseguir que la DE sea entendida como un problema de salud sexual por los propios varones, que siguen sintiendo una notoria aprensión a hablar del tema con naturalidad, aquella que va más allá de mencionarla solo para chistes, gracias y demás parafernalias manifiestamente superficiales, lo cual no deja de ser una tapadera para esconder la tensión que todavía supone referenciarla siquiera como asunto personal, menos aún como problemática particular. En este sentido, soy pesimista sobre tal pretensión. Hoy en día y siendo realistas, queda todavía un largo y complicado camino para que los varones mencionen siquiera el tema de tener, presentar o estar afectados por una posible dificultad eréctil. Les da pavor, sonrojo y angustia. Sigue siendo un tema tabú. No se habla del mismo, se esconde y más allá de la lógica y comprensible frustración que supone, se vive con culpa, fracaso, menoscabo e incluso humillación. A pesar de que hemos avanzado si se compara con la mentalidad de otras décadas anteriores, debo ser sincero y mostrar mi escepticismo al pulsar con frecuencia la realidad social que envuelve a la DE.

La erección está tan ferozmente adherida a la autoestima del varón y a su masculinidad, que perderla o tener dificultad en su manejo remueve los mayores fantasmas de cualquier varón que se precie, sin menoscabo de cuál sea su profesión o su formación cultural.

En tal aspiración profesional, soy consciente de que se lucha contra siglos de raigambre falocrática y patriarcal de las relaciones sexuales. Pero aun así y a pesar de considerar que se necesita todavía que pasen muchos años para tal cambio, no pierdo la esperanza de que se normalice algún día, la cual es compartida obviamente por todos los profesionales de la salud sexual. Aun así, creo que va a necesitarse más de una generación para naturalizar el tema. También para crear un nuevo paradigma de masculinidad que no esté asociado al tamaño, el rendimiento coital y el dominio sobre la mujer. Mientras tanto, los expertos seguiremos aportando nuestro grano de arena con la divulgación educativa a través de programas de radio, televisión, charlas en colegios, asociaciones, revistas y demás lugares proclives a poner nuestra semilla educadora en pos de aportar ciencia sexológica que contribuya a naturalizar la sexualidad.

Otras cuestiones también susceptibles de mejora son: a) el abordaje de las DE mixtas, cada vez más abundantes; b) un mayor incremento de los recursos necesarios para abordar la DE en Atención Primaria; c) una mayor aportación de las instituciones en el tratamiento de la DE; d) y la creación de Programas de Educación Sexual que puedan contrarrestar la nefasta influencia que Internet, principalmente a través de la pornografía, está suponiendo en la formación de los jóvenes. De hecho, se sabe que las personas que ven pornografía tienen una probabilidad 2,4 veces mayor de agredir sexualmente a alguien frente a las personas que no la consumen y que los hombres que consumen pornografía tienen unos valores medidos de discriminación sexual mayores que los que no la consumen. Estas actitudes son susceptibles de un abordaje educativo inminente. Cabe recordar que la asociación uso de pornografía-sexismo no se da de la misma manera en las mujeres.

Asimismo, no quiero dejar de insistir en dos cuestiones relevantes ya mencionadas a lo largo del libro. Una, la importancia del papel de la pareja sexual en la solución del problema y, por tanto, la conveniencia de incorporarla en la mayoría de los casos. Otra, la utilidad de personalizar los tratamientos disponibles en el abordaje de la DE. Es incuestionable la conveniencia de seguir los protocolos de actuación establecidos en el diagnóstico y tratamiento de los diversos casos de DE, pero no debemos olvidar que la sexualidad es una vivencia manifiestamente personal y abiertamente biográfica, por lo que conviene personalizar el tratamiento de las dificultades eróticas en general, no siendo la DE ajena a tal consideración. De hecho, los mismos síntomas no repercuten de igual manera en los pacientes, los matices psicológicos que ocasionan los problemas son complejos y variadísimos, los efectos de los fármacos pueden variar en cada paciente y en cuanto a los perfiles psicológicos de las parejas sexuales de los pacientes, ni que decir tiene la enorme variación que podemos encontrar en la consulta profesional.

No quiero terminar esta despedida sin mencionar, cómo no, el impacto mundial del COVID, el duro confinamiento que supuso y las brutales consecuencias sanitarias y sociales que ha tenido en la sociedad globalizada en la que vivimos. Ha sido tan impactante el número de fallecidos que ha supuesto a nivel mundial, el miedo global consecuente que ha generado y la enorme incertidumbre que ha supuesto, que hablar de su relación con la sexualidad pudiera parecer un tema baladí y su relación con la DE una minucia. Tiempo habrá de obtener conclusiones clínicas sobre su afectación sexológica. Simplemente adelantar una serie de beneficios indirectos aportados tales como comprobar que muchos hombres y mujeres han constatado que no hay relación *online* que tenga la fuerza suficiente para sustituir la magia del contacto físico, así como servir para relativizar conflictos, para valorar más los espacios de privacidad, para cuestionar los comportamientos eróticos y para tener otra visión diferente de las relaciones humanas en general y de las sexuales en particular.

Queridos lectores/as, hemos llegado al final definitivo de este apasionante recorrido por una de las disfunciones sexuales más emblemática, compleja e impactante, la DE.

Era mi intención primigenia aportar un manual multidisciplinar de DE que a fecha de finales de 2023 incluyese todos los aspectos que la configuran, de forma y manera que suponga un servicio eficiente de ayuda, consulta y aportación a todos y todas las profesionales de la salud sexual que de una manera u otra tienen contacto profesional con la DE, así como también acercar el tema a aquellas personas interesadas en tal problemática. Espero haber satisfecho tal demanda. Mi más sincero agradecimiento a todos/as por vuestro apoyo y acompañamiento a lo largo del libro.

Koldo Seco Vélez
Bilbao, septiembre de 2023.

Bibliografía

Abraham G., Porto R. *Terapias Sexológicas*. Madrid: Pirámide; 1979.

Addiego F., Belzar E. G., Comolli J., Moger W., Perry J. D., Whipple B. (1981). Female ejaculation: a case study. *Journal of Sex Research* 17 (1): 13-21.

Ahís P., Renau E. M., Meneu M., Cerrillo V., Panizo N. Disfunción sexual y calidad de vida según el tipo de tratamiento renal sustitutivo. *Revista Española de Enfermería Nefrológica*, vol.19 no. 4 Madrid oct. /dic. 2016.

Akre C., Berchtold A., Gmel G., Suris J. C. The evolution of sexual dysfunction in young men aged 18-25 years. J Adolescent Health, 55 (2014), pp. 736-743.

Almansa Fernández M. Amor y sexo en la Antigua Roma: el origen de San Valentín. https://historiaeweb.com/2021/02/14/amor-sexo-en-la-antigua-roma/amp/

Andersson K. E., Wargner G. Physiology of penile erection. Physio Rev 1995; 75: 191-236.

Araujo A. B., Durante R., Feldman H. A. The relationship between depressive symptoms and male erectile dysfunction: cross-sectional results from the Massachussets Male Aging Study Psychosom M. 1998; 60: 458-65.

Arrondo Arrondo J. L., Meijide Rico F., Martín Morales A., Caveda Cepas E., Turbi-Disla C. Persistencia y cambio de tratamiento para la disfunción eréctil en pacientes españoles: estudio EDOS. Rev Int Androl. 2010; 8:6-13.

Atkins, D. C., Berns, S. B., George, W., Doss, B., Gattis, K. y Christensen, A. (2005). Prediction of response to treatment in a randomized clinical trial of marital therapy. *Journal of Consulting and Clinical Psychology, 73*, 893-903.

Bagheri S. M., Gharib M. H. How can a radiologist reveal more practical information using dynamic study of cavernosal artery after injection of vasoactive agents?

Bagi P., Sillesen H., Bitsch K., Hansen H. J. Doppler waveform analysis in evaluation of occlusive arterial disease in the lower limb: Comparison with distal blood pressure measurement and arteriography. Eur J Vasc Surg, 4 (1990), pp. 305-311.

Bancroft J. Central inhibition of sexual response in the male: A theoretical perspective. Neurosci Biobehav Rev. 1999; 23:763-84.

Bancroft J. El deseo sexual. Mundo Científico. 1989; 96: 1100-10.

Baniel J., Israilov S., Shmueli J., Segenreich E., Livne P. M. Sexual function in 131 patients with benign prostatic hyperplasia before prostatectomy. Eur Urol 2000; 38 (1): 53-58.

Bansal S. Sexual dysfunction in hypertensive men. A critical review of the literature. Hypertension 1988; 12 (1): 1-10.

Barlow D. H. Causes of sexual dysfunction: The role of anxiety and cognitive interference. *Journal of Consulting and Clinical Psychology*. 1986; 54: 140-148.

Basson R. Succesful management of erectile dysfunction: addressing its repercussions on the female partner. The first European congress on the management of male sexual dysfunction and other critical issues in men´s health (Congreso). Mónaco; Abr 2002.

Baucom, D. H. y Hoffman, J. A. (1986). The effectiveness of marital therapy: current status and applications to the clinical setting. En N. S. Jacobson y A. S. Gurman (eds.), *Clinical Handboook of Marital Therapy* (pp. 597-620). Nueva York: The Guilford Press.

Baucom, D. H., Epstein, N. y Rankin, L. A. (1995). Cognitive aspects of cognitive/behavioral marital therapy. En N. S. Jacobson y A. Gurman (eds.), *Clinical handbook of marital therapy* (2.a ed., pp. 65-90). Nueva York: The Guilford Press.

Baum N., Randrup E. Junot D. y Hass, S. (2000). Prostaglandin E1 versus sex therapy in the management of psychotogenic erectile dysfunction. *International Journal of Impotence Research*, 12 (3), 19.

Bechara A. Comparative study of papaverine plus phentolamine versus prostaglandin E1 in erectile dysfunction. J Urol. 1997; 157; 2132-4

Beck J. G., Barlow D. H. The effects of anxiety and attentional focus on sexual responding: Physiological patterns in erectile dysfunction. Beh Res Ther. 1986; 24:9-17.

Becker A. J., Uckert S., Ness B. O., Stief C. G., Scheller F., Knapp, W. H. y Jonas U. Systemic and cavernous plasma levels of vasopressin in healthy males during different functional conditions of the penis. Urology Research, 2003; 31 (2), 66-99.

Beheri G. E. Surgical treatment of impotence. Plast Reconstr Surg. 1966; 38:92-7.

Belew D., Klaassen Z., Lewis R. W. Intracavernosal injection for the diagnosis, evaluation, and treatment of erectile dysfunction: A review. *Sex Med Rev*, 3 (2015), pp. 11-23.

Belliveau F., Richter L. La Inadaptación Sexual según Masters y Johnson. Editorial Fontanella. Barcelona, 1981.

Benson C. B., Aruny J. E., Vickers Jr. M. A. Correlation of duplex sonography with arteriography in patients with erectile dysfunction. AJR Am J Roentgenol, 160 (1993), pp. 71-73.

Benson C. B., Aruny J. W., Vickers M. A. Jr. Correlation of duplex sonography with arteriography in patients with erectile dysfunction. AJR Am J Roentgenol. 1993; 160: 65-9.

Benson C. B., Vickers M. A. Sexual impotence caused by vascular disease: Diagnosis with duplex sonography. AJR Am J Roentgenol. 1989; 153: 1149-53.

Benson G. S. The Clinical evaluation of the patient presenting erectile dysfunction: GAT is reasonable? Semin Neurol. 1990; 2:94-9.

Bergman B., Nilsson S., Petersén I. (1979). The effect on erection and orgasm of cystectomy, prostatectomy and vesiculectomy for cancer of the bladder: a clinical and electromyography study. Br J Urol, abr 1979; 51 (2):114-20.

Berner, M. y Günzler, C. (2012) Efficacy of psychosocial interventions in men and women with sexual dysfunctions: a systematic review of controlled clinical trials. Part 1: The efficacy of psychosocial interventions for male sexual dysfunction. *Journal of Sexual Medicine, 9*, 3089-3107. http://dx.doi.org/10.1111/j.1743-6109.2012.02970.x.

Bianchi-Demicheli F., Frum C., Pfaus J. G., and Lewis J. W. *The common neural bases between sexual desire and love: A multilevel kernel density fMRI analysis,* J Sex Med 12;9:1048-1054, 2012.

Blanchflower, D. G., & Oswald, A. J. (2008). Is well-being U-shaped over the life cycle? Social science & medicine (1982), 66 (8), 1733-1749. Https:/doi.org/10.1016/j. socscimed.2008. 01.030.

Blanchflower, D. G. (2020). Is happiness U-shaped everywhere? Age and subjective well-being in 145 countries. *Journal of Populations Economics*, 34, 575-624. ¿A. Do humans suffer a psychological low in midlife? Two approaches (with and without controls) in seven data sets. National Bureau of Economic Research.

Bobes J., Dexeus S., Gilbert J. *Psicofármacos y función sexual* (1ªedición) Ed. Díaz de Santos, Madrid, 2000.

Bogoras N. A. Über die volle plastiche wiederherstellung eines zum koitus fähigen penis (peniplastica totalis). Zentralbl Chir. 1936; 63:1271.

Bondil P., Louis J. F., Daures J. P., Costa P., Navratil H. Extensibilité pénienne et function erectile. Ann Urol. 1990; 24: 373-7.

Boolell M., Allen M. J., Ballard S. A., Gepi-Attee S., Muirhead G. J., Naylor A. M. *et al.* Sildenafil: An orally active type 5 cyclic GMP specific phosphodiesterase inhibitor for the treatment of penile erectile dysfunction. Int J Impot Res. 1996; 8:47-52.

Bornstein, P. H. y Bornstein, M. T. (1988). *Terapia de pareja.* Madrid: Pirámide.

Bozman, A. y Beck, J. G. (1991). Covariation of sexual desire and sexual arousal: The effects of anger and anxiety. *Archives of sexual behavior*, 20, 47-61.

Branden, N. (2000). *La psicología del amor romántico.* Barcelona: Paidós.

Brecher E. M. *Análisis a la Respuesta Sexual Humana de Masters y Johnson.* Editorial Grijalbo, 1969.

Broderick G. A., Arger P. Duplex Doppler ultrasonography: Noninvasive assessment of penile anatomy and function. Semin Roentgenol. 1993; 28: 43-56.

Brown-Sequard C. Des effets produits chez l'homme par des injection sous-cutanées d'un liquide retiré des testicules frais de cobaye et de chien. C R Seances Soc Biol Fil. 1889; 41:415-6.

Buisson O., Foldes P., Reviews: The clitoral complex: a dynamic sonographic study. *The Journal of Sexual Medicine*, vol. 6, nᵒ 5, 27 avril 2009, pp. 1223-1231.

Bunge, M. (2006): Psicoanálisis a un siglo de distancia. En *100 ideas. El libro para pensar y discutir en el café.* Buenos Aires: Sudamericana. Págs. 200-205.

Buvat J., Büttner H., Hatzimouratidis K., Vendeira P. A., Moncada I., Boehmer M. *et al.* Adherence to initial iPDE-5 inhibitor treatment: randomized open-label study comparing tadalafil once a day, tadalafil on demand, and sildenafil on demand in patients with erectile dysfunction. J Sex Med. 2013 Jun; 10 (6): 1592-602.

Buvat J., Maggi M., Gooren L., Guay A. T., Kaufman J., Morgentaler A. *et al.* Endocrine aspects of male sexual dysfunction. J Sex Med. 2010; 7(4 pt. 2): 1627-56. http//www.ncbi.nlm.nih.gov/pubmed/20388162.

Cabello Santamaría F. *Disfunción eréctil: Un abordaje integral.* Madrid: Psimática; 2004.

Cabello Santamaría F. en: Cabello F, Lucas M. *Manual médico de terapia sexual.* Madrid: Psimática, 2002.

Cabello Santamaría F. *Manual de sexología y terapia sexual.* Madrid. Editorial Síntesis. 2010.

Cabello-Santamaría F., Lucas Matheu M. *Introducción a la Sexología Clínica.* Madrid. Editorial Elsevier. 2007.

Cabello Santamaría, F. La paradoja del deseo en la pareja actual. *Revista Claves de razón práctica*, nº260, Septiembre/Octubre, págs. 38-45. 2018.

Calvo Gómez, C. Aspectos Específicos de la Disfunción Eréctil en Hipertensión Arterial, páginas 75-81. Documento de Consenso sobre Disfunción eréctil. Elaborado por 12 Entidades Científicas. Foro de la Salud del Hombre en Disfunción Eréctil. Grupo 2 Comunicación Médica SL, Pfizer, 2013. Madrid.

Carreño J., Henales M. C. y Sánchez C. (2011). El amor desde un enfoque psicológico. *Perinatología y reproducción humana* 25 (2), 99-108.

Carrol J. L., Ellis D. J., Bagley D. H. Aged-Related changes in hormones in impotent men. Urol. 1990; 1: 42-6.

Carson C. C., Burnett A. L. Levine LA, Nehra A. The efficacy of sildenafil citrate (Viagra) in clinical populations: an update. Urol. 2002; 60: 12-27.

Carson C. C., Patel M. P. The epidemiology, anatomy, physiology, and treatment of erectile dysfunction in chronic renal failure patients. Adv Ren Replace Ther. 1999; 6:296-309.

Catesby J. *Erecciones durante el sueño.* Jano. 1994; 156:57-9.

Cheitlin M. D., Hutter A. M., Brindis R. G., Ganz P., Kaul S., Russel R. O., Zusman R. M. ACC/AHA expert consensus document. Use of Sildenafil (Viagra) in patients with cardiovascular disease. American College of Cardiology/American Heart Association. J Am Coll Cardiol 1999; 33 (1): 273-282.

Choi J. M., Nelson C. J., Stasi J., Mulhall J. P. (2007). Orgasm associated incontinence (climacturia) following radical pelvic surgery: rates of occurrence and predictors. J Urol, Jun 2007; 177 (6): 2223-6.

Christ G. J., Wang H. Z., Venkateswarlu K., Zhao W., Day N. S. Jon Channels and Gap Junctions: Their Role in Erectile Physiology, Dysfunctions, and Future Therapy. Mol Urol, 1999; 3: 61-73.

Christensen A., Wheeler J. G. y Jacobson N. S. (2008). Couple Distress. En D. H. Barlow (ed.), *Clinical Handbook of Psychological Disorders: A Step-By-Step treatment manual* (pp. 662-690). Nueva York: The Guilford Press.

Chun J., Carson C. C. El diálogo paciente-médico y la evaluación clínica de la disfunción eréctil. McGraw-Hill Interamericana. Urol Clin North Am. 2001; 2: 263-73.

Chung E., Broc G. B. A state of art review on vardenafil in men with erectile dysfunction and associated underlying diseases. Expert Opin Pharmacother. 2011; 12 (8): 1341-8 (no abstract). http//www.ncbi.nim.nih.gov/pubmed/21548725.

Corona G., Maseroli E., Rastrelli G., Isidori A. M., Sforza A., Mannucci E. *et al.* Cardiovascular risk associated with testosterone-boosting medications: a systematic review and meta-analysis. Expert Opin Drug Saf. 2014; 13 (10): 1327-51. http//www.ncbi.nih.gov/pubmed/25139126.

Costa P. T., Fagan P. J., Piedmont R. L., Ponticas Y., Wise T. N. The five-factor model of personality and sexual functioning in outpatient men and women. *Psychiatric Medicine,* 10 (2), 199-215.

Courtois F. J., Goulet M. C., Charvier K. F., Leriche A. Posttraumatic erectile potential of spinal cord injured men: how physiologic recordings supplement subjective reports. Arch Phys Med Rehabil 1999; 80:1268-72.

Christensen, A. y Jacobson, N. S. (2000). *Reconcilable differences.* Nueva York: The Guilford Press.

Cuéllar de León A. Estudio de prevalencia de disfunción eréctil en pacientes hipertensos controlados en centros de salud docentes. Tesis doctoral. Universidad Miguel Hernández. San Juan (Alicante). Noviembre, 2000.

Curran M., Keating G. Tadalafil. Drugs. 2003; 63 (20): 2203-12; discussion 2213-4 http://www.ncbi.nlm.nih.gov/pubmed/14498756.

Da Rosa I., Da Silva A., Amorin C., Viana L., Guiaraes L. Sexualidad y subjetividad: el impacto del cáncer de próstata en la vida sexual e identidad masculina. *Psicooncología* 2019; 16 (2): 375-385. Ediciones Complutense. https: dx.doi.otg/10.5209/psic.65597

DeBusk R., Dorry Y., Golstein I., Jackson G., Kaul S., Himmel S. E. *et al.* Management of sexual dysfunction in patients with cardiovascular disease: recommendations of The Princeton Consensus Panel. Am J Cardiol. 2000; 86:175-81.

Documento de Consenso sobre Disfunción Eréctil. Elaborado por 12 Entidades Científicas. Foro de la Salud del Hombre en Disfunción Eréctil. Grupo 2 Comunicación Médica SL, 2013. Madrid.

Documento de Consenso sobre Disfunción Eréctil; Foro de la Salud del Hombre en DE. Pfizer. Madrid 2002.

Epstein, N. B. y Baucom, D. H. (2002). Enhanced cognitive-behavioral therapy for couples: A contextual approach. Washington DC: American Psychological Association.

El-Sakka A. I., Morsy A. M. Screening for ischemic heart disease in patients with erectile dysfunction: Role of penile doppler ultrasonography. Urology, 64 (2004), pp. 346-350.

Eskenazi, S. (2013). El amor romántico, una mirada revolucionaria. *Revista Letra Urbana. Al borde del olvido- Revista Digital de cultura, ciencia y pensamiento, 31*,1-10.

Esteban, M. L. (2008). El amor romántico dentro y fuera de occidente: determinismos, paradojas y visiones alternativas. *Congreso de Antropología.* Noviembre del 2008. San Sebastián.

Estupinyá Giné, P. *La Ciencia del Sexo.* Penguin Random House Grupo Editorial, S.A.U. Barcelona, 2013.

Eysenck, H. (1985): *Decadencia y caída del imperio freudiano* (publicación *online* del libro completo). Consultado el 22 de enero de 2010.

Faria, G. *Avances en Sexología Médica.* Capítulo 18: Función sexual y cáncer en el hombre. Páginas 315-324. Editorial Síntesis. Madrid, 2015.

Farré J. M., Lasheras M. G., Lozano M. Disfunción eréctil psicógena y mixta: Estudio de seguimiento terapéutico. Actas Esp Psiquiatr 2002. En prensa.

Farré Martín J. M., Fora i Eroles F., Lasheras Pérez, M. G. Aspectos Específicos de la Disfunción Eréctil en Psiquiatría, páginas 89-94. Documento de Consenso sobre Disfunción Eréctil. Elaborado por 12 Entidades Científicas. Foro de la Salud del Hombre en Disfunción Eréctil. Grupo 2 Comunicación Médica SL, Pfizer, 2013. Madrid.

Feldman H. A., Goldstein I., Hatzichristou D. G., Krane R. J., McKinlay J. B. Impotence and its medical and psychosocial correlates: results of the Massachusetts Male Study J. Urol. 1994; 151: 54-61.

Ferguson, K. L.: Mckey, P. L.; Bishop, K. R. *et al.* Stress urinary incontinence: effect o pelvic muscle exercise. *Obstet. Gynecol.,* v. 75, 4: 671-675, 1990.

Fernández de Castro y de Trinchería, J. Comunicación: El Cristianismo desmitificado. Estudio de la sexualidad en tiempos de Jesucristo. 2º Congreso Español de Sexología, Madrid, 1987.

Filippi S., Manzini M., Amerini S., Bartolini M., Natali A., Mancina R. *et al.* Functional adenosine receptors in human corpora cavernosa. Int J Androl. 2000;23: 210-17.

Fisher H. E. (1984). *El contrato sexual: La evolución de la conducta humana.* Barcelona, Argos Bergara.

Fisher H. E. (1992). Anatomy of love. The natural history of monogamy, adultery and divorce. New York, W. W. Norton, & Company. (Trad. Cast.: *Anatomía del amor. Historia natural de la monogamia, el adulterio y el divorcio.* Anagrama, Barcelona, 1994).

Fisher W., Rosen R. C., Eardley I., Niederberger C., Nadel A., Kaufman J. *et al.* The multinational men's attitudes to life events and sexuality (MALES) study phase II: understanding PDE5 inhibitor treatment seeking patterns among men with erectile dysfunction. J Sex Med. 2004; 1: 150-60.

Fitzgerald S. W., Erickson S. J., Foley W. D., Lipchik E. O., Lawson T. L. Color doppler sonography in the evaluation of erectile dysfunction: Patterns of temporal response to papaverine. AJR Am J Roentgenol, 157 (1991), pp. 331-336.

Floyd, F. J., Markman, H. J., Kelly, S., Blumberg, S. L. y Stanley, S. (1995). Preventive intervention and relationship enhancement. En N. S. Jacobson y A. S. Gurman (eds.). *Clinical handbook of couple therapy* (pp. 212-226). Nueva York: The Guilford Press.

Fogari R., Zoppi A., Corradi L., Mugellini A., Poletti L., Lugardi P. Sexual function in hypertensive males treated with lisinopril o atenolol: a cross-over study. Am J Hypertens 1998; 11 (10): 1244-1247.

Fora F., Farré J. M. La prostaglandina E1 intracavernosa en el abordaje psicológico de la disfunción erectiva. *Cuadernos de Medicina Psicosomática y Psiquiatría* de Enlace 1996; 37: 34-41.

Fosgerg I., Olson C. *Impotence, smoking and bloking drug.* Fertil Steril. 1979; 32:589.

Fraile R., Monteagudo F. *Homo impotens.* Madrid: You & Us; 2004, p. 23.

Fuentes J. B. *La impostura freudiana.* Madrid: Ediciones Encuentro; 2009, p. 52-55.

Fusco F., Razzoli E., Imbimbo C., Rossi A., Verze P., Mirone V. A new era in the treatment of erectile dysfunction: Chronic phosphodiesterase type 5 inhibition. BJU Int. 2010: 105:1634-9.

Gandaglia G., Briganti A., Jackson G., Kloner R. A., Montorsi F., Montorsi P. *et al.* A systematic review of the association between erectile dysfunction and cardiovascular and cardiovascular disease. Eur Urol. 2014; 65(5): 968-78. http//wwwncbi.nlm.nih.gov/pubmed/24011423.

García-Valdés A. *Historia de la Medicina.* Madrid: Heriwald; 2010, p. 219.

García-Montes F., Gil-Vernet J. M., Martín-Morales A., Ozonas M., Pizá P. Áreas de la sexualidad: libido, erección y eyaculación. Med Clin Monogr (Barc). 2005; 6:14-32.

Gee W. F. A history of surgical treatment of impotence. *Urology,* 1975; 5:401-5.

Giddens, A. (1992). *La Transformación de la Intimidad. Sexualidad, amor y erotismo en las sociedades modernas.*

Gilbert B. R., Paduch D. Penile dopler ultrasound. post graduate course. AUA Annual Meeting, Orlando Fla. 2014 May 17.

Giménez-Escribano F. *Hitos, mitos y ritos de la impotencia.* Madrid: Europubli; 2005, p. 30.

Giuliano F., Jackson G., Montorsi F., Martín-Morales A., Raillard P. Safety of sildenafil citrate: review of 67 double-blind placebo-controlled and the post marketing safety data-base. Int J Clin Pract 2010; 64 (2): 240-55. http://www.ncbi.nim.nih.gov/pubmed/19900167.

Giuliano F. A., Rampin O., Benoit G., Jardin A. Neural control of penile erection. Urol Clin North Am. 1995 Nov; 22(4):747-66.

Glina S., Cohen D. J., Vieira M. Diagnosis of erectile dysfunction. Curr Opin Psychiatry. 2014. Nov; 27(6): 394-9.

Goldstein I., Lue T. F., Padma-Nathan H., Rosen R. C., Sterrs W. P., Wicker P. A. Oral sildenafil in the Treatment of Erectile Dysfunction. Sildenafil Study Group. N Engl J Med 1998; 338 (20): 1397-1404.

González García A., González Botella S. *Salud sexual y salud mental.* Ministerio de Sanidad y Seguridad Social. Dirección General de Salud Pública. Madrid, 1980.

González Gutiérrez, P. *Soror: Mujeres en Roma.* Desperta Ferro Ediciones, 2021, Madrid.

González Gutiérrez, P. *Cunnus. Sexo y poder en Roma.* Desperta Ferro Ediciones, 2023, Madrid.

Gray G. A., Clocel M., Clozel J. P., Baumgorther H. R. Effects of calcium channel blockade on the aortic intima in spontaneously hypertensives rats. *Hypertension 1993;* 22 (4): 569-576. Madrid: Cátedra.

Grümbaum, A. (1984). *The Foundations of Psychoanalysis: A Philosophical Critique.* Berkeley, CA: University of California Press. ISBN 0-520-05017-7.

Haba-Rubio J., Heinzer R. *Sueño con dormir.* Editorial La Esfera de los libros, 2018. Madrid.

Halford, W. K., Sanders, M. R. y Behrens, B. C. (2001). Can skills training prevent relationship problems in at-risk couples? Four-year effects of a behavioral relationship education program. *Journal of Family Psychology, 15* (4), 750-768.

Hatzimouratidis K., Eardley I., Giuliano F., Moncada I., Salonia A. Guidelines on Male Sexual Dysfunction: Erectile Dysfunction and Premature Ejaculation. European Association of Urology Web Site. Updated 2015. http://uroweb.org/guideline/male-sexual-dysfunction/.

Hatzimouratidis K., Amar E., Eardley I., Giuliano F., Hatzichristou D., Montorsi F., Vardi Y. y Wespers E. (2010). Guidelines on male sexual dysfunction: erectile dysfunction and premature ejaculation. European Urology, 57, 804-814. http://dx.doi.org/10.1016/j.eururo.2010.02.020.

Helgason A. R., Adolfsson J., Dickman P., Arver S., Fredrikson M., Gothberg M., Steineck G. (1996). Sexual desire, erection, orgasm and ejaculatory functions and their importance to elderly Swedish men: a population-based study. Age Ageing, jul 1996; 25 (4): 285-91.

Henriksen E. The nonsurgical management of urinary incontinence. *Obstet. Gynecol.*, v. 20, p. 887, 1962.

Herbaut A. G., Wespes E. Neurophysiological studies in 200 impotent men: the value of the bulbocavernous reflex and of penile evoked. Acta Urol Belg. 1990; 58:95-101.

Herrman H. C., Chang G., Klugherz B. D., Mahoney P. Hemodynamic effects of Sildenafil in men with severe coronary artery disease. N Engl J Med 2000; 342 (22): 1622-1626.

Hetrick D. C., Ciol M. A., Rothman I., Turner J. A., Frest M., Berger R. E. (2003). Musculoskeletal dysfunction in men with chronic pelvic pain syndrome type III: a case-control study. J Urol, Sep 2003; 170 (3): 828-31.

Hilz M. J., Hecht M. J., Berghoff M., Singer W., Neundoerfer B. Abnormal vasoreaction to arousal stimuli an early sign of diabetic sympathetic neuropathy demonstrated by laser Doppler flowmetry. J Clin Neurophysiology. 2000; 17:419-25.

Hines T. The G-pot: a modern gynecologic myth. Am J Obstet Gynecol 185 (2); 359-362.

Hirshkowitz M., Karacan I., Howell J. W., Arcasoy M. O., Williams R. L. Nocturnal penile tumescence in cigarette smokers with erectile dysfunction. Urol 1992; 39(2), 101-107.

Hurtado F., Rubio M., Ciscar C. y Marín M. El trastorno de la erección: frecuencia por subtipos y análisis descriptivo de las variables causales. *Cuadernos de Medicina Psicosomática y Psiquiatría de Enlace*, 1997; 44: 36-43.

Hylan T. R., Meneades L., Crown W. H., Sacristán J. A., Gilaberte I., Montejo A. L. Disfunción sexual asociada al uso de psicofármacos. Importancia actual y posibilidades terapéuticas. Actas Esp Psiquiatr. 1999; 27 (Supl 1):

22-35. Iran J Radiol, 12 (2015), pp. e12556. J Clin Ultrasound, 28 (2000), pp. 290-294.

Jacobson N. S. (1977). Problem solving and contingency contracting. *Journal of Consulting and Clinical Psychology*, 4, 92-100.

Jacobson N. S. (1978). Specific and nonspecific factors in the effectiveness of a behavioral approach to the treatment of the marital discord. *Journal of Consulting Clinical Psychology*, 46, 442-452.

Jacobson N. S., Schmaling K. B. y Holtzworth-Munroe, A. (1987). Component analysis of behavioral marital therapy: Two-year follow-up and prediction of relapse. *Journal of Marital and Family Therapy*, 13, 187-195.

Jacobson N. S. y Christensen A. (1998). *Acceptance and change in Couple Therapy: a therapist's guide to transforming relationships*. Nueva York: W. W. Norton & Company.

Jannini E. A., Whipple B., Kinberg S. A., Buisson O., Foldes P., Vardi Y. (2010). ¿Who's afraid of the G-pot? *Journal of Sexual Medicine*, 7, pp. 25-34.

Jara Rascón J., Lledó García E. La medicina sexual en la historia. Avances y controversias. *Revista Internacional de Andrología* 2013; 11(3): 107-114.

Kaplan S. A., Reis R. B., Kohn I. J., Shabsigh R., Te A. E. Combination therapy using oral alpha-blockers ad intracavernosal injection in men with erectile dysfunction. Urol. 1998:52:739-43.

Kaplan H. S. (1975). *Manual ilustrado de terapia sexual*. Editorial Penguin Random House. Debolsillo.

Karakan I. Clinical value of nocturnal erection in the prognosis and diagnosis of impotence. Med Aspects Hum Sex. 1970; 4:27.

Kelm M., Preik M., Hafner D. J., Straver B. E. Evidence for a multifactorial process involved in the impaired flow response to nitric oxide in hypertensive patients with endothelial dysfunction. Hypertension. 1996; 27:346-53.

Kilchevsky A., Vardi Y., Lowenstein L., Gruenwald I. ¿Is the female G-spot truly a distinct anatomic entity? The *Journal of Sexual Medicine*, 2011.

Kim N., Vardi Y., Padma-Nathan H., Daley J., Goldstein I., Sáenz de Tejada I. Oxygen tension regulates the nitric oxide pathway. Physiological role in penile erection. J Clin Invest. 1993; 91(2):437-42.

Kinsey A. C., Pomeroy W. B., Martin C. F. *Sexual behavior in the human male.* Philadelphia: Saunders, 1948.

Kloner R. A., Brown M., Prisant L. M., Collins M. Effect of sildenafil in patients with erectile dysfunction taking antihypertensive therapy. Sildenafil Study Group. Am J Hypertens 2001; 14 (1): 70-73.

Kockott G., Dittmar F., Nusselt L. Systematic desensitization of erectile impotence: a controlled study. Arch Sex Beh 1975; 4(5), 493-500.

Kolodny R. C. Effects of alpha-methyldopa on male sexual function. Sexuality Disabil 1981; 1:223-227.

Kolodny, Robert C. (2001) In Memory of William H. Masters, *Journal of Sex Research,* Vol. 38, 3, pp. 274-276.

Komisaruk B. R., Whipple B. *Love as sensory stimulation: physiological consequences of its deprivation and expression.* Psychoneuroendocrinology 1998; 23(8):927-44.

Krasnegor N., Bridges R. S. (1990) Mammalian parenting. Oxford, Oxford University Press.

Komisaruk B. R., Wise N., Frangos E., Liu W. C., Allen K., Brody S. (2011). Womens clitoris vagina and cervix mapped on the sensory cortex: fMRI evidence. The *Journal of Sexual Medicine,* October 8 (10), pp. 2.822-2830.

Krüger T. H. C., Haake P., Haverkamp J., Kraemer M., Exton M. S., Leygraf N., Hartmann M. S., Saller B., Schedlowski M. Effects of acute prolactin manipulation on sexual drive and function in males. *Journal of Endocrinology* 179 (3): 357-65. 2003.

Labrador F. J. *Disfunciones sexuales.* Madrid: Fundación Universidad Empresa, 1994.

Labrador F. J. *Intervención psicológica en terapia de pareja. Evaluación y tratamiento.* Ediciones Pirámide, Madrid, 2015.

Ladas A. K., Whipple B., Perry J. D. (1982). The G-spot and other discoveries about human sexuality, New York: Holt, Rinehart and Winston.

Lagarde, M. (2001). *Claves feministas para la negociación del amor.* Managua: Puntos de Encuentro.

Landarroitajaúregi, J. Colaboración en Eyaculación precoz. *Manual de diagnóstico y tratamiento,* de Koldo Seco Vélez, Editorial Fundamentos, págs. 60-107. Madrid, 2009.

Landarroitajauregi, J. La pareja, una institución en crisis. Cursos de Verano de la UPV/EHU. Palacio Miramar. San Sebastián, 2019.

Landarroitajaúregi, J. Artículo: *Nuestra impotencia con las causas y las causas de la impotencia*, Boletín de Información Sexológica (BIS) de la Asociación Estatal de Profesionales de la Sexología (AEPS) no 19/Diciembre de 1997. Páginas 1, 2,4.

Lauman E. O., Nicolosi A., Glasser D. B., Paik A., Gingell C., Moreira E. *et al.* Sexual Problems among women and men behaviors. Ing J Impot Res. 2005; 17: 39-57.

Lauman E. O., Paik A., Rosen R. C. Sexual dysfunction in the United States: prevalence and predictors. JAMM. 1999; 281 (6): 537-44.

Lauman E. O., Paik A., Rosen R. C. The epidemiology of erectile dysfunction: results from the National Health and Social Life Survey. Int J Impot Res. 1999; 11 (suppl. 1): 560-4.

Leriche R. De la résection du carrefour aortico-iliaque avec double sympa- thectomie lombaire pour thrombose artéritique la l'aorte: le syndrome de l'oblitération termino-aortique par artérite. Presse Med. 1940; 48:601-7.

Lief, H. I. (1977): Inhibited sexual desire. *Medical Aspects of Human Sexuality*, (7), 94-95.

Llarena, R. *Uromeetings*. Sociedad Vasca de Urología. Noviembre 2021. Bilbao.

Loizaga A., Paz J. L., Arciniaga J. M., Arceo R., Pérez A., Unda M. Climacturia, un síntoma a tener en cuenta tras prostatectomía radical. Servicio de Urología, Hospital de Basurto. Bilbao. Actas urol. Esp; 31 (4): 345-348, abr. 2007.

LoPiccolo, J. y LoPiccolo, L. (1978). *Handbook of sex therapy*. Plenum Press, Nueva York.

Lorente, C. Los españoles, ligones incansables. *Revista Tiempo*, 16 de abril de 2010, pp. 76-79.

Lue T., Giuliano F., Khoury S., Rosen R. editores. *Clinical Manual of Sexual Medicine*. London: Health Publications Ltd.; 2004.

Lue T. F., Broderick G. A. *Evaluación y tratamiento no quirúrgico de la disfun- ción eréctil y la eyaculación precoz*. En: Campbell-Wash Urology 9ª Edición Buenos Aires: Médica Panamericana; 2008; 750-87.

Lue T. F., Hricak H., Marich K. W., E. Tanagho E. A. Vasculogenic impotence evaluated by high-resolution ultrasonography and pulsed Doppler spectrum analysis. Radiology, 155 (1985), pp. 777-781.

Lue T. F. Intracavernous Drougs Administratio: Its Rol in Diagnosis and Treatment of Impotence. Seminars in Urology. 1990; 8:100-6.

Lue T. F., Tanago E. A. Physiology of erection and pharmacological management of impotence. J Urol. 1987 May. 137 (5): 829-36.

Lue T. F. Erectile dysfunction. N Engl J Med 2000; 342 (24): 1802-13. http://wwwncbi.nlon.nih.gov/pubmed/10853004.

Lydston G. F. The surgical treatment of impotency: Further observations on the resection of the vena dorsalis penis in appropriate cases of impotence in the male, with a record of experiences. Am J Clin Med. 1908; 15:1571-3.

Lyons A. S., Pertucelli J. P. *Historia de la medicina*. Barcelona: Ed Mosby/Doyma Libros; 1994.

Macconhagy N. Disfunción y desviación sexual. En: Bellack AS, Hersen (Eds) M. *Manual Práctico de Evaluación de Conducta*. Bilbao: Desclée de Brouwer; 1993, 531-575.

Maier, T. (2009) *Masters of Sex. The Life and Times of William Masters and Virginia Johnson, the Couple Who Taught America How to Love. New York: Basic Books*.

Mahmud A., Hennessy M., Feely J. Effect of sildenafil on blood pressure and arterial reflection in treated hypertensive men. J Hum Hypertens 2001; 15 (10): 707-713.

Mancini M., Bartolini M., Innocenti P., Villari N., Forti G. Duplex ultrasound evaluation of cavernosal peak systolic velocity and waveform acceleration in the penile flaccid state: Clinical significance in the assessment of the arterial supply in patients with erectile dysfunction. Int J Androl, 23 (2000), pp. 199-204.

Maroto Montero J. M., Pablo Zarzosa C. La sexualidad en el cardiópata. Clínica Cardiovascular. 1999; 17 (1): 1-17.

Martín Morales A., Hatzichristou D., Ramón Lladós J., Pascual Renedo V., Pimenidou A. Community pharmacy detection of erectile dysfunction in men with risk factors or whc seek treatment or advice but lack a valid prescription.

Martínez-Salamanca J. I., Martínez-Ballesteros C., Portillo L., Gabancho S., Moncada I., Carballido J. Monográfico sobre disfunción eréctil. Arch. Esp. Urol. 2010; 63 (8): 581-588.

Martínez-Salamanca J. L., Mueller A., Moncada I., Carballido J., Mulhall J. P. Penile prosthesis surgery in patients with corporal fibrosis: a state of the art review. J Sex Med. 2011; 8 (7): 1880-9. http//www.ncbi.nim-nih.gov/pubmed/21492405.

Martin-Morales A., Sánchez-Cruz J. J., Sáenz de Tejada I., Rodríguez-Vela L., Jiménez-Cruz J. F. y Burgos-Rodríguez R. (2001). Prevalence and independent risk factors for erectile dysfunction in Spain: results of the Epidemiology of the Dysfunction Erectile Masculine Study (EDEM). *The Journal of Urology, 166 (2), 569-574.*

Masters W., Johnson V., Kolodny R. *Heterosexuality.* New York: Harper Collins. 1994.

Masters W., Johnson V. *Inadaptación sexual humana.* Buenos Aires: Intermédica; 1970.

McArdle W., Katch V. *Environmental Factors and Exercise.* En: McArdle W, Katch F, Katch V. Essentials of Exercise Physiology. Lea, & Febiger. Philadelphia 1994, p. 423-448.

Melis M. R., Argiolas A. Central oxytocinergy neurotransmission: a drug target for the therapy of psychogenic erectile dysfunction. Current Drug Targets, 2003; 4(1), 5-66.

Melina Flores V. Mecanismos en la construcción del amor romántico. La Ventana. *Revista de estudios de género.* Vol. 6, nº 50. Guadalajara Jul. /dic. 2019.

Melnik T., Soares B. y Nasello A. G. (2007). Psychosocial interventions for erectile dysfunction. Cochrane Database of Systematic Reviews, 3. Art. Nº. CD004825. http://dx.doi.org/10.1002/14651858.CD004825.pub2.

Mercant J. Aportación a la historia de la farmacoterapia urológica. Actas Urol Esp. 2011; 35:99-106.

Meystre-Agustoni G., Jeannin A., De Heller K., Pécoud A., Bodenmann P., Dubois-Arber F. Talking about sexuality with the physician: are patients receiving what the wish? Swiss Med Wkly. 2011; 141:w13178. Disponible en: http//www.smw.ch/content/smw-2011-13178/.

Mills R. D., Sethia K. K. Reproducibility of penile arterial colour duplex ultrasonography. Br J Urol, 78 (1996), pp. 109-112.

Michal V., Kramar R., Pospichal J., Hejhal L. Direct arterial anastomosis on corpora cavernosa penis in therapy of erectile impotence. Rozhl Chir. 1973; 52:587-90.

Miralles J.M., García Díez L. C. Aspectos Específicos de la Disfunción Eréctil en Endocrinología, páginas 83-87. Documento de Consenso sobre Disfunción Eréctil. Elaborado por 12 Entidades Científicas. Foro de la Salud del Hombre en Disfunción Eréctil. Grupo 2 Comunicación Médica SL, Pfizer, 2013. Madrid.

Mohr D. C. y Beutler L. E. (1990). Group treatment of sexual dysfunctions: a methodological review of outcome literature. *Journal of Sex and Marital Therapy*, 8, 259-296. http://dx.doi.org/10.1080/00926238208405434.

Monga M., Bernie J., Rajasekaran M. Male infertility and dysfunction spinal cord injury: a review. Arc Phys Med Rehabil 1999; 80: 1331-1339.

Morales, A. y Lunenfeld B. (2001). Androgen replacement therapy in aging men with hypogonadism. Draft recommendations for endorsement by ISSAM. *The Aging Male, no. 4, pp. 151-162.*

Morley J. E. Impotence in older men. Hosp Pract 1988; 23 (4): 139-15.

Morris D. (2004). *The naked woman: A study of the female body.* New York: Thomas Dunne Books, pp. 211-212.

Navarro Abad J., Climent Rodríguez J. A. Tratamiento cognitivo conductual de un caso de trastorno de la erección adquirido. Medicina Psicosomática y Psiquiatría de enlace. *Revista Iberoamericana de Psicosomática. Cuadernos de Medicina Psicosomática.* N° 105. 2013

Nehra A., Jackson G., Miner M., Billups K. L., Burnett A. L., Buvat J. *et al.* The Princeton III Consensus recommendations for the management of erectile dysfunction and cardiovascular disease. Mayo Clin Proc. 2012; 87 (8): 766-78. http://www.ncbi.nim.nib.gov/pub-med/22862865

Newman H. F., Northup J. D. Mechanism of human penile erection: an overview. Urology, 1981; 17:399-407.

Noguerol M., Berrocal M., De Alaiz J. *et al.* Actividad sexual en ancianos en un medio rural. Atención Primaria. 1996; 3:105-110.

Nurnberg H. G., Gelenber A., Hardgreave T. B., Harrison W. M., Siegel R. L., Smith M. D. Efficacy of sildenafil citrate for the treatment of erectile dysfunction in men taking serotonin reuptake inhibitors. Am J Psychiatry 2000; 158 (11): 1926-1928.

Oates C. P., Pickard R. S., Powell P. H., Murthy L. N., Whittingham T. A. The use of duplex ultrasound in assessment of arterial supply to the penis in vasculogenic impotence. J Urol, 153 (1995), pp. 354-357.

Onfray M. Freud. *El crepúsculo de un ídolo.* Madrid: Taurus; 2010.

Ortega y Gasset, J. Estudios sobre el amor. *Revista de Occidente* en Alianza Editorial, Madrid, 1984.

Padma-Nathan H., Hellstrom W. J., Kaiser F., Labasky R. F., Lue T. F., Nolten W. E. *et al.* Treatment of men with erectile dysfunction with transurethral alprostadil. Medicated Urethral System for Erection (MUSE) Study Group. N Engl J Med. 1997; 336 (1): 1-7 http//wwwncbi.nim.nih.gov/pubmed/8970933.

Padma-Nathan H. PDE-5 inhibitor therapy for erectile dysfunction secondary to nerve-sparing radical retropubic prostatectomy. *Rev Urol.* 2005; 7 Suppl 2: S33-8.

Palla J., Levine S. B., Althof S. E. y Risen C. B. (2000). A study using Viagra in a mental health practice. *Journal of Sex Marital Therapy, 26,* 45-50.

Palli Bornet J. Aristóteles. *Investigación sobre los animales.* Madrid: Gredos; 1992.

Papaharitou S., Nakopoulou E., Kirana P., Giaglis G., Moraitou M. y Hatzichristou D. (2008). Factors associated with sexuality in later life: An exploratory study in a group of Greek married older adults. *Archives of Gerontology and Geriatrics,* 46(2), 191-201.

Pautas de Actuación y Seguimiento en Disfunción Eréctil (PAS Disfunción Eréctil). Coordinado por la Fundación para la Formación de la Organización Médica Colegial (FFOMC). Madrid, 2017.

Paz O. (1993). *La llama doble. Amor y erotismo.* México, D.F.: Seix Barral.

Pérez M. C., Ureta S. S. y de León J. S. (2002). Andropausia o climaterio masculino. ¿Umbral al futuro?. *Rev. Mex. Urol,* no. 3, pp. 148-152.

Pérez-Martínez, C. *et al.* (2005). Proyecto de las recomendaciones de prevención, diagnóstico, tratamiento y seguimiento de la andropausia o hipogonadismo de inicio tardío de la Sociedad Latino Americana para el Estudio del Hombre Maduro (LASSAM). *Rev Int Androl,* vol. E, no. 1, pp. 38-46.

Platano G., Margraf J., Alder J., Bitzer J. Frequency and focus of sexual history taking in male patients a pilot study conducted among Swiss general practitioners and urologist. Sex Med. 2008 Jan; 5 (1): 47-59.

Pomerol J. M. Monográfico Disfunción Eréctil. Disfunción eréctil de origen psicógeno Arch. Esp. Urol. 2010; 63 (8): 599-602.

Porst H., Gacci M., Buttner H., Henneges C., Boess F. Tadalafil once daily in men with erectile dysfunction: an integrated analysis of data obtained from 1913 patients from six randomized, double-blind, placebo-controlled, clinical studies. Eur Urol. 2014; 65 (2): 455-64. http//www.ncbi.nim. nih.gov/pubmed/24119319.

Prieto Castro, R. Pautas de Actuación y Seguimiento en Disfunción Eréctil (PAS DE). Capítulo 1: Epidemiología de la DE. Coordinado por la Fundación para la Formación de la Organización Médica Colegial (FFOMC). Madrid, 2017.

Puigvert, A. M., Prieto, R., García, F. Uso continuado de inhibidores de la PDE-5 en el tratamiento de la disfunción eréctil: nuevas perspectivas y oportunidades, *Rev Int Androl,* 2018; 16 (1): 28-33. Asociación Española de Andrología, Medicina Sexual y Reproductiva (ASESA), Barcelona.

Punset, E. (2007). *El viaje al amor. Nuevas claves científicas.* Barcelona: Ediciones Destino.

Ramírez M. Insuficiencia renal crónica y vinculación comunitaria: representaciones sociales en usuarios en diálisis peritoneal. Rev Enfem Diál Tras 2012; 13 (8):12-18.

Rastrelli G., Corona G., Lotti F., Aversa A., Bartolini M., Mancini M. *et al.* Flaccid penile acceleration as a marker of cardiovascular risk in men without classical risk factors. J Sex Med, 11 (2014), pp. 173-186.

Rodríguez L., Ezquerro S. Pautas de actuación y seguimiento en Disfunción Eréctil (PAS Disfunción Eréctil). Tratamiento, Causas y Complicaciones, 2017; Pág. 31-48. Coordinado por la Fundación para la Formación de la Organización Médica Colegial (FFOML).

Rodríguez Sánchez, L. Disfunción eréctil. *Cuadernos de Urología Pierre Fabre.* Año 28, Número 72, 2018. Ediciones Mayo. Madrid/Barcelona.

Rodríguez Vela L., Ezquerro Sáez S. Pautas de Actuación y Seguimiento en Disfunción Eréctil (PAS DE). Capítulo 3. Tratamiento. Causas y complicaciones; Pág.31-48. Coordinado por la Fundación para la Formación de la Organización Médica Colegial (FFOMC). Madrid, 2017.

Rosen R. C., Fisher W., Eardley I., Niederberger C., Nadel A., Sand M. *et al.* The multinational men´s attitudes of life events and sexuality (MALE) study: prevalence of erectile dysfunction and related health concerns int the general population. Curr Med Res Opin. 2004; 20: 607-17.

Rosen R. C., Riley A., Wagner G., Osterloh I. H., Kirkpatrick J., Mishra A. The International index of erectile function (IIEF): a multidimensional scale for assessment of erectile dysfunction. Urol. 1997; 49:882-30.

Roy C., Saussine C., Tuchmann C., Castel E., Lang H., Jacqmin D. Duplex doppler sonography of the flaccid penis: Potential role in the evaluation of impotence.

Sádaba, Javier. El amor es un regalo de los dioses. *Revista XL Semanal.* Periódico El Correo, 16 de abril de 2022.

Saenz de Tejada I., Goldstein I., Azadzoi K., Krane R. J., Cohen R. A. Impaired neurogenic and endothelium-mediated relaxation of penile smooth muscle from diabetic men with impotence. N Engl J Med 1989; 320 (16): 1025-1030.

Saenz de Tejada I., Kim N. Nitric oxide as a modulator of penile erection. Current Opinion in Urology. 1992;2: 446-49.

Sainz Hidalgo I. Aspectos Específicos de la Disfunción Eréctil en Cardiología. Páginas 65-74. Documento de Consenso sobre Disfunción Eréctil. Elaborado por 12 entidades científicas. Foro de la Salud del Hombre en Disfunción Eréctil. Grupo 2 Comunicación Médica SL, Ffizer, 2013. Madrid.

Sakheim D. K., Barlow D. H., Abrahamson D. J., Beck J. G. Distinguishing between organogenic and psychogenic erectile dysfunction. Behav Res Ther. 1987; 25:379-90.

Salinas J., Martín C., Virseda M. Bases neurofisiológicas de la disfunción eréctil. Ed Abbot Laboratories. Madrid, 2003.

Salinas J., Virseda M. *Introducción a la neuroandrología*. Barcelona: Dispharm; 1998.

Salmimies P., Kockott G., Pirke K. M., Vogt H. J., Schill W. B. Effects of testosterone replacement on sexual behavior in hypogonadal men. Arch Sex Behav. 1982; 11:345-53.

Sánchez E. Aristóteles. *La reproducción de los animales*. Madrid: Gredos; 1994.

Sánchez Ramos A. and Vidal Samsó J. Spanish consensus in erectile dysfunction: Specific aspects of erectile dysfunction in spinal cord injury. *International Journal of Impotence Research* (2004) 16, S42-S45.

Sánchez Ramos A., Vidal J. Aspectos Específicos de la Disfunción Eréctil en Lesión Medular, páginas 57-63. Documento de Consenso sobre Disfunción Eréctil. Elaborado por 12 Entidades Científicas. Foro de la Salud del Hombre en Disfunción Eréctil. Grupo 2 Comunicación Médica SL, Pfizer, 2013. Madrid.

Sánchez Ramos A., Godino Durán J. A., Oliviero A. Disfunción eréctil de origen neurológico. Archivos Españoles de Urología, vol. 63, nº 8, Octubre 2010.

Sánchez-Sánchez F., González-Correales R., Jurado-López A. R., San Martín-Blanco C., Montaña-Hernández R., Tijeras-Úbeda M. J. *et al. La anamnesis en la historia clínica en salud sexual: habilidades y actitudes*. Semergen. 2013; 39 (8): 433-9.

Sánchez-Sánchez F. *Pautas de Actuación y Seguimiento en Disfunción Eréctil* (PAS Disfunción Eréctil). Capítulo 4. Coordinación y derivación entre niveles asistenciales, páginas 49-68. Coordinado por la Fundación para la Formación de la Organización Médica Colegial (FFOMC). Madrid, 2017.

Sánchez-Sánchez F., Vidal J., Jáuregui M. L. *et al.* Efficacy, safety and predictive factors of therapeutic success with sildenafil for erectile dysfunction in patients with different spinal cord injuries. Spinal Cord 2001; 39: 12: 637-643.

Sarosdy M. F., Hundall C. H., Erickson D. R. A prospective double-bind trial of intracorporeal papaverine versus prostaglandin E1 in the treatment of impotence. J Urol. 1989; 141: 559-63.

Schachter S. *The Interaction of Cognitive and Physiological Determinants of Emotional State*. Advs Exp Soc Psy 1964; 1: 49-80.

Schaeffer E. M., Jarow Jr. J. P., Vrablic J., Jarow J. P. Duplex ultrasonography detects clinically significant anomalies of penile arterial vasculature affecting surgical approach to penile straightening. Urology, 67 (2006), pp. 166-169.

Schaller J. L., Béjar D. Sildenafil citrate for SSRI-induced sexual side effects. Am J Psychiatric, 1999; 156 (1): 156-157.

Seagraves R. T., Madsen R., Carter C. S. *et al.* Erectile dysfunction associated with pharmacological agents. En: Seagraves RT, Shoenberg H (eds). *Diagnosis and treatment of erectile disturbances.* New York: Plenum, 1985.p.23-63.

Seco, K. *Cómo solucionar la disfunción eréctil. Manual de autoayuda,* 2019. Editorial Pirámide, Madrid.

Seco, K. *Cómo solucionar la eyaculación precoz. Manual de autoayuda.* 2016. Editorial Síntesis, Madrid.

Seco, K. *Eyaculación precoz. Manual de diagnóstico y tratamiento.* Editorial Fundamentos, 2009. Madrid.

Segraves K. A., Segraves R. T., Shoemberg H. W. Use of sexual history to differentiate organic from psychogenic impotence. Arch Sex Behav. 1987; 16:125-37.

Seidman S. N., Roose S. P. The relationship between depression and erectile dysfunction. Curr Psychiatric Rep. 2000; 2: 201-5.

Sexual Dysfunction: Erectile dysfunction and premature ejaculation. European Association of Urology. 2014. Disponible en: http://uroweb.org/wp-content uploads/14-Male-Sexual-Dysfunction_LR.pdf

Shabsigh R., Fishman I. J., Schum C., Dunn J. K. Cigarette smoking and others vascular risk factors in vasculogenic impotence. Urology 1991; 38 (3): 227-231.

Shabsigt R., Klein L. T., Seidman S., Kaplan S. A., Lehrhoff B. J., Ritter J. S. Increased incidence of depressive symptoms in men with erectile dysfunction. Urol. 1998; 52: 848:52.

Shamloul R. Peak systolic velocities may be falsely low in young patients with erectile dysfunction. J Sex Med, 3 (2006), pp. 138-143.

Sheynkin Y. R. Historia de la vasectomía. Urol Clin N Am (ed esp). 2009; 36:285-94.

Sikka S. C., Hellstrom W. J., Brock G., Morales A. M. Standardization of vascular assessment of erectile dysfunction: Standard operating procedures for duplex ultrasound. J Sex Med, 10 (2013), pp. 120-129.

Skakkebaek N. E., Bancroft G., Pirke K. M., Vogt H. J., Schill W. B. Effects of testosterone replacement on sexual behavior in hypogonadal men. Arch Sex Behav. 1982; 11:345-53.

Slob A. K., Cornelissen S., Dohle G.R., Gijs L., Van der Werff ten Bosch J. J., Smith A. D. Psychologic factors in the multidisciplinary evaluation and treatment of erectile dysfunction. Urol Clin North Amer 1988; 15: 41-51.

Smith, L. J., Mulhall, J. P., Deveci, S., Monaghan, N. y Reid M.C. (2007). Sex after seventy: A pilot study of sexual function in older persons. *Journal of Sexual Medicine*, 4, 1247-1253.

Snyder, D. K., Wills, R. M. y Grady-Fletcher, A. (1991). Long-term effectiveness of behavioral versus insight-oriented marital therapy: A 4-year follow-up study. *Journal of Consulting and Clinical Psychology*, 59(1), 138-141.

Sohn M., Hatzinger M., Goldstein I., Krishnamurti S. Standard operating procedures for vascular surgery in erectile dysfunction: Revascularization and venous procedures. J Sex Med, 10 (2013), pp. 172-179.

Sontag, A., Ni, X., Althof, S. E., Rosen, R. C. Relationship between erectile function and sexual self-confidence: A path analytic model in men being treated with tadalafil. *Int J Impot Res*. 2014; 26: 7-12.

Speel T. G., Van Langen H., Wijkstra H., Meuleman E. J. Penile duplex pharmaco ultrasonography revisited: Revalidation of the parameters of the cavernous arterial response. J Urol, 169 (2003), pp. 216-220.

Spitzer M., Basaria S., Travison T. G., Davda M. N., Paley A. Cohen B. *et al.* Effect of testosterone replacement on response to sildenafil citrate in men with erectile dysfunction a parallel, randomized trial. Ann intern Med. 2012; 15:7 (10): 681-91. http//www.ncbi.nlm.gov//pubmed/23165659.

Stackl W., Hassun R., Marberger M. Prostaglandin E1 the ideal drug for intracavernous autoinyection. Proccedings of the 83rd Annual meeting of American urological association. Boston: 1988.

Sternberg, R. J. (1989). *El triángulo del amor*. Barcelona: Paidós.

Steenbergen W. V. Alcohol, liver cirrhosis and disorders in sex hormone metabolism. Acta Clin Belg.1993; 48:269-83.

Steiger A., Holsboer F., Bunkert O. Studies of nocturnal penile tumescence and sleep electroencephalogram in patients with major depression and in normal controls. Acta Psychiatr Scand. 1993; 87: 358-63.

Storr, Will. *La ciencia de contar historias.* Editorial Swing S.L. 2022.

Suzuki H., Tominaga T., Kumagai H., Saruta T. Effects of first-line antihypertensive agents on sexual function and sex hormones. J Hypertens Suppl 1988; 6 (4): S649-S651.

Talcott J. A., Rieker P., Clark J. A., Propert K. J., Weeks J. C., Beard C. J., Wishnow K. I., Kaplan I., Loughlin K. R., Richie J. P., Kantoff P. W. (1998). Patient-reported symptoms after primary therapy for early prostate cancer: results of a prospective cohort study. J Clin Oncol, ene 1998; 16 (1): 275-83.

Taniguchi N., Kaneko S. Alcoholic effect on male sexual function. Nippon Rinsho. 1997; 55: 3040-4.

Teusch L., Scherbaum N., Bohne H., Bender S., Eschmann-Mehl G., Gastpar M. Different patterns of sexual dysfunction associated with psychiatric disorders and psychopharmacological treatment. Results of an investigation by semistructured interview of schizophrenic and neurotic patients and methadone opiate addicts. Pharmacopsychiatry 1995; 28 (3): 84-92.

The limited practical value of color doppler sonography in the differential diagnosis of men with erectile dysfunction. Int J Impot Res, 14 (2002), pp. 201-203.

Traish A. M., Kim N. N. The physiological role of androgens in penile erection: Regulation of corpus cavernosum structure and function. *Journal of Sexual Medicine,* 2, 759-770.

Traist A., Kim N. N., Huang Y. H., Goldstein I., Moreland R. B. Cyclic AMP regulates mRNA expression of alpha-1 d and alpha-2a adrenergic receptors in cultured human corpus cavernosum smooth muscle cells. Int J Impot Res, 2000; 12:41-47.

Truss M. C., Becker A. J., Schultheiss D., Jonas U. Intracavernous pharmacotherapy. World J Urol. 1997; 15:71-7.

Uribe Arcila, J. F. *Revista Urología Colombiana.* Parámetros hemodinámicos en el proceso normal de la erección. Vol. 24-Num. 2, páginas 101-105. Agosto de 2015.

Valero Aguayo L., Bernet Carrero J. Tratamiento de un caso de Disfunción Eréctil mediante terapia de pareja y terapia sexual. Escritos de Psicología vol. 8-n°3. Málaga sep/dic. 2015. https://dx.doi.org/10.5231/ psy.writ. 2015.

Van Lankveld J. J. D. M., Van den Hout M. A. y Schouten E. G. W. The effects of self-focused attention, performance demand, and dispositional sexual self-consciousness on sexual arousal of sexually functional and dispositional men. Beh- aviour Research and therapy, 2004; 42 (8): 915-35.

Van Pelt N. L. How to talk so your mate will listen and listen so your mate will talk. Nueva York: Fleming H. Revell Company; 1989.

Vardi Y., Sáez de Tejada I. Functional and radiologic evidence of vascular communication between the spongiosal and cavernosal compartments of the penis. Urol. 1997; 49:749-52.

Vecchio M., Palmer S., De Berardis G., Craig J., Johnson D., Pellegrini F. *et al.* Prevalence and correlates of erectile dysfunction in men on chronic hemodialysis: A multinational cross-sectional study. Nephron Dial Transplant, 27 (2012), pp. 2479-2488.

Virag R., Shoukry K., Floresco J., Nollet F., Greco E. Intracavernous self-inyection of vasoactive drugs in the treatment of impotence: 8 year experience with 615 cases. J Urol. 1991; 145: 287-92.

Virag R. Revascularization of the penis. En: Bennett AH, editor. Management of male impotence. Baltimore, MD: Williams, & Wilkins; 1982. p. 219-233.

Virgilio (79-19 a.C). Georgicae. III, 284: Sed fugit interea, fugit irreparabile tempus (pero huye entretanto, huye irreparablemente el tiempo).

Viveros, E. (2010). Roles, patriarcado y dinámica interna familiar: reflexiones útiles para Latinoamérica. *Revista Virtual Universidad Católica del Norte* (31), 388-406.

Wassertheil-Smoler S., Blaufox M. D., Oberman A., Davis B. R., Swencionis C., Knerr Mo. *et al.* Effect of antihypertensive on sexual function and quality of life: The TAIM Study. Ann Intern med 1991; 114 (8): 613-620.

Webb D. J. *et al.* Sildenafil citrate potentiates the hypotensive effects of nitric oxid donor drug in male patients with stable angina. J Am Coll Cardiol 2000; 36 (1): 25-31.

Wei M., Macera C. A., Davis D.R., Hornung C. A., Nankin H. R., Blair S. R. Total cholesterol and high density lipoprotein cholesterol as important predictors of erectile dysfunction. Am J Epidemiol 1995; 142: 1246-7.

Wespes E., Schulman C. C. Venous leakage: surgical treatment of a curable cause of impotence. J Urol. 1985; 133: 796-8.

Whipple B. Placer sexual y satisfacción en las mujeres. *Revista de Terapia Sexual y de Pareja*, 12, 42-52, 2001.

Whitehead E. D., Klydel B. J., Zusssman S., Salkyne P. Evaluación Diagnóstica. *Revista de Sexología*. 1994; 64:9-46.

Wilkins C. J., Sriprasad S., Sidhu P. S. Colour doppler ultrasound of the penis. Clin Radiol, 58 (2003), pp. 514-523.

Wolpe J. (1958). Psychotherapy by Reciprocal Inhibition, Stanford University Press, Stanford. Psicoterapia por Inhibición Recíproca, *Desclée de Brouwer*, Bilbao, 1981.

Wylie K. R., Jones R. H., Walters S. (2003). The potential benefit of vacuum devices augmenting psychosexual therapy for erectile dysfunction: A randomized controlled trial. *Journal of Sex and Marital Therapy*, 29 (3), 227-236.

Yela, Carlos (2000). El amor desde la psicología social. Ni tan libres ni tan racionales. Madrid: Pirámide.

Yela, C. (1997). Curso temporal de los componentes básicos del amor a lo largo de la relación de pareja, Psicothema, 9(1), 001-015.

Yuan J., Zhang R., Yang Z., Lee J., Liu Y., Tian J. *et al.* Comparative effectiveness and safety of oral phosphodiesterase type 5 inhibitors for erectile dysfunction: a systematic review and network meta-analysis. Eur Urol. 2013; 63 (5): 902-12- http//www.ncbi.nlm.nih.gov/pubmed/23395275.

Zusman R., Prisant L. M., Collins M. Effect of sildenafil citrate on blood pressure and heart rate in men with erectile dysfunction taking concomitant antihypertensive medication. J Hypertens 2000; 18 (12): 1865-1869.

Sobre el autor

Koldo Seco Vélez

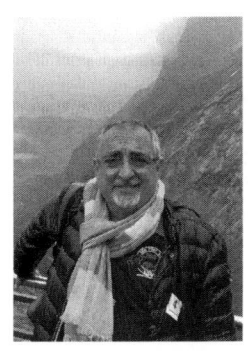 Koldo Seco Vélez ejerce como sexólogo y psicólogo desde hace treinta y cinco años en Bilbao (Vizcaya), dedicado al tratamiento de disfunciones sexuales. Compagina su consulta privada con la docencia impartiendo talleres, charlas y conferencias dirigidas a colectivos como adolescentes, parejas, tercera edad, discapacitados. Ha sido pionero de la sexología en el País Vasco, donde creó, dirigió y desarrolló durante dos años el primer programa de radio dedicado al consejo y asesoramiento sexual (1989) realizado en Vizcaya, así como un programa de educación sexual también novedoso, dirigido a adolescentes afectados por espina bífida en el local de la Asociación de Espina Bífida de Vizcaya (ASEBI) en 2010. A lo largo de estos años ha impartido numerosas conferencias, jornadas, seminarios y programas de educación sexual entre las que destacan las realizadas para adolescentes (colegios y asociaciones), matronas (Colegio de ATS de Vizcaya), mujeres mastectomizadas (Asociación de mujeres Mastectomizadas), discapacitados y tercera edad. Licenciado en Psicología por la Universidad del País Vasco, es máster en Sexología por el Instituto de Sexología de Madrid (dependiente de la Universidad de Alcalá de Henares), siendo también educador sexual por la Universidad Pontifi-

cia de Salamanca, miembro de la Asociación Española de Andrología, Medicina sexual y reproductiva (ASESA) y miembro acreditado por la EFPA (Federación Europea de Asociaciones de Psicólogos) como psicólogo especialista en Psicoterapia. Es colaborador de la Unidad de Docencia Médica del Hospital Universitario de Cruces (Barakaldo) y del Colegio de Enfermería de Vizcaya, y miembro de la Comisión de Sexología del Colegio Oficial de Psicólogos de Vizcaya. Es un asiduo de los Congresos Españoles de Sexología donde ha presentado treinta ponencias sobre sexualidad, así como desarrollado múltiples talleres sobre el manejo de disfunciones sexuales en la consulta sexológica. Ha escrito cinco libros dedicados a la Sexología Clínica, entre ellos: *Cómo solucionar la disfunción eréctil. Manual de autoayuda y Eyaculación precoz. Manual de diagnóstico y tratamiento.* Actualmente sigue trabajando en consulta privada y colaborando en cadenas locales de televisión del País Vasco donde continúa realizando una labor divulgativa de la sexología.